Handbook of ICU EEG Monitoring

ICU 脑电图监测手册

（第 2 版）

U0233036

Handbook of ICU EEG Monitoring
ICU 脑电图监测手册
（第 2 版）

原　著　Suzette M. LaRoche, MD

Medical Director
Mission Health Epilepsy Center
Asheville, North Carolina

Hiba Arif Haider, MD

Assistant Professor of Neurology
Emory University School of Medicine
Atlanta, Georgia

主　译　刘丽萍　张　哲　王　群

北京大学医学出版社

ICU NAODIANTU JIANCE SHOUCE（DI 2 BAN）

图书在版编目（CIP）数据

ICU 脑电图监测手册（第 2 版）/（美）苏姿提·拉罗谢（Suzette M. LaRoche），（美）希巴·阿里夫·海德尔（Hiba Arif Haider）原著；刘丽萍，张哲，王群主译．—北京：北京大学医学出版社，2023.5

书名原文：Handbook of ICU EEG Monitoring，second edition

ISBN 978-7-5659-2840-6

Ⅰ.① I⋯ Ⅱ.①苏⋯ ②希⋯ ③刘⋯ ④张⋯ ⑤王⋯ Ⅲ.①脑电图－手册 Ⅳ.① R741.044-62

中国国家版本馆 CIP 数据核字（2023）第 013398 号

北京市版权局著作权合同登记号：图字：01-2020-6580

The original English language work:
Handbook of ICU EEG Monitoring, second edition
ISBN: 9780826168610
by Suzette M. LaRoche, MD, Hiba Arif Haider, MD
has been published by:
Springer Publishing Company
New York, NY, USA
Copyright © 2018. All rights reserved.

Simplified Chinese translation Copyright © 2023 by Peking University Medical Press.

ICU 脑电图监测手册（第 2 版）

主　　译：刘丽萍　张　哲　王　群
出版发行：北京大学医学出版社
地　　址：（100191）北京市海淀区学院路 38 号　北京大学医学部院内
电　　话：发行部 010-82802230；图书邮购 010-82802495
网　　址：http://www.pumpress.com.cn
E-mail：booksale@bjmu.edu.cn
印　　刷：北京金康利印刷有限公司
经　　销：新华书店
责任编辑：畅晓燕　　责任校对：靳新强　　责任印制：李　啸
开　　本：889 mm×1194 mm　1/16　印张：22.25　字数：561 千字
版　　次：2023 年 5 月第 1 版　2023 年 5 月第 1 次印刷
书　　号：ISBN 978-7-5659-2840-6
定　　价：180.00 元
版权所有，违者必究
（凡属质量问题请与本社发行部联系退换）

译者名单

主　译　刘丽萍　张　哲　王　群

译　者（按姓名汉语拼音排序）

陈嘉平（首都医科大学附属北京天坛医院）

段婉莹（首都医科大学附属北京天坛医院）

方长庚（首都医科大学附属北京天坛医院）

李恭斐（首都医科大学附属北京天坛医院）

李　曼（首都医科大学附属北京天坛医院）

李　毅（北京医院）

刘大成（西安交通大学第二附属医院）

刘婧伊（首都医科大学附属北京天坛医院）

刘丽萍（首都医科大学附属北京天坛医院）

刘翕然（首都医科大学附属北京天坛医院）

刘　欣（首都医科大学附属北京天坛医院）

鲁启璇（首都医科大学附属北京天坛医院）

聂曦明（首都医科大学附属北京天坛医院）

戚环欣（首都医科大学附属北京朝阳医院）

秦晓筱（首都医科大学附属北京天坛医院）

孙　磊（河南省人民医院）

孙太欣（北京电力医院）

王　群（首都医科大学附属北京天坛医院）

王小川（首都医科大学附属北京友谊医院）

王昱懿（首都医科大学附属北京天坛医院）

魏雨菲（首都医科大学附属北京天坛医院）

温郅轩（首都医科大学附属北京天坛医院）

徐玉珊（首都医科大学附属北京同仁医院）

杨华俊（首都医科大学附属北京友谊医院）

杨馨漩（首都医科大学附属北京天坛医院）

张　哲（首都医科大学附属北京天坛医院）

赵子霖（首都医科大学附属北京天坛医院）

郑丽娜（首都医科大学附属北京天坛医院）

原著者名单

Nicholas S. Abend, MD, Associate Professor of Neurology and Pediatrics, Departments of Neurology and Pediatrics, The Children's Hospital of Philadelphia, The University of Pennsylvania, Philadelphia, Pennsylvania

Abdulrahman Alwaki, MD, Epilepsy Fellow, Department of Neurology, Mayo Clinic, Rochester, Minnesota

Chalita C. Atallah, MD, Visiting Instructor, Department of Neurology, University of Maryland School of Medicine, Baltimore, Maryland

Thomas P. Bleck, MD, MCCM, FNCS, Professor of Neurological Sciences, Neurosurgery, Medicine, and Anesthesiology, Rush Medical College; Director of Clinical Neurophysiology, Rush University Medical Center, Chicago, Illinois

Gretchen M. Brophy, PharmD, BCPS, FCCP, FCCM, FNCS, Professor, Department of Pharmacotherapy & Outcomes Science and Neurosurgery, Virginia Commonwealth University School of Pharmacy, Medical College of Virginia Campus, Richmond, Virginia

Mackenzie C. Cervenka, MD, Associate Professor, Department of Neurology, The Johns Hopkins University School of Medicine, Baltimore, Maryland

Jan Claassen, MD, Department of Neurology, Columbia University Medical Center, New York-Presbyterian Hospital, New York, New York

Amy Z. Crepeau, MD, Assistant Professor, Department of Neurology, Mayo Clinic, Phoenix, Arizona

Monica B. Dhakar, MD, Epilepsy Fellow, Department of Neurology, Yale School of Medicine, New Haven, Connecticut

Frank W. Drislane, MD, Professor of Neurology, Harvard Comprehensive Epilepsy Program, Beth Israel Deaconness Medical Center, Boston, Massachusetts

Joshua Andrew Ehrenberg, BSc, R EEG T, CNIM, Senior Product Specialist, Nihon Kohden, Chattanooga, Tennessee

Jonathan Elmer, MD, MS, Assistant Professor, Departments of Emergency Medicine and Critical Care Medicine, UPMC/University of Pittsburgh, Pittsburgh, Pennsylvania

Tadeu A. Fantaneanu, MDCM, FRCPC, Assistant Professor, Department of Medicine, Division of Neurology, The Ottawa Hospital, Ottawa, Ontario, Canada

Brandon Foreman, MD, Assistant Clinical Professor, Department of Neurology and Rehabilitation Medicine, The University of Cincinnati Medical Center; Division of Neurocritical Care, University of Cincinnati Gardner Neuroscience Institute, Cincinnati, Ohio

William B. Gallentine, DO, Associate Professor and Pediatric Neurologist, Division of Neurology, Department of Pediatrics, Duke Children's Hospital and Duke University School of Medicine, Durham, North Carolina

Nicolas Gaspard, MD, PhD, Associate Professor, Department of Neurology, Université Libre de Bruxelles – Hôpital Erasme; Assistant Professor (Adjunct), Department of Neurology, Yale University, Bruxelles, Belgium

Elizabeth E. Gerard, MD, Associate Professor, Department of Neurology, Northwestern University, Chicago, Illinois

Emily J. Gilmore, MD, Assistant Professor of Neurology, Yale School of Medicine; Staff Neurointensivist, Neuroscience Intensive Care Unit, Yale New Haven Hospital, New Haven, Connecticut

Kevin F. Haas, MD, PhD, Associate Professor of Neurology, Epilepsy Division, Clinical Director of Epilepsy Surgery, Vanderbilt University Medical Center, Nashville, Tennessee

Cecil D. Hahn, MD, MPH, Staff Neurologist, Division of Neurology, The Hospital for Sick Children and Associate Professor, Department of Paediatrics, University of Toronto, Toronto, Ontario, Canada

Hiba Arif Haider, MD, Assistant Professor of Neurology, Emory University School of Medicine, Atlanta, Georgia

Jonathan J. Halford, MD, Associate Professor of Neurology, Department of Neurology, Medical University of South Carolina, Charleston, South Carolina

Stephen Hantus, MD, Clinical Assistant Professor of Medicine, Lerner College of Medicine, Cleveland Clinic Epilepsy Center, Cleveland, Ohio

Susan T. Herman, MD, Assistant Professor, Department of Neurology, Beth Israel Deaconess Medical Center, Harvard Medical School, Boston, Massachusetts

Lawrence J. Hirsch, MD, Professor of Neurology, Chief, Division of Epilepsy and EEG; Co-Director, Yale Comprehensive Epilepsy Center; Co-Director, Critical Care EEG Monitoring Program, Yale School of Medicine, New Haven, Connecticut

Sara Hocker, MD, Associate Professor of Neurology, Department of Neurology, Division of Critical Care Neurology, Mayo Clinic, Rochester, Minnesota

Jennifer L. Hopp, MD, Associate Professor of Neurology, Director of The Epilepsy Division; Director, Epilepsy Monitoring Unit, University of Maryland School of Medicine, Baltimore, Maryland

Aatif M. Husain, MD, Professor, Department of Neurology, Duke University Medical Center; Director, Neurodiagnostic Center, Veterans Affairs Medical Center, Durham, North Carolina

Emily L. Johnson, MD, Assistant Professor, Department of Neurology, The Johns Hopkins University School of Medicine, Baltimore, Maryland

Peter W. Kaplan, BSc (hons), MB, BS, FRCP, Director, EEG/Epilepsy, Johns Hopkins Bayview Medical Center, Department of Neurology, Johns Hopkins University School of Medicine, Baltimore, Maryland

Brad J. Kolls, MD, PhD, MMCi, Associate Professor, Department of Neurology, Division of Neurocritical Care and Stroke; Vice Chair Informatics and Teleneurology, Duke University School of Medicine, Durham, North Carolina

Suzette M. LaRoche, MD, Medical Director, Mission Health Epilepsy Center, Asheville, North Carolina

Jong Woo Lee, MD, PhD, Associate Professor, Department of Neurology, Brigham and Women's Hospital, Boston, Massachusetts

Carolina Barbosa Maciel, MD, Assistant Professor, University of Florida College of Medicine, UF Health Shands Hospital, Gainesville, Florida

Joshua Martin, MD, Department of Neurology and Rehabilitation Medicine, The University of Cincinnati Medical Center; Epilepsy Division, University of Cincinnati Gardner Neuroscience Institute, Cincinnati, Ohio

Nancy McNamara, MD, Clinical Assistant Professor, Pediatric Neurology, University of Michigan, CS Mott Children's Hospital, Ann Arbor, Michigan

Michael Mendoza, MD, Fellow, Department of Neurosurgery, Emory University School of Medicine, Atlanta, Georgia

Carlos F. Muñiz, MD, Fellow, Department of Neurology, Massachusetts General Hospital, Boston, Massachusetts

Marc R. Nuwer, MD, PhD, Professor and Vice Chair, Department of Neurology, David Geffen School of Medicine at UCLA; Department Head, Clinical Neurophysiology, Ronald Reagan UCLA Medical Center, Los Angeles, California

Rawad Obeid, MD, Neonatal-Neurology Clinical Research Fellow, Center for Neuroscience Research, Neurology, Children's National Health System, Washington, DC

Sebastian Pollandt, MD, Assistant Professor, Department of Neurological Sciences, Rush University Medical Center, Chicago, Illinois

James Riviello, MD, Associate Section Head for Epilepsy, Neurophysiology, and Neurocritical Care, Section of Neurology and Developmental Neuroscience; Professor of Pediatrics, Department of Pediatrics, Baylor College of Medicine, Texas Children's Hospital, Houston, Texas

Valia Rodríguez, MD, PhD, Neurophysiology Lecturer, School of Life and Health Sciences, Aston University, Birmingham, UK; Professor of Clinical Neurophysiology, Cuban Neuroscience Center, Havana, Cuba

Andres Rodriguez-Ruiz, MD, Assistant Professor, Department of Neurology, Emory University School of Medicine, Atlanta, Georgia

Leslie A. Rudzinski, MD, Associate Professor, Department of Neurology, Augusta University Medical Center, Augusta, Georgia

Sarah E. Schmitt, MD, Associate Professor, Department of Neurology, Medical University of South Carolina, Charleston, South Carolina

Renée Shellhaas, MD, MS, Clinical Associate Professor, Pediatric Neurology, University of Michigan, CS Mott Children's Hospital, Ann Arbor, Michigan

Lori A. Shutter, MD, Professor, Critical Care Medicine, Neurology and Neurosurgery, UPMC/University of Pittsburgh, Pittsburgh, Pennsylvania

Saurabh R. Sinha, MD, PhD, Associate Professor, Department of Neurology, Duke University Medical Center, Durham, North Carolina

Christa B. Swisher, MD, Assistant Professor, Department of Neurology, Duke University School of Medicine, Durham, North Carolina

Olga Taraschenko, MD, PhD, Assistant Professor, Department of Neurological Sciences, Comprehensive Epilepsy Program, University of Nebraska Medical Center, Omaha, Nebraska

Jessica W. Templer, MD, Instructor, Department of Neurology, Northwestern University, Chicago, Illinois

Eljim P. Tesoro, PharmD, BCPS, Clinical Associate Professor, College of Pharmacy; Clinical Pharmacist, Neurosciences; Director, PGY2 Residency in Critical Care, University of Illinois Hospital & Health Sciences System, Chicago, Illinois

Alexis Topjian, MD, MSCE, Associate Professor, Anesthesia and Critical Care, University of Pennsylvania Perelman School of Medicine, The Children's Hospital of Philadelphia, Philadelphia, Pennsylvania

Tammy N. Tsuchida, MD, PhD, Associate Professor, Departments of Neurology and Pediatrics, George Washington University School of Medicine and Health Sciences, Children's National Health System, Washington, DC

Adam Webb, MD, Assistant Professor of Neurology and Neurosurgery, Neurocritical Care; Medical Director, Neuroscience ICU, Marcus Stroke and Neuroscience Center, Grady Memorial Hospital; Medical Director, Performance Improvement, Emory University School of Medicine at Grady, Atlanta, Georgia

Sarah Welsh, MD, Assistant Professor of Pediatrics, Pediatric Intensivist, Division of Pediatric Critical Care Medicine, Hasbro Children's Hospital at Rhode Island Hospital, Providence, Rhode Island

M. Brandon Westover, MD, PhD, Director, MGH Critical Care EEG Monitoring Service, Department of Neurology, Massachusetts General Hospital, Boston, Massachusetts

Wendy L. Wright, MD, JM, Associate Chief of Neurology and Medical Director of the Neurocritical Care Unit, Emory University Hospital Midtown; Associate Professor of Neurology and Neurosurgery, Emory University School of Medicine, Atlanta, Georgia

Courtney J. Wusthoff, MD, Assistant Professor of Neurology and Neurological Sciences, Pediatrics-Neonatal and Developmental Medicine, Stanford University, Stanford, California

Sahar Zafar, MD, Director, MGH/BWH/Harvard Neurocritical Care Fellowship, Department of Neurology, Massachusetts General Hospital, Boston, Massachusetts

译者前言

我们很荣幸地向大家介绍《ICU脑电图监测手册》（*Handbook of ICU EEG Monitoring*）第2版的中文译本。这本书由美国北卡罗莱纳大学Suzette M. LaRoche和目前在芝加哥大学的Hiba Arif Haider两位教授主编，涵盖了普遍关注的神经重症患者评估及管理问题，以及脑电图监测的技术性问题、监测指征、脑电图判读及相关治疗等范畴，内容丰富全面，极具操作性。

近年来，随着我国医疗水平的发展进步，脑电图监测日益成为重症监护室（intensive care unit，ICU），尤其是神经重症监护病房（neurocritical care unit，NCU）重要的辅助检查。脑电图（electroencephalogram，EEG）对癫痫持续状态的治疗药物滴定、疗效判断，以及鉴别有无非惊厥性发作，均有不可替代的价值；对各种原因引起的脑损伤、意识障碍的神经功能监测，也有重要临床参考意义。

近年来我国在脑电图专业技术人员规范化培训和资格认证方面取得显著进展，但是仍有很大的进步空间。我国医疗系统相对集中，医疗资源分配不均，导致相关医务人员的专长和经验存在一定差异；脑电图监测在ICU/NCU的应用是一个更加专业化和技术密集的领域，也要求医务人员具备深厚扎实的跨学科专业知识和丰富的临床经验。美国危重症脑电图监测技术相对成熟，数十年来积累了大量实践经验和研究成果，可供我们参考、借鉴。

本书不仅介绍已有的确定的知识，并且始终在反思目前的医疗行为是否合理，探讨尚不肯定、有待解决的学术问题，这一特点贯穿本书始终。作者认为，如果一项监测手段识别出某种特征或标志物，由此触发的治疗干预可以改善患者预后，这样的监测手段才是最有意义的。虽然已有回顾性、横断面研究显示，接受连续脑电图监测的危重症患者的死亡率低于未接受监测的重症患者［*Neurology*，2019，92（1）：e9-e18］，但是很多脑电现象，如周期性放电是否需要药物干预，不同病因引起的非惊厥性发作、非惊厥性癫痫持续状态的治疗强度如何，都是将来需要研究解决的问题。

本书的翻译也旨在让我们和海内外学界讲述共同的学术语言。对于专业术语的中文译名，我们部分参考了《癫痫学和脑电图学名词中文标准译法》，如pattern译成"型式"；一些术语按照定义，兼顾汉语表述习惯翻译，如lateralized译为"偏侧性"，而非"一侧""单侧"或"侧向性"。但是"译事有穷"，本书的译者均为工作在临床一线的医生，水平所限，"信、达、雅"不可俱得，所以一些段落读起来可能会感觉有些拗口；我们尽量追求翻译准确，但也不可避免地会存在翻译表达错误。同时，由于中美两国医疗体系、医学教育制度都有不小差异，一些英语名词很难找到完全对应的中文译名。因此，我们非常欢迎广大专家、读者批评指正。在本书翻译期间，美国临床神经生理学会（American Clinical

Neurophysiology Society，ACNS）对《标准化重症 EEG 术语》做出更新（2021），个别术语的定义有所调整，并增加了一些新术语，推荐读者自行学习。

我们真诚地希望，本书能为我国读者在 ICU/NCU 的脑电图监测方面提供细致深入的理解和指导，提高医疗人员对脑电图监测的认识和应用水平，从而更好地为患者服务。我们也真诚地期待，国内学者能在 ICU/NCU 脑电图监测领域相互协作，在将来取得有影响力的学术成果。

最后，我们要感谢北京大学医学出版社的畅晓燕老师和审译者团队的辛勤工作和付出，让这本优秀的脑电图书籍得以与中国读者见面。

敬请各位读者提出宝贵建议和意见！

刘丽萍　张　哲

首都医科大学附属北京天坛医院神经病学中心

神经重症医学科

2023 年 4 月 27 日

原著前言

《ICU 脑电图监测手册》第 2 版距离第 1 版出版才短短 5 年，当时需要一本简明参考手册，载有大多数神经生理医师、神经重症医师未尝涉猎的细枝末节。同一时期，美国临床神经生理学会（ACNS）发表了《标准化重症 EEG 术语（2012）》，此后 ICU 脑电图发展迅猛，从新生儿到老年人，从大型学术型医疗中心到私立医院，其被用于各类重症患者的监测。

对那些热爱 ICU 脑电图的神经生理医师来说，这的确是充满发现的时代。大约十年前，一群人凭兴趣建立了重症脑电图监测研究协作组（Critical Care EEG Monitoring Research Consortium，CCEMRC），如今它在北美及欧洲的中心已增至 50 处以上。CCEMRC 哺育出无数合作研究项目，不仅增进了我们对危重症患者脑电图监测的理解，而且指明了有待研究的方向。治疗急性脑损伤的医务人员日益认识到连续脑电图监测的重要性，它可以检出继发损伤的病因，如非惊厥性癫痫发作、迟发性脑缺血。为探索节律性和周期性型式的意义而收集的多中心数据，一直启迪我们，甚至推翻了一些旧教条（或至少让我们重新思考这些教条）。

连续脑电图监测理所应当地成长为独立的亚专业。随着记录和互联网技术的进步，其应用范围得以拓展，如远程脑电图提供全天候监测，读图也大为便捷。重症脑电图监测纳入到许多临床神经生理医师的专科医师培训内容中，已成为培训不可或缺的一部分。其实，已有专门从事 ICU 脑电图监测的专科医师，现在美国临床神经生理学委员会能颁发重症脑电图监测的亚专业证书。国外许多专业学会也开始在其年会上开展此专业的教育培训。

这本《ICU 脑电图监测手册》为所有治疗危重症患者过程中涉及连续脑电图监测的医护人员编写，包括神经内科、神经重症、神经外科医师和护士，以及脑电图技术员。这一版尽管涵盖更广、内容更多、篇幅更长，其框架仍大致沿袭上一版，五部分主题分别是：①脑电图技术；②适应证；③脑电图判读；④治疗；⑤其他事项。一些别的资料通常不讲的操作事项也纳入本书，譬如人员工作模式、沟通、撰写报告、收费与疾病编码。脑电图判读部分包含一章新内容，即关于周期性、节律性型式的 ACNS 术语，内容更为详尽，外加重症 EEG 术语判读者间信度的综述。治疗部分更新了癫痫持续状态的处理，新增一章讲难治性癫痫持续状态的替代治疗。识别同预后相关的脑电型式是 ICU 脑电图进展最快的方向之一，所以本书在成人、儿童以及伴或不伴心搏骤停的患者中分别加以探讨。最后，我们补入了数字化图谱，希望帮助读者增进对特殊脑电型式临床意义的认识与理解。这些补充图片排在各章节之后的二维码电子资源中。

若无众多编者集思广益、辛勤劳动，本书定难完成。我们衷心感谢我们的同事，包括埃默里大学和 Mission 医院的脑电图技术员、神经生理专科医师及职工，感谢他们对医疗、教学、科研的热忱和奉献。

最后，我们一定要感谢家人，是他们在背后支持我们，从无间断。如果没有家人的长期支持、加油鼓励，本书难以完成。Hiba 感谢她的丈夫 Jay 和女儿 Norah 全程给予的无尽支持、耐心、幽默，同样感谢父母毕生的鼓励和支持。Suzette 感谢 Hiba 加入编写本书的征程（没有她，第 2 版也就不会问世），感谢她的友人 Nan 在从亚特兰大搬到阿什维尔、尚未安顿之际，耐心襄助这项工作。

无论您是神经生理学的行家里手，还是刚刚入门者，我们都希望这一版《ICU 脑电图监测手册》仍能激起您的求知好奇之心。

Suzette 和 Hiba

原著致谢

我们感谢重症脑电图监测研究协作组（CCEMRC）及其引领，CCEMRC 高瞻远瞩地进行多中心的基础建设，开展指导与合作研究，这些研究激励了书中大量知识的诞生。

我们尤其应重视女性同事的重要贡献。在这个很大程度上仍旧为男性所支配的领域内，不仅本书主编是女性，而且相当比例的女性作者被选中参与编写，不是出于性别原因，而是因为她们对 ICU 脑电图监测做出了卓越贡献。

谨将此版《ICU 脑电图监测手册》献给 Sandra Helmers 博士。虽然癌症过早夺走了 Sandy 的生命，但是她在生前已然影响了数代神经生理学家。我们都曾承蒙 Sandy 教诲，做过她指导的住院医师、专科医师，最终成为同事，获益实多。我们对她无尽思念，矢志秉承她对教学、学术的热情和对患者格外的关爱。

——Suzette，Hiba

目录

第 I 部分 脑电图技术

第 1 章

EEG 采集和读图设备

（Susan T. Herman）

（张哲 译）

本章内容

- ICU 脑电图监测系统的硬件组成
- 满足 EEG 采集、读图的计算机特殊设置
- 优化 EEG 回放的软件

关键点

- ICU 内连续脑电图（continuous EEG，cEEG）监测的 EEG 采集、读图设备应当满足美国临床神经生理学会指南所规定的技术标准。
- ICU cEEG 采集设备既可以安装成固定单元（墙上固定），也可以用可移动式设备。
- 强烈推荐同步记录音频、视频，以便把 EEG 模式与行为事件关联起来，帮助识别 EEG 伪差，以免同癫痫电发作混淆。
- 专业硬件和软件有助于在床旁进行 cEEG 监测。可选择的包括录入护理记录功能、标记发作或其他临床事件的按钮、整合生理参数（如颅内压、血压）的软件、反映定量 EEG 趋势的定量脑电图软件。

I. 背景

A. 技术性指南

- 美国临床神经生理学会（American Clinical Neurophysiology Society，ACNS）发表了 ICU 连续监测共识声明、常规数字 EEG 和癫痫长程 EEG 监测的指南。ICU 连续 EEG（cEEG）设备应当符合这些指南规定的技术标准。相关指南可在 www.acns.org 查询。
  - 指南 1：临床脑电图的最低技术要求[1]。

- ○ 指南 4：数字媒介记录临床 EEG[2]。
- ○ 指南 5：儿童脑电图最低技术标准[3]。
- ○ 指南 6：疑诊脑死亡患者 EEG 记录的最低技术标准[4]。
- ○ 指南 12：癫痫长程监测指南[5]。
- ○ 成人、儿童危重症患者连续 EEG 共识声明，第 II 部分：人员、技术说明及临床实践[6]。

B. 数字化 ICU cEEG 机器组成

- ● 图 1.1 简要说明了数字化 EEG 机器的主要构件，包括电极、显示和存储装置等。
  - ○ EEG 信号通过电极在头皮记录，电极插入接线盒或电极盒的插座里。
  - ○ 接线盒的电路或外观上要同供电电源分离，以防止电流经电极导入患者，造成危险。
  - ○ 接线盒的每个输入端均与不同放大器的输入端 1 相连。机器参考电极或公共参考电极即为每个放大器的输入端 2。
  - ○ 放大器包含低频和高频信号模拟过滤器，以排除无关的电信号。
  - ○ EEG 信号接着传送至模拟-数字转换器（analog-to-digital converter，ADC），由模拟连续信号转换为各时间点的数字离散信号。
  - ○ 数字化 EEG 数值（以及相关元数据文件）存储在电脑硬盘里。
  - ○ EEG 软件用于在电脑监视器上显示 EEG 信号，包括后处理，如导联、时间标尺、波幅调整和信号过滤。
  - ○ 视频、音频及其他生理参数流与 cEEG 数据同步。
  - ○ EEG 文件可在移动硬盘里存档，或保存在服务器、存储设备中。

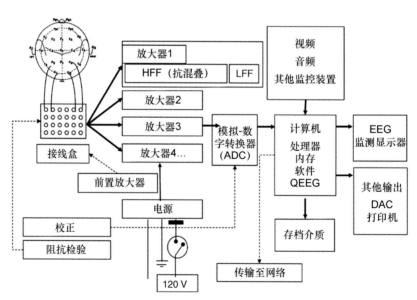

图 1.1　数字化 ICU cEEG 采集装置。各部分组成详见正文。ADC，模拟-数字转换器；DAC，数字-模拟转换器；HFF，高频滤波；LFF，低频滤波；QEEG，定量脑电图

II. 基础知识

A. ICU cEEG 设备与标准 EEG 机器的区别

- ● 表 1.1 总结了 cEEG 记录设备最重要的特征，并同常规和视频 EEG 监测设备进行了比较。

特征	常规 EEG	EMU	ICU cEEG
物理构造	通常为可移动式	一般为硬连接	可移动式或硬连接
所需 EEG 通道数量	16 ～ 40	40 至 ≥ 128	16 ～ 32
采样率（每秒）	200 ～ 512	200 至 ≥ 10 000	200 ～ 2000
其他物理输入（括号内为可选输入）	EOG、EKG、EMG、呼吸动作	EOG、EKG、EMG（O_2 sat）	EOG、EKG、EMG（BP、ICP、O_2 sat）
视频 / 音频是否必要	可选	是	是
检测棘波、癫痫发作	否	是	可选
定量 EEG 趋势图	否	可选	是
远程监测网络连接	可选	推荐	是

表 1.1　常规 EEG、癫痫监测单元（epilepsy monitoring unit，EMU）、ICU cEEG 监测设备的特征

EEG，脑电图；EOG，眼电图；EKG，心电图；EMG，肌电图；BP，血压；ICP，颅内压；O_2 sat，氧饱和度

B.　物理构造

- 固定安装
  - 固定安装的设备中，电脑和显示器装在 ICU 病房的墙上，有时装在吊臂上，以便在病床周围移动。
  - 可以把设备固定在不妨碍床旁看护者的地方。摄像头、麦克风安放在最佳记录位置。
  - 相比在全院范围移动的设备，固定设备不易损坏。
  - 然而，如果 cEEG 设备只安装在几个 ICU 房间中，危重患者也许需要转移到这些设计好的、安装有监测设备的房间里。
  - 墙壁固定的 cEEG 设备尽管有一些优势，但总体上更贵，并且使用不多。
- 移动式设备
  - 可装配在小车或占地小的固定杆上［底座直径大约 2.5 英尺，高 4 ～ 8 英尺（装有摄像头的更高）］（1 英尺 = 0.3048 米）。
  - 移动式 cEEG 设备的优点是可以推到需要的地方，但它会妨碍患者护理，而且摄像机的视野大多不理想。
  - 现在许多移动式 cEEG 设备装上了互联网协议（IP）可寻址摄像头，能够经标准网口远程控制摄像头，而不需特殊布线。
  - 放置移动式设备时，应避免电线与其他设备交叠，并尽可能避开医务人员所站的位置。
- 一些 ICU 在 cEEG 使用率高的区域将设备安装固定在墙上（如神经科 ICU），不常应用的区域配备移动式设备。
- ICU EEG 设备越来越多地与其他 ICU 监测装置整合，有些系统能采集、回放多模式监测的数据。
- 设计 EEG 设备部件时，要考虑到经验不足的 ICU 工作人员可能会"粗暴操作"。
  - 含有脆弱连接头的精密导线、非防水部件（接线盒和放大器）、带有可移动计算机部件（如笔记本或平板）的系统，都容易不小心损坏。
- 由于非固有部件（摄像头、计算机、导线、连接头）通常并不很贵，因此建议采用。
- 患者本人、家属或 ICU 工作人员可用患者事件按钮标记可疑的临床事件。

C. 安全及其防护措施

- 系统崩溃恢复和保护
  - 一些 ICU EEG 机器在记录脑电时能识别检查意外中止的情况（例如系统崩溃、突然断电），在供电恢复后自动重启并重新开始记录。
- 不间断电源可预防短暂的供电不稳或断电导致的故障。
- 计算机应牢牢固定在墙上或杆架上，硬盘盒锁定，防止硬盘或其他包含医疗信息的存储设备丢失。笔记本电脑和外接硬盘要锁定、加密。
- EEG 机器应当有安全防护措施，比如安全登录、键盘或屏幕自动锁定、防火墙和杀毒软件。
- 用电安全
  - ICU 患者由于经常要连接多种电子设备，有的甚至是留置设备，所以触电风险很大。
  - 所有 ICU EEG 设备均应有临床使用证书，至少每年都要由有资质的技师和生物医学工程师测试电力和机械安全。移动式设备更易损坏，所以检查应更频繁。
  - 隔离变压器防止电极地线和电源地线直接相连。放大器也应电隔离或光学隔离。

D. 接线盒

- ICU 床头环境拥挤，小巧的接线盒有好处。
- 接线盒插座一般按照国际 10-20 系统或改良 10-10 系统排布。
- 电极线应有序排列，这样整个接线盒和电极线插头可以放入防水的外壳里，以防止接线盒意外损害、电极线不慎脱落。
- 有些接线盒有内置放大器、内存、电源，能无线连接计算机。
  - 这种接线盒即使在患者与放大器断开的状态下（比如做影像检查），也能持续记录 EEG。
  - 决定无线连接方案之前，首先确保和其他 ICU 设备的无线信号没有显著重叠。

E. 有关放大器的技术规范[2]

- 放大器最基本的作用是把微伏级的 EEG 信号没有失真地放大成伏级信号。放大后的信号便可进一步处理、记录、播放。
- EEG 机器用的是差分放大器，抑制共模信号（即记录位置不同但电位相同的信号，推定为伪差），仅放大差模信号（记录位置不同、电位也不同的信号，推定为大脑来源）。
- 与电极阻抗相比，EEG 放大器应具有较高的输入阻抗，因此它们可将被测 EEG 信号的负载降至最低。
- 输入：
  - 至少需要 16 个参考 EEG 通道输入。
  - 如要放置完整的 10-20 系统，以及另外用于记录心电图（EKG）、眼电图（electrooculogram，EOG）（1 ～ 2 个通道）、肌电图（electromyogram，EMG）的电极，则需不少于 32 个 EEG 通道。
  - 如果计划同步记录颅内 EEG，那么还需要额外的通道。
  - 推荐使用系统（或机器）参考输入。
  - 推荐加入地线输入。
  - 有时可能需要用于连接其他生理监护仪的直流电（direct current，DC）输入通道［温度计、氧饱和度监护仪、颅内压（intracranial pressure，ICP）监护仪］。
- 理想的全量程输入范围是 ±2 mV 以上、不超过 ±5 mV。

- 临床常规记录所用的带通滤波为 0.1 ～ 0.3 至 70 ～ 100 Hz。
- 推荐输入阻抗应至少为 100 MΩ（最高可达 1 GΩ）。

F.　有关模拟–数字转换器（ADC）的技术规范[2]

- 输入范围为 ±1 ～ 5 mV。
- 采样率至少为每秒 256 次（比抗混叠滤波器的截止频率高 3 倍）。
- 分辨率至少 16 位，包括符号位。
- 最低波幅分辨率 0.5 μV。

G.　视频和音频（ACNS 指南[12]）

- 强烈推荐同步记录视频和音频，以使临床痫性发作和其他行为事件与 EEG 模式相关联，并且有助于识别 EEG 伪差（例如拍打、胸部理疗、吸痰、呼吸机伪差）[6]。
- 视频与 EEG 数据须在时间上同步。
  - 不同录像设备的图像质量、成本有天壤之别。
  - 视频既可以是彩色也可以是黑白的。红外摄像机有助于在弱光条件下摄录。
  - 相比癫痫监测单元的患者，重症患者不易偏离摄像头视野。因此，可以考虑使用固定广角摄像头，不过这种摄像头可能分辨率不够，不足以检出细微的运动动作。当然对于较新的高分辨率摄像机，这不成问题。
  - 许多现代 cEEG 单元将 IP 可寻址摄像机（IP-addressable cameras）安装在柱子上。这种设备能远程控制平移或倾斜，有时还可以远程控制缩放和聚焦。
- 标准的数字化视频为 MPEG4 格式，分辨率为 320×240 或 640×480。
  - 分辨率也能更高，代价是占用更多硬盘和服务器空间以及网络带宽。
  - 视频大小通常为每日 12 ～ 20 GB。
- 音频记录可以提醒技术员患者出现了临床发作，有助于临床事件的行为学分析。
- 脑电系统应当包含事件按钮，患者、家属或医务人员用它来标记感兴趣的事件。

H.　有关计算机的技术规范：记录设备

- 记录 EEG 的计算机应当有足够的处理能力，用以同步记录脑电图和视频、检测棘波和癫痫发作、定量脑电图（quantitative EEG，QEEG）分析以及网络通讯等。
- 最低配置
  - 大于 2 GHz 的双核处理器
  - 4 ～ 8 GB 内存
  - 独立显卡
  - 网络连接速度至少 100 Mb/s，首选千兆网卡
  - 硬盘应足够大，可以存储至少 1 周的 EEG 和视频数据（每天约 2 GB EEG、12 ～ 20 GB 视频＝大于 150 GB）
- 通常选用 Windows 操作系统，具体版本取决于医院信息技术规范。

I.　有关计算机的技术规范：读图工作站

- 读图的计算机应当有足够的处理能力，用以同步记录 EEG 和视频、检测棘波和癫痫发作、QEEG 分析以及网络通讯等。
- 读图计算机还需要有其他功能，例如生成报告（办公软件、语音识别软件、标准化报

告数据库），具有医院临床信息系统访问权限，保留存档用于后续其他处理。

- 推荐配置
  - 大于 2 GHz 的双核或四核处理器
  - 8 ～ 16 GB 内存
  - 独立显卡
  - 网络连接：千兆网卡
  - 硬盘应足够大，可以安装所需的软件

J. 显示器：记录设备[2, 6]

- 装有固定和可移动式设备的病房内都应放置监护仪，供 ICU 医护人员安置脑电图，查看 QEEG。
- 屏幕尺寸建议至少 17 英寸（最好大于 20 英寸）（1 英寸＝ 2.54 cm）。
- 显示器分辨率建议至少 1280×1024 像素。

K. 显示器：读图工作站[2, 6]

- 读图工作站需要大型高分辨率显示器，这样才能准确解读 EEG。
- 屏幕尺寸建议至少 20 英寸（首选大于 24 英寸）。
- 显示器分辨率建议至少 1600×1200 像素（宽屏为 1920×1200 像素）。
- 更昂贵的显示器，如 2560×1600 像素的宽四极板扩展图形阵列（Wide Quad eXtended Graphics Array，WQXGA）和 3840×2400 像素的宽四极板超扩展图形阵列（Wide Quad Ultra eXtended Graphics Array，WQUXGA），可以按 256 Hz 的采样率显示每个存储值。
- 同时查看 EEG 和视频数据，尤其是同时看 EEG 原始数据和 QEEG 趋势时，可能需要双显示器。

L. 用户界面

- 键盘、鼠标仍然是标准的 EEG 人机交互设备。
- 用户界面必须简单易操作，允许护士和其他 ICU 人员输入标记、移动摄像头等，而不干扰进行中的 EEG 记录。
- 执行常用任务的大按钮触摸屏显示器对护士而言更容易操作，但当输入大量文字时却很麻烦，并且可能难以充分消毒。
- 安全性：美国《健康保险携带和责任法案》（Health Insurance Portability and Accountability Act，HIPAA）要求以个人用户登录含有受保护的健康信息的临床系统。安全软件应审计跟踪对 EEG 数据的更改。床旁系统可有"透明屏幕锁"功能，用来锁定计算机，但能继续查看 EEG 数据、视频和 QEEG。

M. 其他硬件和（或）线路

- 建议采集一些其他生理参数［如脉搏血氧饱和度、血压、颅内压（ICP）、体温、呼吸动度、脑组织氧合］。
  - 这些数据流必须与 EEG 时间同步。
- 一些 ICU 脑电图机是真正的多功能设备，具有多模式监测功能。
- 一定要确保 EEG 记录时有够用的通道，确保设备可以安装其他软件（癫痫发作检测、QEEG）。

N.　软件

- 患者数据库
  - 患者和检查的中心数据库可管理患者文件、存档、生成报告。
  - 数据库可以通过整个医院网络同步化信息，以便所有本地机器都有最新的临床信息。
  - 数据库也可以链接到医院电子病历，以便导入相关患者的人口学数据。
- EEG 软件
  - 应当让 EEG 专业人员和 ICU 工作人员都能便利使用。
  - 有些系统为 EEG 和 ICU 人员各自提供显示模式，其中给 ICU 人员的界面更简化。
  - 基本功能包括给进行中的记录插入注释以及移动摄像机。
  - 软件应包含"回看"功能，可以在不中断进行中的记录情况下查看已采集的 EEG。
  - 现在许多系统都包含远程"实时"访问 EEG 会话功能，允许即时通讯、远程系统调整（如更改导联、移动摄像头）。
  - 其他有用的功能：
    - 能够在预设的时长或时间点自动停止 EEG 采集，并自动开始新一天记录。
    - 彩色编码 10-20 系统图，突出有显著伪差的电极，以方便 ICU 医护人员维护受影响的电极。
    - 从中心控制台自动同步通用设置（导联、记录协议）到本地采集机器。
  - 出于研究目的，软件应当具备将 EEG 数据"去除身份识别"、以开源格式存储的功能。
- 棘波和癫痫发作检测软件
  - 当前商品化的棘波和癫痫发作检测软件对于检出 ICU 中常见的癫痫发作类型并不理想，有关其敏感性和假阳性率的数据也很少。
  - 可能会生成许多错误警报，导致不恰当治疗，给 ICU 医护人员徒增困扰。
- 自动化识别和减少伪差
  - （数据采集后）在线减少伪差使用多种源分解技术（如空间滤波、主成分分析、独立成分分析），将脑电信号分解为反映 EEG 的单个成分和其他伪差成分。确定之后，就可以去除伪差成分，并重新组合剩下的"干净"脑电信号。QEEG 分析前去除伪差尤为重要。
- QEEG 软件（详见第 27 ～ 29 章）[8]
  - 在较长时间（数小时）以图形的形式呈现 EEG 参数。
  - 可在床旁以及 ICU 或脑电图室的中央控制台显示。
  - 商品化的 QEEG 软件有许多种，绝大多数有专利。
  - 需考量的软件特性主要为是否方便易用、QEEG 软件与 EEG 采集软件的集成度，以及事件检测和去除伪差算法的准确性。
  - 有些系统可以设置通过电子邮件发送警报、相应趋势图像和原始 EEG。

Ⅲ. 仍需思考、有待解决的问题

A.　成本

- 计算机和视频记录装置的成本持续下降。

- 相对于专用电缆，标准网络结构的开发使得 EEG 设备越来越轻便且容易安装。
- 软件（包含特殊功能、检出癫痫发作、QEEG）可能会增加 ICU EEG 设备的成本。
- 信息技术和生物医学工程的支持很有必要。
  - 安装、配置、维护和更新 ICU EEG 设备和软件需要投入大量 IT 和生物医学资源。
  - 大型 ICU EEG 监测程序开发可能需要专门的 IT 和生物医学人员。

B. 多模式监测

- 设备的交互性是 ICU EEG 的重要话题。
- 多图像和多模式数据辅助识别大脑状态（如睡眠），识别伪差，分析与其他生理参数变化的相关性从而确认 EEG 是否异常，或许有益于临床。详见第 39 章多模式监测技术的讨论。
- 最理想的是，患者一切生理数据，以及来自呼吸机、降温装置、静脉输液泵的数据，都可以整合到单一的时间同步的数据流中。

参考文献

1. Sinha SR, Sullivan L, Sabau D, et al. American Clinical Neurophysiology Society Guideline 1: minimum technical requirements for performing clinical electroencephalography. *J Clin Neurophysiol.* 2016;33(4):303–307. https://www.acns.org
2. Halford JJ, Sabau D, Drislane FW, Tsuchida TN, Sinha SR. American Clinical Neurophysiology Society Guideline 4: recording clinical EEG on digital media. *J Clin Neurophysiol.* 2016;33(4): 317–319. https://www.acns.org
3. Kuratani J, Pearl PL, Sullivan L, et al. American Clinical Neurophysiology Society Guideline 5: minimum technical standards for pediatric electroencephalography. *J Clin Neurophysiol.* 2016;33(4):320–323. https://www.acns.org
4. Stecker MM, Sabau D, Sullivan L, et al. American Clinical Neurophysiology Society Guideline 6: minimum technical standards for EEG recording in suspected cerebral death. *J Clin Neurophysiol.* 2016;33(4):324–327. https://www.acns.org
5. American Clinical Neurophysiology Society. Guideline 12: guidelines for long-term monitoring for epilepsy. *J Clin Neurophysiol.* 2008;25(3):170–180.
6. Herman ST, Abend NS, Bleck TP, et al. Consensus statement on continuous EEG in critically ill adults and children, Part II: personnel, technical specifications, and clinical practice. *J Clin Neurophysiol.* 2015;32(2):96–108. https://www.acns.org
7. Kull LL, Emerson RG. Continuous EEG monitoring in the intensive care unit: technical and staffing considerations. *J Clin Neurophysiol.* 2005;22(2):107–118.
8. Moura LMVR, Shafi MM, Ng M, et al. Spectrogram screening of adult EEGs is sensitive and efficient. *Neurology.* 2014;83(1):56–64.

延伸阅读

Alvarez V, Rossetti AO. Clinical use of EEG in the ICU: technical setting. *J Clin Neurophysiol.* 2015;32(6):481–485.

Fisch BJ. Digital and analog EEG instruments: parts and functions. In: *Fisch & Spehlmann's EEG Primer: Basic Principles of Digital and Analog EEG.* 3rd ed. Amsterdam: Elsevier, Ltd. 1999. 35–72.

Guerit JM, Amantini A, Amodio P, et al. Consensus on the use of neurophysiological tests in the intensive care unit (ICU): Electroencephalogram (EEG), evoked potentials (EP), and electroneuromyography (ENMG). *Neurophysiol Clin.* 2009;39(2):71–83.

Wartenberg KE, Mayer SA. Multimodal brain monitoring in the neurological intensive care unit: where does continuous EEG fit in? *J Clin Neurophysiol.* 2005;22(2):124–127.

第2章

电极和导联

（Jennifer L. Hopp，Chalita C. Atallah）

（张哲 译）

本章内容

- 放置电极的一般原则
- 电极类型（有创电极、可重复使用电极、成像相容电极之间的比较）
- 常用的导联组合

关键点

- 可用于 ICU EEG 监测的分辨率好、记录质量高的电极有好几种。
- 成本、EEG 技术员耗时、是否方便易用是选择电极的关键。
- 尽管可以按其他导联组合放置电极，但标准 10-20 系统仍然是普遍采用的方式。

I. 背景

A. ICU 连续 EEG（cEEG）监测是一种不断成长、发展中的诊断模式

- 有同步记录视频功能的数字 EEG 采集现已广泛使用，并且是诊断亚临床癫痫发作的标准手段。
- 数字视频 cEEG 的时间和空间分辨率良好。
- 当前 ICU 中用于 cEEG 监测的技术和设备可以实时查看，通过远程访问分析数据。

B. 选择 EEG 电极、设置导联注意要符合 ICU 的特殊情况

- 重症患者经常需要紧急做神经影像学检查，但是传统的金盘状电极与 MRI 和 CT 不相容，因此在做影像检查前必须将其摘下。
- 因为常常需要尽快取得 EEG 数据，所以放置电极速度要快，但即使训练有素的神经诊断人员按标准放置电极可能也很耗时，尤其是还得"呼叫"他们过来。
- 患者 EEG 监测时间可能较长，增加皮损的风险。
- 监测会增加重症患者的感染风险，尤其在有头部开放性伤口的情况下。

II. 基础知识

A. EEG 电极

- 电极——选用和安放的一般原则
  - 在 cEEG 监测期间，应根据技术指南和共识声明来选用、放置、维护电极[1-2]。
  - 电极材料种类很多，如锡、银、银-氯化银、金、铂、不锈钢和导电塑料。
  - cEEG 监测最常用银-氯化银和金电极。
  - 国际 10-20 系统是安放电极的标准[3-4]。
  - 应同时记录心电图（EKG），选择性记录肌电图（EMG）、眼电图（EOG）或呼吸带，以帮助排除伪差或关联临床上的发现。
  - 电极应充分消毒后再使用，或者代以一次性电极。
  - 使用导电材料粘贴电极，并降低电极-皮肤连接处的阻抗。尽管可以根据 ICU 的要求来选择材料，但火棉胶通常是粘贴电极的首选（译者注：因刺激性、安全性等原因，火棉胶近年已罕用）。
- 电极类型——有创 vs. 无创（图 2.1）
  - 各医学中心普遍使用无创电极做 cEEG。
    - 无创采集既可以用单个电极，也可以用电极帽、电极网、定位帽。
    - 盘状电极普遍使用，但也可选用蛛网状电极帽。
    - 单个电极允许技术人员修改和调整位置，以避开开颅术后瘢痕或其他脑功能监测设备。
    - 如需快速安放、采集 EEG，可选用电极帽、电极网或定位帽。
      - 未经 EEG 专业训练的人员也能安放电极帽、电极网或定位帽。
      - 电极帽是安放 EEG 电极的一种技术，在可摘除的帽子中含有嵌入或可拆卸的导线；电极网与之类似，但更开放。
      - 定位帽能代替头部测量，可根据典型的彩色图案精确放置电极。
      - 和单个电极一样，上述产品也有可重复使用和一次性之分，成本可能也有所不同。
      - 在 ICU 中上述产品有明显不足。例如，头部伤口护理、颅内压监测装备使

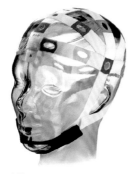
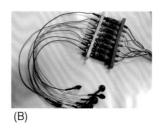
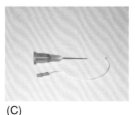

(A)　　(B)　　(C)

图 2.1　**电极种类**。（**A**）电极定位帽；（**B**）CT 相容 /MRI 部分相容电极（注意，转运患者做神经影像学检查时，在黄色接合部位断开电极。红色接合部位——清晰注明了 MRI 不安全——仍连在头盒上）；（**C**）皮下金属丝电极。（来源：Figure 2.1A from Jordan NeuroScience, Inc. Used with permission. ）

　头皮空间有限，因缺少转圜余地而难以修改电极位置。

- □ 优点包括相对易用，特别是对未经 EEG 培训的人员，以及缺乏所需黏合剂的时候。但这些并不足以保证它们都能在 ICU 派上用场。
- □ 一项纳入 32 例 ICU 患者的研究[5]表明，非 EEG 专业人员用的 EEG 定位帽与技术员贴的电极相比，在阻抗、记录质量上没有显著的临床差异。
- □ 该研究还显示，定位帽将 EEG 记录启动时间缩短了 3 h。
- □ 该研究的不足之处包括未评估超过 8 h 的长程记录质量。
- ○ 有创电极可代替无创电极，尽管目前不建议常规用于临床。
  - ■ 皮下针电极为一次性电极，在一些医疗中心用于昏迷患者的长期记录。
    - □ 优点包括安放速度快、相对不易脱落、记录稳定。
    - □ 针电极或金属丝电极的缺点包括在放置过程中技术员面临风险、阻抗更高以及潜在的患者不适感。
    - □ 它们可能更常用于较短时程的记录。
  - ■ 皮下金属丝电极为一次性、涂有特氟龙的银丝电极。
    - □ 优点包括减少皮损、比盘状或针电极记录效果更好、有些能与 CT 和（或）MRI 相容。
    - □ 缺点包括费用较高、可能引起患者不适。
  - ■ 压力放置电极是一种新式有创电极，可替代针电极或金属丝电极。
    - □ 优点包括不需皮肤准备或黏合剂即可快速安放。与针电极相比，技术员的风险也较小。
    - □ 缺点包括费用较高、刺激皮肤。
  - ■ 有人已使用颅内栅格、条状或深度电极做 cEEG 监测，但在 ICU 中并不常用。
- ● 电极——可重复使用 *vs.* 一次性
  - ○ 大多数医疗中心用的是可重复使用的电极，每次用完均予清洁消毒。
  - ○ 对患传染性疾病的患者记录后，必须采取一些特殊措施。
  - ○ 一次性电极可降低感染风险、省去技术人员清洁电极的时间，但成本可能更高。
  - ○ 每家医疗中心必须核算成本效益，ICU 不同患者使用可重复电极还是一次性电极，可以都保留选项。
- ● 电极——成像相容性
  - ○ 接受 cEEG 监测的 ICU 患者，许多需要急查、复查 CT 和 MRI，所以应考虑使用成像相容电极[6-7]。
  - ○ 在 ICU 拆下或重新安放电极可能会导致皮肤损伤，并且消耗 EEG 技术员额外的时间。
  - ○ 传统的金质盘状电极对图像质量和（或）安全性有影响，因此不相容于 CT 或 MRI。
    - ■ 在 CT 扫描仪中金质盘状电极虽然安全，但由于 X 射线偏转产生伪影，可能会严重影响成像质量（图 2.2）。
    - ■ 含铁或磁性材料的 EEG 电极也会让 MRI 图像出现磁化伪影。

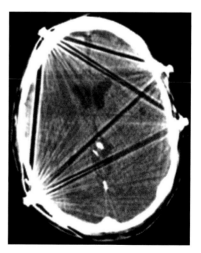

图 2.2　**金属／金质盘状电极的 CT 伪影**。传统的金属／金质盘状电极在 CT 上呈现典型的"星芒"样伪影

■ 铁质或有长导线的 EEG 电极由于在扫描设备内可能出现热效应、物理运动，因此在 MRI 中不安全。

○ 具有成像相容性的能代替传统电极的产品包括 CT 相容 /MRI 部分相容电极、电极帽和有创电极。

■ 可使用低密度、塑料或非金属（碳）电极，以避免 CT 上出现"星芒"样伪影。

■ MRI 部分相容电极没有磁性，带有短电极线和专用连接器。脑电图和 MRI 技术人员必须接受适当的技术培训。需要注意，并非所有商品化的 MRI 相容电极都获得了美国食品和药品监督管理局（FDA）的批准。

B. 导联组合

● 导联组合（montages）设计以标准的电极放置为基础，并且要符合美国临床神经生理学会（ACNS）指南[8]。

○ 头皮电极数量和安放的国际标准是 10-20 系统，至少使用 16 个电极。

■ 如果电极数少于 16 个，会由于空间采样不足、难以识别伪差而导致质量可能较差。

○ 使用更多电极的改良 10-10 系统也被接受为标准，更多用于癫痫术前定位，对额叶癫痫定位也有助益。

■ 10-10 系统比 10-20 系统空间分辨率更高，但在 ICU 可能不切实际。

■ 10-10 系统的缺点包括，安放电极费时费力，增加成本，没有那么多种接线盒能支持增加了电极的系统。

○ 大多数脑电记录还包含单通道 ECG。

○ 一些记录可能还包括气流和呼吸监测或 EMG 通道。

○ 一定要安放单独的地线电极，并且绝不能和 EEG 设备相连或接地。

● 导联组合是通过对电活动编组，用来定侧和定位的方法。EEG 波形表示电极对中，2 个电极之间的电位差，导联组合有助于组织 EEG 波形以进行可视化分析。

○ 原始记录是由参考导联产生的。

■ 参考电极是 10-20 或 10-10 系统电极之外的附加电极。

■ 参考电极通常放在 Cz 和 Pz 之间。

■ 也可以用 Cz 参考，或者由所有脑电极构成的平均参考。

○ 可以用数字化系统重组导联组合。

○ 可以调整导联组合，以适应颅骨缺损或其他颅内监测设备引起的电极放置限制。调整应尽量对称，并由 EEG 技术员清楚标记。

○ 尽管导联组合数量受限于电极数和电极位置（10-20 系统可能有 21 种导联组合），但是标准化为技术员和脑电图师提供一种通用"语言"，对于信息交流十分重要。

○ 新生儿 EEG 使用特殊的导联组合，脑电无活动需要借此判定。

● 应根据标准指南，常规使用各电极放置系统的规范命名[8]。

○ 术语可能略有差异，但标准术语包括：放置于 Fp1/2、F3/4、C3/4、P3/4、F7/8、T3/4、T5/6、Fz/Cz/Pz、A1/2 位置的电极，以及地线 / 参考电极对。

● 一些医疗中心在 ICU 环境使用简化导联组合和减少覆盖范围，来检测癫痫发作（图 2.3）。

○ 减少覆盖的导联组合大多数包含 10、11 或 13 个电极。

○ 在 ICU 环境中，癫痫发作的检出比精确定位和制作地形图更重要，简化导联组合足够用了。

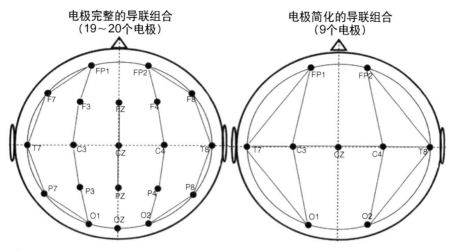

电极完整的导联组合
（19～20个电极）

电极简化的导联组合
（9个电极）

空间区域

1. 左额颞区(Left fronto-temporal zone，LFTZ)	: FP1, F7, F3, T7	: FP1, T7
2. 左顶枕区(Left parieto-occipital zone，LPOZ)	: P3, P7, O1	: O1
3. 中央区(Central zone，Cz)	: C3, CZ, C4, FZ	: C3, CZ, C4
4. 右额颞区(Right fronto-temporal zone，RFTZ)	: FP2, F8, F4, T8, PZ	: FP2, T8
5. 右顶枕区(Right parieto-occipital zone，RPOZ)	: P4, P8, O2	: O2

图 2.3　**电极完整 *vs.* 电极简化的导联组合比较**。FM 和 RM 均按照 10-20 系统安放，头皮表面的空间区域如图所示。FM，电极完整的导联组合（full electrode montage）；RM，电极简化的导联组合（reduced electrode montage）。［来源：Reproduced with permission from Tekgul H，Bourgeois BF，Gauvreau K，Bergin AM. Electroencephalography in neonatal seizures：Comparison of a reduced and a full 10/20 montage. *Pediatr Neurol*，2005，32（3）：155-161.］

- 几项研究检验了简化导联组合的使用及其敏感度。
  ○ Kolls 等[5] 评估了应用 "发际线 EEG" 简化导联组合，来评估覆盖范围减少后筛查非惊厥性癫痫持续状态（nonconvulsive status epilepticus，NCSE）的敏感度[9]。
    ■ EEG 数据使用 Fp1/2、F7/8、T3/4、T5/6 电极重新编制成三对 6 通道导联组合，并与原始 EEG 比较。
    ■ 检出癫痫发作的敏感度为 72%，笔者不建议使用这种格式筛查 NCSE。
  ○ Karakis 等通过由主治医师和住院医师盲法评估 38 份重新编制的记录[9]，比较 7 电极导联组合（Fp1/2、T3/4、O1/2、Cz）与 Kolls 等描述的发际线导联组合的敏感度差异。
    ■ 7 电极导联组合检出癫痫发作的平均敏感度为 92.5%，特异度为 93.5%。
    ■ 发际线导联组合的平均敏感度和特异度分别为 85% 和 97%。
  ○ 最近一项研究认为，在一组 142 例缺氧性脑病患者中，10 电极简化导联组合不影响 EEG 判读或临床预后[10]。
    ■ 在 10 通道简化导联组合与全 21 电极导联组合之间，比较 EEG 分类和预后。
    ■ 每种导联组合的判读者间一致性都很好。

Ⅲ.　仍需思考、有待解决的问题

A. 电极选择

- 无创和有创 EEG 电极的成本都在持续下降，为更多医疗中心带来开展 cEEG 监测的机会。

- 一次性电极的选用越来越多，这导致需要在患者安全、技术员耗时、一次性材料是否环保之间取得平衡。
- 成像相容电极的研发可以让 ICU 患者得以即刻完成影像学检查，提高技术人员的效率。

B. 导联组合与附加电极的选择

- 尽管 cEEG 导联组合的标准化近年来没有太多改变，但在附加电极、ICU 多模式监测、探讨这些生理参数与 EEG 信号的相关性方面，选择越来越多。

参考文献

1. Sinha SR, Sullivan L, Sabau D, et al. American Clinical Neurophysiology Society Guideline 1: minimum technical requirements for performing clinical electroencephalography. *J Clin Neurophysiol.* 2016;33(4):303–307. doi:10.1097/WNP.0000000000000308
2. Herman ST, Abend NS, Bleck TP, et al. Consensus statement on continuous EEG in critically ill adults and children, Part II: personnel, technical specifications and clinical practice. *J Clin Neurophysiol.* 2015;32(2):96–108. doi:10.1097/WNP.0000000000000165
3. Acharya JN, Hani A, Cheek J, et al. American Clinical Neurophysiology Society Guideline 2: guidelines for standard electrode position nomenclature. *J Clin Neurophysiol.* 2016;33(4):308–311. doi:10.1097/WNP.0000000000000316
4. Kuratani J, Pearl PL, Sullivan L, et al. American Clinical Neurophysiology Society Guideline 5: minimum technical standards for pediatric EEG. *J Clin Neurophysiol.* 2016;33(4):320–323. doi:10.1097/WNP.0000000000000321
5. Kolls B J, Husain A. M. Assessment of hairline EEG as a screening tool for nonconvulsive status epilepticus: response to Bubrick et al. *Epilepsia.* 2007;48(12):2375.
6. Vulliemoz S, Perrig S, Pellise D, et al. Imaging compatible electrodes for continuous electroencephalogram monitoring in the intensive care unit. *J Clin Neurophysiol.* 2009;26(4):236–243.
7. Herman ST, Abend NS, Bleck TP, et al. Consensus statement on continuous EEG in critically ill adults and children, Part II: personnel, technical specifications and clinical practice. *J Clin Neurophysiol.* 2015;32(2):96–108.
8. American Clinical Neurophysiology Society Guideline 3: proposal for standard montages to be used in clinical EEG. *J Clin Neurophysiol.* 2016;33(4):312–316. doi:10.1097/WNP.0000000000000317
9. Karakis I, Montouris GD, Otis JA, et al. A quick and reliable EEG montage for the detection of seizures in the critical care setting. *J Clin Neurophysiol.* 2010;27(2):100–105. doi:10.1097/WNP.0b013e3181d649e4
10. Tjepkema-Cloostermans MC, Hofmeijer J, Hom HW, et al. Predicting outcome in postanoxic coma: are ten EEG electrodes enough? *J Clin Neurophysiol.* 2017;34(3):207–212.

延伸阅读

Hirsch LJ, Brenner RP, eds. *Atlas of EEG in Critical Care.* Chichester, UK: John Wiley & Sons; 2010.

第3章

网络、远程监测与数据存储

（Joshua Andrew Ehrenberg）

（张哲　译）

本章内容

- 总结不同类型的网络配置
- 比较不同的远程 EEG 监测和读图系统
- 数字化 EEG 和视频的存储选择

关键点

- 网络配置有多种选择，包括独立的 EEG 网络、虚拟局域网（virtual local area networks，VLAN）和设施集成网络。
- 挑选远程访问 EEG 数据的方法时，主要的考虑因素包括访问速度和便捷性、安全性、成本、可维护的资源以及同时在线的用户人数。远程监测可以选用桌面镜像、终端服务器和虚拟读图系统。
- 有很多种存档和数据存储策略，用于存储连续 EEG 和视频记录产生的大量数据。数据存储的最优方法取决于可用资源（时间、设备）以及想长期保存的数据量各有多少。

I. 背景

A. 医疗场所和临床神经生理学的网络发展

- 计算机网络和远程监测在临床神经生理学中应用得越来越多。
    - 计算机网络在医疗场所已不可或缺，其发展的主要动力来自对影像读片、查看实验室检查结果、创建系统范围电子病历的需求。
    - 在过去几十年，癫痫监测单元（epilepsy monitoring units，EMU）的本地网络和用于术中监测（intraoperative monitoring，IOM）的远程监测早已不足为奇。
- EMU 的实施
    - 传统的 EMU 网络通常设置成与医院或设备网络物理分开，并且没有共享连接。EMU 网络通常连接到 EEG 记录病房、数据存储服务器和读图工作站。

○ 这种物理独立的网络配置使得采集大量视频和 EEG 数据时，传输速度快却不影响医院网络。

○ 这种配置的缺点是，除非直接连接到 EMU 本地网络，否则即使在院内的办公室，也不能远程查看数据。

- 远程监测已在 IOM 中使用多年。

○ IOM 通常点对点配置，读图人员直接连接到单个数据采集单元，并且能实时查看数据。

○ IOM 的远程监测最初通过电话线数据连接完成，但现在通过设备网络，在该网络中，读图位置与监测地点分离，既可以在医生办公室，有时候也能远在另一个州。

○ 这种点对点配置对长时程 EEG 监测不那么有用，因为长时程 EEG 监测通常有许多患者、许多 EEG 读图人员，并且需要判读以前记录的数据。

B. 网络配置

- 可用于 ICU 连续 EEG（cEEG）监测的网络配置和远程监测手段有很多种。

○ 与临床神经生理学的任何方面一样，没有十全十美的导联组合，更没有十全十美的设计，因此充分了解可用的资源、扬长避短，对于制订最优设计至关重要。

C. 数据存储

- 多年来 EEG 数据存储经历了诸多变化。

○ 过去，数据存储形式多样，从大储藏室中汗牛充栋的纸张，到堆积如山的盒式录像带，不一而足。

○ 数字化 EEG 的主要优点是微小的媒介能存储海量的数据，从光盘到 CD、再到 DVD。最新流行存储到外接 USB 大型硬盘驱动器和"集中式"网络存储。

○ 近年来，"云"存储应用得越来越广泛，它是一种基于互联网、跨站点托管数据的网络服务。优势包括使用便捷、按需扩容（"按需付费"）、可从多台设备访问。但是，必须严格评估患者隐私和数据安全。必须认真权衡和关注数据泄露、"勒索软件"和数据完整性（实时使用速度、原始数据传输冗余）问题。

■ 无论采用何种数据存储媒介，最关键的是一定要有合适的安全措施来保护患者隐私（例如加密），但应权衡这些措施是否复杂、是否需要额外步骤[1]。

- 数据文件大小

○ 每位患者每天生成的数据文件大小从 1 或 2 GB（不含视频）到 20 或 30 GB（有视频）不等。

○ "剪辑"的片段要小得多，仅存储很短的 EEG 和视频，通常记录重要事件，例如癫痫发作或有代表性的背景样本。

○ ICU cEEG 数据存储的一大问题是，现在看上去可能不重要的活动，也许以后会认为有重要意义。

○ 但是，对大多数医疗机构而言，每天完整存储 20 ～ 30 GB 的数据文件成本过高。

II.　基础知识

A. 网络配置

- 网络是计算机与计算机化设备（包括 EEG 采集单元、读图工作站、数据服务器、台式计算机、交换机和路由器）之间的互连。

- 网络配置包括独立的虚拟局域网（VLAN）和完全集成的设备网络等类型。它们各有优劣（表 3.1）。
  - 独立网络（图 3.1）
    - 独立网络是十年前 EMU 最常见的架设方式。这种配置所包含的计算机全都相互连接，但不连接到任何外部网络。
    - 早期计算机 EEG 系统通常有内部硬盘驱动器，最多仅能存储数天的连续数据，因此记录单元需要连接到大型数据存储服务器，该服务器价格十分昂贵，并且得安装在 4 ～ 5 英尺高（1.2 ～ 1.5 米——译者注）的大型网络机架中。
    - 独立网络的优点
      - 不与设备网络共享带宽，因此传输速度可以达到最大。
      - 脑电图室内部管理，不需医院的信息技术（information technology，IT）资源。
      - 能根据设备的特别需求量身定制。
      - 隔绝外部访问，确保 EEG 数据的安全。
    - 独立网络的不足
      - 没有远程监测功能。
      - 缺少灵活性，因为各记录位置是唯一的、预先确定的，并且已分别布线到病房。
      - 医院的 IT 支持人员通常不能识别、解决技术问题。
  - 虚拟局域网
    - VLAN 适用于连接于内部网络的计算机。计算机和设备通常物理意义上彼此相邻，在同一栋楼内或在同一校区内。
    - 广域网（wide area networks，WAN）适用于远距离连接，例如经互联网连接，或位于同一研究机构的物理上不同校区的计算机。
    - VLAN 是"内部"网络或医院内网，而 WAN 利用互联网，通过门户网站访问医院的 VLAN。"云"存储便是应用 WAN 的例子。
    - 计算机网线插进墙上的网口，另一端（在某个点）通常连到路由器的端口。这有点类似老式电话总机。
    - 路由器犹如极简的电脑，可以从计算机中获取信息包，然后将其发送或路由到要去的地方，可以是连在同一路由器上的系统，也可以通过相连接的路由器发送到其他系统。
    - 优点
      - 利用已有的医院 IT 支持进行网络管理和故障排除，可以节约部门成本。

表 3.1　不同网络配置的比较

网络配置	速度	对 IT 技术员的依赖	成本	复杂性	远程监测能力	多设备支持
独立网络	高	低	中等	低	受限	受限
VLAN	中等	高	高	高	可以	可以
设备网络	不稳定	中等	低	中等	可以	可以

IT，信息技术；VLAN，虚拟局域网

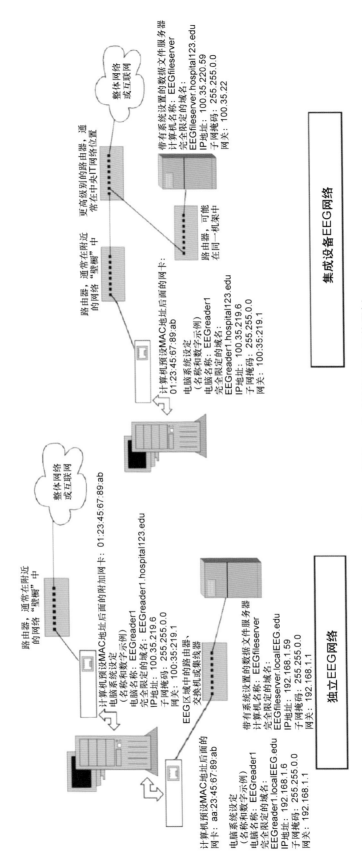

图 3.1　独立 EEG 网络 vs. 集成设备 EEG 网络图例

　　　　　□　比独立网络更灵活。在其他位置记录无须物理安装单独的网线。

　　　　　□　具有远程监测功能。

　　　　■　缺点

　　　　　□　设置、管理这种类型的配置相对复杂，需要大量 IT 资源。

　　○　**设备网络集成（图 3.1）**

　　　　■　大多数设备的固有网络都能连接到各种医疗资源、影像和电子病历，能收发电子邮件、连接互联网，这意味着处于设备的"主干道"上。

　　　　■　这种类型的配置允许在各个位置记录或远程监测，保持最大的灵活性，但是存在一些固有缺点，例如由于共享带宽导致的速度波动，IT 安全性要求更高。

　　　　■　各种设备通常会在其"主干道"上对系统设置诸多规则，以保护整个网络的完整性，包括防病毒软件、操作系统的自动更新以及用户权限限制。

　　　　■　其他 IT 规则还有用户受到限制的程序和系统访问权限。

B.　网络配置小结

- 建设 ICU EEG 监测项目时，关键是要在规划过程中尽早选择网络配置方式，还要兼顾当前需求和未来的发展。

- 有时，高比例的初始成本能确保 IT 设施足够未来多年之用。

C.　网速

- 现代设备（甚至通过无线方式连接、访问互联网）的网速范围从 100 Mb/s 到 1 Gb/s 不等，外部访问速度至少 4 ～ 10 Mb/s。

- 速度若低于 10 Mb/s，只能看到 EEG，并且非同步。100 Mb/s 的速度可以看到实时 EEG 和记录的视频。1 Gb/s 及以上的速度，可以真正同步查看 EEG 和数字化视频（表 3.2）。

- 但是，直接基于设备网络构建的网络配置中，最高速度由同时传输的所有流量共享，因此最高速度总是达不到。

D.　远程监测

- ICU cEEG 范畴内的远程监测，定义为能够从物理意义上的远程位置查看神经生理数据（实时数据和以前记录的数据）的能力。

　　○　远程监测的软件主要有三种：桌面镜像、终端服务和本地思杰（Citrix）虚拟程序（图 3.2）。

表 3.2　速度比较、实际读图功能与常见状态

网速	连接类型	读图功能	常见状态
28.8 kb/s 或 56 kb/s	调制解调器	仅限已记录的 EEG	读图工作站与采集设备直接相连
4 ～ 10 Mb/s	无线连接互联网，CAT3 以太网	仅限已记录的 EEG	居家判读 EEG
100 Mb/s	CAT5 以太网，内部设备网络	实时查看，或已记录的 EEG 和视频	联网 5 年以上的设备网络
1 Gb/s 或更快	CAT5e、CAT6，新一代内部设备网络	实时 EEG 和数字化视频	现代设备网络

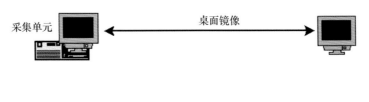

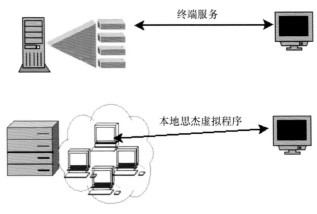

图 3.2   远程监测方式

- ■ 桌面镜像是指客户端计算机仅查看、交互操作主机上的桌面。
- ■ 终端服务包括客户端计算机登录到远程服务器上运行的桌面。远程服务器也同时运行其他桌面。
- ■ 虚拟思杰（Citrix）本地客户端（或其他虚拟机 / 应用软件）是客户端计算机连接到服务器创建的动态计算机的软件。专为在此类环境和安全架构中运行而设计的软件称为本地应用程序。
- ● 评估远程监测的需求时，要考虑六个关键因素：使用速度、是否便捷、安全性、资源要求、用户数量和性能（表 3.3）。
- ● 使用速度
  - ○ 数据文件通常物理上存放于采集站或数据服务器。数据文件不仅包括 EEG，还包括数字化视频和其他相关文件。
  - ○ 远程监测需要具备运行 EEG 读图软件、访问 EEG 数据文件的能力。如果也在使用定量 EEG（QEEG）软件，则还需通过网络访问这些程序和文件（桌面镜像除外）。
  - ○ 使用速度包括打开程序的速度（或在使用第三方软件时打开程序）、单个 EEG 页

表 3.3 不同远程监测方式的关键因素比较			
	桌面镜像	终端服务	本地思杰程序
使用速度	慢	快	中等至好
是否便捷	差	中等	好
安全性	差	中等	好
资源要求	低	中等	高
用户数量	1	1 ～ 3	3 个以上
性能	好	中等	差至中等

面播放速度，以及关闭上一个、打开下一个文件的耗时。

- 使用速度如何影响 EEG 读图时间举例如下。
  - 假设总共有 48 h 的视频 EEG 数据，由 4 个长 12 h 的文件组成，其中 QEEG 数据每段 2 h，并且有 4 位患者需要判读。
  - 对于每 2 h 一段的 QEEG，读 3 节长 1 min 的来自这一段的原始 EEG，除此之外要看完全部 QEEG。
  - 下列最快和最慢的情形确实是现实世界中的体验，且不考虑 EEG 判读人员停止记录并分析 EEG 所额外花费的时间：
    - 程序打开速度快慢不等（最快 10 s，最慢 90 s）。（使用本地导向的终端服务环境上的 EEG 读图软件访问速度最快，而第三方导向的思杰本地 EEG 读图程序打开速度最慢。）
    - 翻页速度快者，原始 EEG 每页几乎为一瞬间（最快 50×）、每段 2 h 的 QEEG 速度不足 1 s，翻页慢者每秒 2 页、每段 QEEG 用时长达 1 min。
    - 关闭上一个、打开下一个文件，最快的用 20 s，最慢的用 4 min 以上。
    - 根据上述数据，判读这些患者最快和最慢的速度分别为：

最快状态	最慢状态
10 s（打开程序）	90 s（打开程序）
＋5 s（读 1 min 的 EEG）	＋30 s（读 1 min 的 EEG）
×3（1 min 剪辑，来自每段时长 2 h 的 QEEG）	×3（1 min 剪辑，来自每段时长 2 h 的 QEEG）
×24（2 h 一段的 QEEG）	×24（2 h 一段的 QEEG）
＋1 s（翻到下一段 QEEG）	＋60 s（翻到下一段 QEEG）
×24（2 h 一段）	×24（2 h 一段）
＋20 s（关闭文件并打开下一个）	＋240 s（关闭文件并打开下一个）
×4（长 12 h 的文件）	×4（长 12 h 的文件）
×4（患者）	×4（患者）
读图需要约 30 min（31.27 min）	读图需要约 5.16 h（310 min）

- 是否便捷
  - 是指打开 / 访问程序、打开数据文件是否方便简单。具体包括必须点击鼠标的次数、必须输入用户名和密码的次数、必须记住的网络地址数量。
  - 与整个设备网络的集成程度越高，访问远程监测程序就越容易。
  - 现实世界中最便捷的情形是，使用集成网络系统中的思杰本地应用程序，输入用户名和密码，打开该应用程序并选择患者，然后双击一个文件将其打开。
  - 最繁琐的情形是，使用虚拟专用网络（virtual private network，VPN）通过远程桌面访问读图工作站或服务器，需要登录 VPN，运行远程桌面连接，键入互联网协议（Internet protocol，IP）地址，然后通过远程桌面再登录，运行 EEG 应用程序并选择一名患者，双击该文件。
- 安全性
  - 远程监测的安全性包含两个独立的概念：（a）保护患者机密数据的私密性，（b）限制用户修改或删除数据文件的能力。

- ○ 设备网络通常受到保护,以免匿名外部用户访问。来自设备网络之外的未经身份验证的数据流量将被阻止。

- 资源要求
  - ○ 重要的资源包括硬件、软件、建立和维护网络的技术人员。
  - ○ 最容易实现的远程监测方案是桌面镜像配置。这通常不需要其他硬件,软件相当便宜,技术人员参与最少。
  - ○ 终端服务远程监测需要更高端的应用服务器,但是多数操作系统都包含软件。多个同时在线的用户需要额外的终端服务访问许可。需要掌握一定的技术知识,但可以与医院 IT 资源共享。
  - ○ 要设置一套思杰本地 EEG 应用程序,至少需要一个思杰演示服务器和 EEG 思杰本地应用许可证,后者通常比常规 EEG 应用许可证贵。此外,大多数思杰本地应用程序还需其他服务器和软件的支持,以备系统故障之需。思杰的配置和维护需要高级 IT 技术人员。尽管近几年思杰的成本有所下降,但是对供应商提供的许可需求不断增加(通常是每个用户一个),使得该解决方案的总成本基本没变。

- 用户数量
  - ○ 不少大型 ICU EEG 项目同时在线的用户可能会很多(癫痫专家、专培医师、住院医师、EEG 技术员),因为 cEEG 服务涉及多种设备,用户可能更多。
  - ○ 哪种远程监测类型合适在很大程度上取决于同时在线的用户数量。
  - ○ 通过桌面镜像远程读图最慢,视频读图不现实。大多数软件的桌面镜像程序仅允许一个在线用户。因此,桌面镜像仅适用于一个远程用户,可接受较慢的远程读图速度,且一次只能判读 1 ~ 2 个患者。
  - ○ 终端服务的读图工作站或应用需要用户登录。每个用户会接收到独立的呈现界面,并且每个界面共享总的系统资源。终端服务解决方案的主要缺点是,用户数量在 3 个以上时,共享资源过于分散,许多供应商不支持该配置。如果资金和技术资源充裕,并且预计只有 1 ~ 3 个同时在线用户,则终端服务应用是最好的。
  - ○ 思杰本地应用利用思杰演示服务器为每个用户创建"虚拟"计算机。程序运行速度与网速成比例,可以防止读图时速度波动,但也限制了最高判读速度。思杰本地远程判读最适合同时在线用户超过 3 个,或者需要在多台设备上查看 EEG。

- 性能
  - ○ 性能是指远程用户可以完成的功能,包括查看实时和已记录的视频、QEEG,操控记录单元或摄像头。
  - ○ 如欲取得全部功能,最好使用桌面镜像方案。
  - ○ 终端服务的性能可与 EEG 内部读图工作站相媲美。
  - ○ 思杰本地应用最受局限(很大程度取决于现有的医院网络结构),不过用户干扰采集单元的风险也最低。

E. 数据存储

- 数据管理策略不可或缺,它涉及对采集文件的大小、类型的理解。
- 一份 EEG 记录并非仅此一个文件,还包括许多链接的文件。认识这一点很重要。
  - ○ EEG 本身通常有一个文件,为厂家专有格式,包含每个采样点、每个电极对应的数字。这意味着对于标准 16 通道导联组合、采样率为 500 Hz，每个电极每秒的 1/500 就有一个数字输入。

○ 另外还有一组单独的数字视频文件以及包含同步信息、注释和 QEEG 数据的文件。

● 采样速度为 500 Hz、标准 21 通道导联组合的 cEEG 文件大小是每 12 小时 2 ～ 6 GB。电极数量和采样率显著影响文件大小，采样率 1000 Hz 会使文件大小翻倍。

● 未压缩的数字化视频每小时可产生 100 GB 以上的数据，但是数字压缩可将文件缩小到每 12 小时 5 ～ 20 GB。

○ MPEG4 格式通过仅记录和前一帧有变化的像素来压缩视频。因此，如果患者躺着一动不动、也没有别的运动，视频相对较小。持续运动下记录的视频会大很多。

○ 注意：监视器或电视机的闪烁灯光会让房间亮度不断变化，因此，即使不怎么运动的场景也会生成与有持续运动视频一样大的文件。

● 视频和 EEG 文件应完整保存一段时间，但终究要把它们归档以便长期存储。普通的 1 ～ 2 TB 数据服务器可以完整保存 150 ～ 200 个患者-天的数据。除非患者还在监测，否则大多数医疗中心在转为存档之前，会在本地存储上保留 30 天或 60 天的患者数据。

● 数据存储策略：保留多少数据？

○ 第一种数据存储策略见于大多数 EMU。每个患者文件都被"剪辑"，只留下感兴趣的 EEG 和视频的特定片段；或为癫痫发作，或为其他重要的事件，或为背景样本。多余的数据会被删除。如此便可使归档文件缩减到最小，但以后重读会受到极大限制。

○ 第二种策略是保留所有 EEG 和视频数据。ICU cEEG 是新技术，哪些方面的数据在将来会被证明很重要，亦未可知。但是，受限于目前的存储条件，保留每位患者的所有 EEG 和视频数据，逻辑上几乎不可能。

○ 第三种数据策略是保留所有 EEG 数据，但仅留下重要事件的视频。与数字化视频相比，EEG 相对较小，并且将来再度分析时不大需要视频。

● 数据存储媒介（表 3.4）

○ 数据存储有很多方式，各有优劣。

○ 就每兆字节 / 千兆字节的成本而言，外接 USB 硬盘比 CD/DVD 更贵。但是，考虑到 EEG 归档的技术用时，外接 USB 硬盘更具成本效益。

○ 然而，无论 CD/DVD 还是外接 USB 硬盘，文件损坏的风险、媒介物理丢失的可能都应考虑到。

○ 近年来，无论是通过内网还是互联网，基于网络的解决方案都更便宜了。由于方便易用、存储容量大、可扩展的特点以及数据安全性（尤其是预防数据泄露），使得这种数据存储解决方案最为常用。"云"存储是这种设计的范例。

● 数据格式

○ 大多数系统将 EEG 记录为专有格式。如果想用另一个系统读图，要么捆绑一个程序，要么将其转换为其他计算机上别的程序能够导入的格式。

○ 共有三种"通用"格式：EDF、ASCII 和 TS1。

■ EDF 是欧洲数据格式（European Data Format）的缩写，可被大多数系统导入。相关格式还有 BDF 和 EDF ＋。

■ ASCII 是文件的原始文本格式，因为不压缩数据，通常非常大。

■ 关于 EEG 数据格式和互用性的更深入探讨，详见美国临床神经生理学会的指南[2]。

表 3.4 现有数据存储方式、功能的比较

媒介类型	大小	患者-天数量	评论
CD	700 MB	小于 1	容量过小，难以用于 cEEG
DVD	4.7 GB	1～5，取决于如何剪辑	必须要考虑剪辑所需的技术用时（大约每段 1 h），数据不能恢复
外接 USB 硬盘	250 GB～2 TB	20～200	硬盘受损后数据不能恢复
大型网络存储	相对没有限制	相对没有限制	近年成本大幅下降，成为一些大型医疗中心的标准配置

III. 仍需思考、有待解决的问题

A. 与电子病历整合

- HL7 是医疗系统通信的标准格式，能将电子病历中的指令填到 EEG 系统，再将 EEG 的数据填回病历。
- 尽管实现起来相对简单，但所需的硬件和配置成本却比较高。许多医院的 IT 部门也许能接受将数据发送到 EEG 系统，但是极不愿将数据返回到电子病历。

B. 飞速变化的技术

- 计算机、网络和存储变化得非常快。
  - 根据摩尔定律，计算机技术的性能和速度每 2 年增加一倍。这个理论于 1965 年提出，直到 2016 年仍然如此，并且很可能会持续到 2025 年甚至更远。
  - 现在处于"前沿"的千兆速无线网络若以明天的标准衡量，也显得十分缓慢。随着 EEG 网络和系统越来越多地集成到主要设备网络中，系统性能也将提高。
  - 必须冷静观察，在不断增加成本以维持"前沿"地位和患者医疗照护实践之间取得平衡。

致谢

感谢 Sheri Richardson 和 Dave Huston 关于计算机专业知识的贡献。

参考文献

1. Maus D, Epstein CM, Herman ST. Digital EEG. In: Schomer DL, Lopes da Silva FH, ed. *Neidermeyer's Electroencephalography*. Philadelphia, PA: Lippincott Williams and Walters Kluwer Business; 2011:119–142.
2. Halford JJ, Sabau D, Drislane FW, et al. American Clinical Neurophysiology Society Guideline 4: recording clinical EEG on digital media. *J Clin Neurophysiol.* 2016;33(4):317–319.

延伸阅读

Herman ST, Abend NS, Bleck TP, et al. Consensus statement on continuous EEG in critically ill adults and children, Part II: personnel, technical specifications and clinical practice. *J Clin Neurophysiol.* 2015;32(2):96–108.

第4章

ICU 脑电图监测人员配备

（Abdulrahman Alwaki，Joshua Andrew Ehrenberg，Andres Rodriguez-Ruiz）

（李毅 译）

本章内容

- 美国神经电诊断技师学会（American Society of Electroneurodiagnostic Technologists，ASET）和美国临床神经生理学会（ACNS）关于 ICU EEG 监测技术人员配备的建议
- 讨论开展和维护连续 EEG 监测所需要的各种技术和管理人员的角色和职责
- 适合不同规模机构和多样患者群体的人员配备模式示例

关键点

- 这些年来随着许多技术的进步，ICU EEG 监测领域得到了很大发展。
- 作为实施一个成功的连续 EEG（cEEG）业务的必要条件，有经验的神经诊断医生一直是最有价值而又比较稀缺的资源。
- 规模大的 cEEG 业务需要额外的管理人员，包括信息技术支持人员、医疗技术主管和 EEG 教学人员。
- 解读 cEEG 记录的神经生理学医生需要经过正式训练，尤其是关于危重患者 EEG 记录的培训。
- 人员配备模式多种多样，有的由注册神经诊断技师进行持续监测，有的人员选择比较有限，这取决于机构的特殊需要。

I. 背景

- 近十年来，ICU EEG 监测的应用以每年 33% 的速率增长[1]。
- 除了技术的进步，对于更多从业人员的需求也刺激了该领域的增长。
- 然而，EEG 判读和解读的方法仍然高度多样化。一项关于 ICU 环境中的 EEG 使用调查称，大多数医生每天把每份 EEG 记录读 2 次或更多次，但是多数医疗中心的医生或神经诊断技师都不判读 cEEG[2]。
- 开展 cEEG 监测的地方需要考虑如何处理下班后的 cEEG 需求、提醒护士关注、就重

　　要的 EEG 结果与同行沟通、应对急查影像的要求。

- 因为对于 ICU 患者群体来说，EEG 监测已经成为神经系统诊疗的重要组成部分，所以不同的人员配备模式的改进显得尤其重要。

Ⅱ．人员角色和职责的基础知识

- 美国临床神经生理学会（ACNS）发表的一篇共识声明提供了关于人员、技术专业和临床实践的关键建议[3]。
- 美国神经电诊断技师学会（ASET）也编写了有关拓展和实施机构政策及步骤的指南[4]。
- 这些推荐强调了不同水平 EEG 人员的任职资格和职责、cEEG 采集设备的标准和操作步骤的建议。

A．神经诊断技师

- ACNS 和 ASET 概述了神经诊断技师各亚专业的从初级到高级水平的最低要求（表 4.1）。
- 神经诊断技师亲自上手启动、维护 EEG 记录，并且要有一定的 EEG 技术知识。
- 所需技能包括安放电极、高效率运行和放置记录设备、验证网络连接、识别伪差（包括电极故障）、记录相关病史及日常临床变化。
- 电极安放部位和导线应每天维护，重点预防高风险重症患者的皮肤破损。
- 技师每天评估各患者的反应至关重要，这样便能留意到 cEEG 的任何变化。

B．神经诊断专家

- 需要强调的是，神经诊断专家的作用不是取代 ICU 经过 EEG 训练的神经生理医生，而是提供支持、在他或她的直接监督下工作，以提高部门的效率和产出。
- 神经诊断专家需要有比初级技师更丰富的临床知识，承担更多的职责（表 4.1）。
- 这一角色要求具备的能力不仅仅是简单地识别 EEG 型式，还包括识别背景活动变化、药物对 EEG 型式的影响，以及熟悉患者整体的临床状态。
- 在繁忙的综合性癫痫中心，每个神经诊断专家可分配到平均 4～6 名患者，以确保医疗效率和质量。
- 建议拥有 3 年以上 EEG 经验，包括接触 cEEG 监测和获得长程监测认证（CLTM）的人员担任专家职位。掌握 ACNS 标准化重症 EEG（Critical Care EEG，CCEEG）术语也是很重要的[5]。

C．非 EEG 操作人员

- 非 EEG 操作人员包括主要承担其他临床工作，但受过有限的、有针对性的培训，以发挥辅助作用的人员，例如护士。
- 在 EEG 人员下班后，有些医疗模式让护士启动 EEG 记录，并且用定位帽或电极帽来安放电极，或者使用简化导联组合（如"发际线"导联）（见第 2 章）[6]。
- QEEG 使用的普及，能让未经 EEG 培训的人员在床旁识别包括癫痫发作在内的 EEG 显著变化。
- 研究表明，接受速成培训的重症监护人员（例如主治医师、专科培训医师和重症护士）也能通过 QEEG 识别癫痫发作[7-9]。

表 4.1　人员角色和职责				
ASET 人员名称[4]	ACNS 人员名称[4]	最低教育要求	工作内容	注册
神经诊断技师 Ⅰ（neurodiagnostic technologist Ⅰ, NDT Ⅰ）	神经诊断技师 Ⅰ（NDT Ⅰ）	副学士学位或从事过神经诊断工作	安放、维护电极	不需注册
神经诊断技师 Ⅰ（NDT Ⅰ）	神经诊断技师 Ⅱ（NDT Ⅱ）	副学士学位或从事过神经诊断工作 6 个月的 NDT 工作经验	在技术指导下完成 EEG 检查	拥有注册 ABRET（R. EEG T.）EEG 的资格
神经诊断技师 Ⅱ（NDT Ⅱ）	神经诊断技师 Ⅲ（NDT Ⅲ）	副学士学位或有一定的临床经验	独立完成 EEG 检查	注册 ABRET（R. EEG T.）EEG 资格
ICU/cEEG 专家 Ⅰ	神经诊断专家 Ⅰ（neurodiagnostic specialist Ⅰ, NDS Ⅰ）	3 年 NDT 经验和 1～2 年的 ICU cEEG 经历	NDT Ⅲ职责：识别发作期和发作间期型式 精通 QEEG 标记发现和描述分析	达到 ASET ICU EEG 国家资格技能标准 ACNS：ABRET 颁发的长程监测认证（Certification in Long-Term Monitoring, CLTM）
承担管理职责的 ICU/cEEG 专家 Ⅱ	神经诊断专家 Ⅱ（NDS Ⅱ）	ASET：2 年 ICU EEG 工作经历；ACNS：通过 CLTM 考试后 3 年 ICU EEG 工作经历	研发技术政策和步骤 监督和培训 NDT、护士和其他 ICU 人员	ABRET 颁发的长程监测认证（CLTM）

ABRET，美国脑电图技师、神经诊断资格认证注册委员会；ACNS，美国临床神经生理学会；ASET，美国神经电诊断技师学会、神经诊断学会；cEEG，连续脑电图；QEEG，定量脑电图。

来源：Ehrenberg JA, Rodriguez A, LaRoche SM. Staffing Considerations for ICU EEG Monitoring. 2017. With permission of Springer Nature.

- 在一项研究中，神经生理专科培训医师、重症护士和主治医师辨认癫痫发作的敏感度差别不大[9]。

D.　神经生理室的行政人员

- 行政人员的支持很重要。主要处理的任务包括计费、追踪工作量、患者预约和员工排班。要知道，这类团队成员支持着整个 EEG 和癫痫监测业务的同时，还要负担 ICU EEG 监测业务发展和增长所带来的额外工作量。
- 神经生理室技术主管提供神经诊断技术方面的专业知识，支持 cEEG 业务的发展维护。具体职责包括输入 EEG 设备选项、浏览服务协议、确保技术标准和实验室认证的执行。临床团队的权益与医院行政部门的目标未必总是一致，技术主管需要经常协调二者之间的冲突。
- 神经生理室医疗主管通常是 ICU EEG 团队中担任领导角色的医生，并确保设备规章制度符合当前医疗标准。在管理日常运营和后勤、确保科室增长和发展的同时，神经生理学主管应把患者医疗作为头等大事，常抓不懈。

- 信息技术支持人员已在 ICU EEG 业务中不可或缺。信息技术（IT）的支持要与技术和医疗主管密切合作，确保计算机数据安全，以及实现网络管理、数据存储和远程监测。

E.　神经生理医师 / 脑电图师

- 建议由已完成临床神经生理专业专科医师培训、主攻 cEEG 监测的神经生理医师组成团队，专业判读危重患者的长程 EEG。
- 判读 ICU EEG 的医师还得通过美国临床神经生理学委员会（American Board of Clinical Neurophysiology，ABCN）和（或）美国精神病学和神经病学委员会（American Board of Psychiatry and Neurology，ABPN）的临床神经生理学或癫痫亚专业的认证[1]。
- 培训内容包括识别癫痫发作、癫痫持续状态、缺血以及见于急性脑损伤的其他 EEG 表现，如周期性和节律性型式[1]。
- 建议掌握和使用 QEEG，同时了解 QEEG 的局限。
- 在综合性医疗中心，神经生理学主治医师同专培医师、技师和团队其他成员密切协作，使繁重的 EEG 判读工作有章可循。
- 在下班和周末轮休期间，医师的人员配备往往有限，因此高级神经诊断技师的帮助变得很重要。

F.　人员配备模式（表 4.2）

- 连续监测的人员配备模式（表 4.2）

表 4.2 人员配备模式					
模式	医院类型	cEEG 工作量	所需人员	采集单元数量	IT 要求
连续型	大型研究中心 大型医疗机构	每天＞ 6 个	5＋ NDT Ⅰ / Ⅱ / Ⅲ 3＋ NDS Ⅰ / Ⅱ 3＋ 临床神经生理医师 神经重症医师和神经科在院医师	8 ＋	基于云端或大型外接服务器 专业 IT 支持
混合型	小型研究中心 中型医院	每天 3 ～ 6 个	3 ～ 4 NDT Ⅰ / Ⅱ / Ⅲ 1 ～ 2 NDS Ⅰ / Ⅱ 1 ～ 3 临床神经生理医师 神经科家庭医师或神经科在院医师	6 ～ 7	中型本地服务器 共享的 IT 支持
有限型	小型社区医院	每天≤ 2 个	1 ～ 2 NDT Ⅰ / Ⅱ / Ⅲ 1 ～ 2 临床神经生理医师 可以选择 EEG 外包服务 上班或值班的神经科家庭医师	2 ～ 3	硬盘存储或小型局域服务器

cEEG，连续脑电图（cEEG）；NDS，神经诊断专家；NDT，神经诊断技师。
来源：Ehrenberg JA, Rodriguez A, LaRoche SM. Staffing Considerations for ICU EEG Monitoring. 2017. With permission of Springer Nature.

- 从理想的诊疗角度出发，应该为每位患者提供每日 24 h 连续实时的 EEG 判读。
- 这种模式需要投入大量资源，很少采用。
- 通常，只有综合性医疗中心有足够的人力分担全天候的工作任务，才能提供这种水平的服务。
- 达到这一水平的人力资源，通常包含在岗的技师和在中央读图工作站的神经诊断专家团队，后者从医院内［多在 ICU 或癫痫监测单元（EMU）］或远程位置实时监测查看 EEG 记录。
- 神经生理医师（专培医师或主治医师）必须每周 7 天、每天 24 h（24/7）随时待命，以判读重点关注的 EEG，并能将结果迅速传达给负责该患者医疗的临床团队。建议使用通信协议，来加快从神经诊断专家到神经生理医师再到临床团队的信息流。
- 一些综合性癫痫中心对这种模式稍作变通：白天和前半夜连续、实时监测，后半夜间断地回看。

- 混合型人员配备模式（表 4.2）
  - 该模式同时使用 EEG 专业人员和非专业人员。
  - 正常情况下 EEG 专业人员负责白天值班，下班和周末轮班期间由值班的 EEG 技师或未经 EEG 专业培训的人员待命。
    - 如果夜班呼叫不频繁，给 EEG 技师排班可以节省成本（相比 24/7 人员配备）。然而，如果 EEG 的工作人员经常被叫去紧急连接 cEEG，那么转换成连续监测的人员配备模式更具成本效益，这也可以最大限度地减少工作人员的倦怠。
  - 如果想让未受 EEG 专业培训的人员启动 EEG 检查，他们需要掌握安放电极（常常用的是简化导联组合、EEG 定位帽或电极帽）、启动 EEG 记录和排除故障的基本技能。
  - 经正式评估，混合模式可以显著提高 EEG 使用率和启动速度，而且对短程 EEG 记录的质量影响最小。
  - 为实现这一模式，ICU 护士需接受额外培训，工作负担也会增加。
  - 如果 EEG 监测预计要延长，那么 EEG 专业人员一到达，最初由非专业人员安放的简化导联组合或定位帽，就得改成按标准放置的电极。
- 有限型人员配备模式（表 4.2）
  - cEEG 检查少、专业技师不足、经费不多的小型医疗机构，可以考虑采用这种模式。
  - 在较小的医疗中心，白天上班期间可以判读 cEEG、维持日常运作，但这些业务很少能覆盖到下班后或周末时间。
  - 这种模式通常是向着综合性更高的监测中心发展所迈出的第一步。
  - 需要 EEG 密切监测的危重患者（例如非惊厥性癫痫持续状态）最好转到综合性癫痫中心，那里能给予必要的 cEEG 监测和判读。
- 值班待命 vs. 始终在岗的人员配备模式
  - 对于下班后的任务，选择留下技师值班待命还是始终在岗，既是临床决策，也是科室财政意义上的决策。
  - 科室通常会在业务起步阶段使用值班模式，随着患者数量的增长，会过渡到全天候在岗的工作模式。
  - 值班待命的人员配备模式能在技师雇佣数量不大幅增加的前提下，覆盖夜间和周末的工作。

  ○ 过度加班人力成本极高，一晚上频繁被呼叫也会让人筋疲力尽。

  ○ 始终留人在岗可让业务连续覆盖全天，无需高昂的值班费，并可快速启动 EEG
    监测。

  ○ 如果患者数量不足以支撑劳动力成本，那么保持技师 24 h 在岗的模式可能不具有
    成本效益。

  ○ 要做成本效益分析，科室患者数量一定时，比较值班待命、始终在岗这两种模式
    的工资补偿何者更低，以确定理想的模式。

G. 外包服务

  ● 根据医疗机构个体化需求，可招用签订 EEG 劳务合同的员工。

  ● 合同制员工通常用于填补某一特定经验水平的职位，也可以用于满足 cEEG 各层级所
    需（安放电极、EEG 监测等技术工作，以及 EEG 判读等临床工作）。

  ● 在岗人员不足，或患者数量增长、超过在岗人力的正常工作负荷时，医疗机构可雇佣
    合同制员工上夜班或周末班。

  ● 这种安排或许有一定好处，但也应考虑到不足之处。

    ○ 启动 EEG 记录的技术人员必须熟悉病房环境，相关培训和认证重要而不可或缺。

    ○ 负责远程 EEG 监测和判读的签约神经诊断专家和神经生理医师比较容易适应各种
      病房环境，但他们必须熟悉每家医院的沟通和报告方式。

  ● 为了有效利用外包服务，可以将一小组签约专家分配到编号为奇数的医疗机构，这样
    就可以将重复培训降到最低限度。

  ● 劳务合同的经常开支应超过雇佣的全职人员费用。

  ● 其他要考虑的因素包括通勤时间、远程访问的后勤支持以及网络。

III. 仍需思考、有待解决的问题

A. 神经诊断技师实时监测模式的好处

  ● 虽然对于危重患者而言，实时识别癫痫发作和其他相关的 EEG 改变似乎是最优模式，
    但实时监测的优势仍需要数据证实。

B. 人员配备有限型模式的影响

  ● 重症护士的工作本就复杂，再增加 cEEG 职责的话，需要数据确定其对护理工作的
    影响。

  ● 非 EEG 专业人员可通过趋势分析和自动事件检测，识别重要的 EEG 变化，但这些功
    能并不完善。

    ○ 假阳性事件可能导致过度呼叫神经诊断技师和神经生理医师，或不必要的用药。

    ○ 假阴性事件可能导致治疗不恰当或不及时。

  ● 尽管人员配备有限型模式不一定能做连续监测，但有人会争辩"EEG 监测有总比没有
    好"，特别是在资源贫乏的地区。

参考文献

1. Ney JP, van der Goes DN, Nuwer MR, et al. Continuous and routine EEG in intensive care: utilization and outcomes, United States 2005–2009. *Neurology.* 2013;81(23):2002–2008.
2. Gavvala J, et al. Continuous EEG monitoring: a survey of neurophysiologists and neurointensivists. *Epilepsia.* 2014;55(11):1864–1871.
3. Herman ST, et al. Consensus Statement on Continuous EEG in Critically Ill Adults and Children, Part II. *J Clin Neurophysiol.* 2015;32(2):96–108.
4. ASET The Neurodiagnostic Society. *Neurodiagnostic Practice Levels* [cited June 9, 2015]. http://www.aset.org/files/public/Neurodiagnostic_Practice_Levels.pdf
5. Hirsch LJ, LaRoche SM, Gaspard N, et al. American clinical neurophysiology society's standardized critical care EEG terminology. *J Clin Neurophysiol*. 2013;30(1):1–27.
6. Kolls BJ, Lai AH, Srinivas AA, Reid RR. Integration of EEG lead placement templates into traditional technologist-based staffing models reduces costs in continuous video-EEG monitoring service. *J Clin Neurophysiol*. 2014 Jun;31(3):187–193.
7. Dericioglu N, Yetim E, Bas DF, et al. Non-expert use of quantitative EEG displays for seizure identification in the adult neuro-intensive care unit. *Epilepsy Res.* 2015;109:48–56.
8. Swisher CB, White CR, Mace BE, et al. Diagnostic accuracy of electrographic seizure detection by neurophysiologists and non-neurophysiologists in the adult ICU using a panel of quantitative EEG trends. *J Clin Neurophysiol.* 2015;32(4):324–330.
9. Topjian AA, Fry M, Jawad AF, et al. Detection of electrographic seizures by critical care providers using color density spectral array after cardiac arrest is feasible. *Pediatr Crit Care Med.* 2015;16(5):461–467.

第 II 部分　适应证

第 5 章

癫痫持续状态

（Sebastian Pollandt，Thomas P. Bleck）
（张哲　译）

本章内容

- 癫痫持续状态的最新定义
- 危重患者癫痫持续状态的临床症状学
- 连续 EEG 监测在癫痫持续状态中的应用

关键点

- 连续 EEG（cEEG）能为癫痫持续状态（status epilepticus，SE）患者提供有价值的信息，指导合理的治疗。
- 以下临床情况适用 cEEG：
  - 全面惊厥性癫痫持续状态（generalized convulsive status epilepticus，GCSE）后仍有持续性脑病的患者，以评估有无非惊厥性癫痫持续状态（nonconvulsive status epilepticus，NCSE）。
  - 监测 SE 对治疗的反应，尤其是持续使用静脉麻醉药物的时候。
  - 评估不明原因昏迷或精神状态改变的患者有无 NCSE。
  - 确定重复性的不自主运动是 SE 还是非癫痫事件。

I.　背景

- 据估计，癫痫持续状态（SE）的发病率高达每年每 10 万人 61 次发作，总死亡率为 20%（范围 1.9% ～ 40%）[1]。在过去的二十年中，人们对其病理生理、病因、临床特征、EEG 相关预后和治疗的认识有了巨大进展。

A.　SE 定义

- 2015 年，国际抗癫痫联盟（International League Against Epilepsy，ILAE）癫痫持续状态分类工作组提出了一个涵盖所有类型 SE 的概念定义[2]：

  SE 是终止癫痫发作的机制失灵或致痫机制启动，导致异常长久（时间点 t_1 之后）的癫痫发作。根据癫痫发作的类型和持续时间（图 5.1）[3]，这种情况可能会产生长期后果（时间点 t_2 之后），包括神经元死亡、损伤和神经网络改变。

  - t_1 的概念是，应当被认为持续过久、如无干预则癫痫发作不会终止的时间点。
  - t_2 的概念是，超过该时间点、有造成长期后果的风险。
  - 对于多种形式的 SE，各自的 t_1 和 t_2 显著不同，这些主要基于动物数据和有限的临床证据。
  - 专家建议，全面惊厥性癫痫持续状态（GCSE）的 t_1 为 5 min，累及意识的局部性癫痫持续状态的 t_1 为 10 min。
  - GCSE 持续 30 min 以上、累及意识的局部性 SE 持续 60 min 以上，预计会造成长期后果（t_2）。

- 工作组还开发了一个新的分类系统，建立在四个维度上：（a）症状学，（b）病因学，（c）相关 EEG，（d）年龄[2]。
- **症状学是这一分类体系的基石。**临床症状学按两个标准分类：运动症状和意识受累。
  - SE 伴有显著的运动症状，包括惊厥性癫痫持续状态（convulsive status epilepticus，

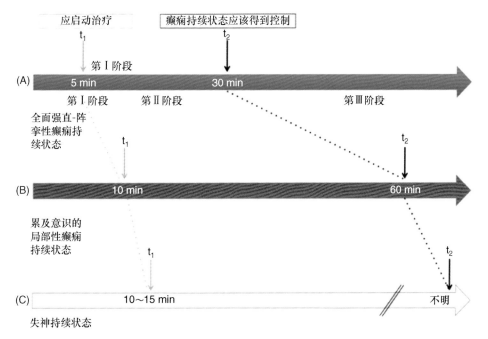

图 5.1　ILAE 癫痫持续状态的定义。各处理阶段中，t_1 表示应开始紧急治疗 SE 的时间，t_2 表示预计会造成长期后果的时间。t_1 时间点是指癫痫发作过久、可能持续不止的时间。t_2 时间点是指癫痫发作可能导致长期后果（包括神经元损伤、神经元死亡、神经网络改变和功能受损）的时间。全面强直-阵挛性癫痫持续状态划分了治疗阶段（第 I 阶段 5 ～ 10 min，第 II 阶段 10 ～ 30 min，第 III 阶段 ＞ 30 min）。ILAE，国际抗癫痫联盟；SE，癫痫持续状态。（来源：Reprinted with permission from Trinka E，Kälviäinen R. 25 years of advances in the definition，classification and treatment of status epilepticus. *Seizure*，2017，44：65-73.）

CSE）。

■ 明显的 CSE 根据临床表现很容易诊断，通常无需连续 EEG（cEEG）即可诊断。

○ 无明显运动症状的 SE，包括非惊厥性癫痫持续状态（NCSE）。

● 根据意识障碍的程度，上述各组可以进一步细分（表 5.1）。

表 5.1	根据第一维度的 SE 分类
（A）	有明显的运动症状
A.1	惊厥性 SE（CSE；同义词：强直-阵挛性 SE）
A.1.a	全面惊厥性
A.1.b	局部起源泛化为双侧惊厥性 SE
A.1.c	不能明确是局部还是全面性
A.2	肌阵挛性 SE（显著的病性肌阵挛抽搐）
A.2.a	伴昏迷
A.2.b	不伴昏迷
A.3	局部运动性
A.3.a	重复局部运动性癫痫发作（Jacksonian）
A.3.b	部分性发作持续状态（epilepsia partialis continua，EPC）
A.3.c	旋转持续状态
A.3.d	眼阵挛持续状态
A.3.e	发作性轻瘫（例如，局部抑制性 SE）
A.4	强直持续状态
A.5	多动性 SE
（B）	不伴明显运动症状［例如，非惊厥性 SE（NCSE）］
B.1	伴昏迷的 NCSE（包括所谓有"微小"动作的 SE）
B.2	不伴昏迷的 NCSE
B.2.a	全面性
B.2.a.a	典型失神持续状态
B.2.a.b	不典型失神持续状态
B.2.a.c	肌阵挛失神持续状态
B.2.b	局部性
B.2.b.a	不累及意识（先兆持续状态，伴自主神经症状，感觉、视觉、嗅觉、味觉、情绪/精神/体验或听觉症状）
B.2.b.b	失语持续状态
B.2.b.c	累及意识
B.2.c	不能明确是局部性还是全面性
B.2.c.a	自主神经症状性 SE

SE，癫痫持续状态

来源：Reprinted with permission from Trinka E，Cock H，Hesdorffer D，et al. A definition and classification of status epilepticus—report of the ILAE Task Force on Classification of Status Epilepticus. *Epilepsia*，2015，56（10）：1515-1523.

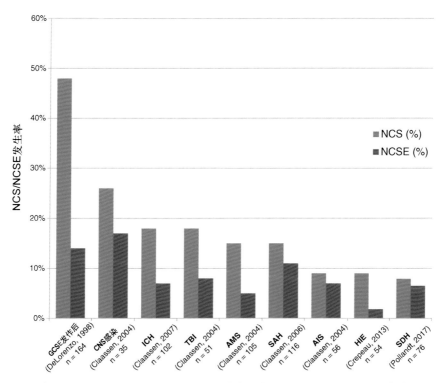

图 5.2 非惊厥性癫痫发作在接受 cEEG 监测患者中的发生率。 NCS、NCSE 的发生率分别用蓝色、红色条形图表示。AIS，急性缺血性卒中；AMS，精神状态改变；CNS，中枢神经系统；GCSE，全面惊厥性癫痫持续状态；cEEG，连续脑电图；HIE，缺血-缺氧性脑病；ICH，颅内出血；NCS，非惊厥性癫痫发作；NCSE：非惊厥性癫痫持续状态；SAH，蛛网膜下腔出血；SDH，硬膜下血肿；TBI，颅脑外伤

- ○ ICU 中，NCSE 常表现为意识水平下降，包括昏迷。许多病因都可引起这种常见表现（图 5.2；另见第 22 章）。
- ○ 由于 ICU 其他常见情况也可表现为意识水平下降，因此需要 cEEG 确诊 NCSE。
- ○ 诊断 NCSE、与其他疾病相鉴别，是 ICU cEEG 监测的主要指征。
- ○ 由于临床结局与 SE 持续时间密切相关，因此及时识别 SE 至关重要。
- **第二个维度基于 SE 的病因学**，据此分为 2 组：(a) 病因已知或症状性，(b) 病因未知或隐源性。
- **第三个维度包括与 SE 相关的 EEG**，含 EEG 型式的位置、名称、形态以及治疗效果。惊厥性 SE 的临床表现最为明确，EEG 常被伪差所掩盖，因此 EEG 的价值没那么大。而对于 NCSE，EEG 检查往往是确诊 NCSE（尤其是合并意识障碍或昏迷状态）所必需的。
  - ○ 诊断 NCSE 的 EEG 统一术语和标准亦已发表，称为 Salzburg 标准[4]，并获后续研究验证[5]。第 22 章详细讨论了 SE 的 EEG 标准。
- **第四个维度为年龄**，一些特定的临床电生理诊断常常只见于某个年龄阶段；例如，热性 SE 只见于婴儿，青少年肌阵挛性癫痫（juvenile myoclonic epilepsy，JME）的肌阵挛性 SE 只见于青少年和成人。

B. 临床症状学

- ICU 人群的癫痫发作表现通常非常轻微，只有 8% ～ 32% 的患者有明确的与癫痫发作相关的临床症状。

- 危重病患者还经常表现出阵挛、扑翼样震颤、麻醉后颤抖、震颤、特殊姿势或肌阵挛等不自主运动，这些运动可以模拟临床痫性发作活动。
- 如果运动有重复和（或）节律性，可能会被误认为癫痫发作，导致加用不必要的药物，增加潜在不良反应和药物相互作用。
- EEG 监测是鉴别发作来源的不自主运动与其他生理或非生理性运动的唯一方法。
- 除了 EEG，视频分析同样至关重要，能确保捕捉到了可疑运动以充分评估。
- 此外，视频有助于诊断局部运动性癫痫，这种发作可能没有对应的 EEG 改变，但是据观察到的症状学去分析，有时也会高度考虑癫痫性发作。
- 最近一项回顾性研究分析了 626 例患者的 cEEG 记录（154 例因为特征性事件、472 例因为精神状态改变而做此检查）[6]。
  - 48 名患者（31.2%）在接受 cEEG 监测以明确临床事件性质时，捕捉到了癫痫发作。这一概率与因精神状态改变而接受 cEEG 检查患者的癫痫发生率没有显著差异（$N = 133$，28.2%）。
  - 对于接受 cEEG 监测以探究运动事件特征的患者，最常见的事件类型是肢体肌阵挛/震颤 53 例（34.4%），其次是肢体力弱 21 例（13.6%），面部和眶周抽搐 19 例（12.3%），眼球向一侧凝视/眼球运动异常 15 例（9.7%）。
  - 相比因为精神状态改变或其他事件而接受 cEEG 监测的患者，面部或眶周抽搐的患者检出癫痫电发作的可能性明显更高（78.9%，$P < 0.005$）。
- 另一项研究前瞻性分析了 60 例连续入组的昏迷患者的临床症状学，这些患者均有微小运动表现[7]。仅根据视频记录描述这些微小表现的症状学，并对其他所有数据都设盲。
  - 有微小运动表现的患者中，只有 23%（14/60）经 EEG 证实存在 NCSE。
  - 所有运动特征都不能区分 NCSE 和没有痫性活动证据的患者。散发肌阵挛性肌肉抽搐和散发强直性肌肉活动是两组常见的临床现象。自动症和眼球向一侧凝视均可见于两组患者，但也不能区分 NCSE 和非 NCSE 患者。
  - 眼震和自主神经症状也是能见于 ICU 的发作性事件，需要 cEEG 明确是否为痫性发作的性质。

Ⅱ. 基础知识

A. ICU 中 cEEG 的应用

- cEEG 的最佳使用情形是：潜在疾病是可治的，并且相当普遍，伴有神经系统进一步损伤的高风险[8]。除了失神 SE 外，大多数 SE 亚型都符合这些标准。
- 欧洲重症医学会（European Society of Intensive Care Medicine）基于 42 项研究的系统性综述，发表了关于使用 EEG 监测危重患者的建议[9]。
  - 予癫痫药物后 60 min 内神经功能未恢复到基线的 CSE 患者，建议 EEG 监测。
  - 难治性 SE 患者应急查 EEG（60 min 内）。
- cEEG 指征：
  - 美国临床神经生理学会发表的共识声明也建议在以下患者群体中使用 cEEG（另见第 36 章）[10]：
    - GCSE 后精神状态持续改变；
    - 急性幕上脑损伤后精神状态改变；

- 无法解释的精神状态改变或波动；
- 常规 EEG 可见的周期性放电（全面性、偏侧性或双侧独立性）；
- 评估 SE 患者的治疗效果。
- 关于 EEG 监测的持续时间，一项对 cEEG 检出癫痫发作的 110 名重症患者的研究显示：
  - 50% 的病例在 cEEG 监测后 1 h 内首次检出癫痫发作。
  - 昏迷患者中，在 24 h 内首次检出癫痫发作的占 80%，48 h 内首次检出癫痫发作的占 87%[11]。

B. 全面惊厥性癫痫持续状态

- 癫痫临床发作停止后，患者意识水平经常显著下降，这可能由于：
  - 治疗药物的影响；
  - 引起 SE 的潜在病因〔即缺氧性脑病、蛛网膜下腔出血（subarachnoid hemorrhage，SAH）〕；
  - 发作后脑病；
  - 演变为 NCSE。
- 难治性病例通常用麻醉剂治疗，需要 cEEG 监测治疗反应和镇静深度。
- 有必要通过 cEEG 确定持续的意识改变是因为癫痫电发作持续，还是治疗药物的影响、神经系统原发疾病或者癫痫发作后状态。
- 一项前瞻性研究评估了 164 名在显著的 GCSE 缓解之后接受 cEEG 的患者[12]。
  - 52% 没有进一步的癫痫电发作，EEG 表现为全面性慢波、局部性慢波、电压衰减或偏侧周期性放电（lateralized periodic discharge，LPD）。
  - 48% 有持续的癫痫电发作，其中 14% 为 NCSE。
  - 校正 SE 病因和患者年龄后，GCSE 缓解后出现 NCSE 的患者，预后明显更差。
- 治疗终点可能因具体的临床情况和主管医师的偏好而异，但通常可分为以下几类：
  - 临床癫痫发作中止；
  - 癫痫电发作缓解；
  - 达到暴发-抑制型式；
  - 所有背景活动完全抑制。
- 比较难治性 SE[13] 不同治疗终点的 meta 分析显示：
  - 以停止癫痫电发作为治疗目标时，突破性癫痫发作的发生率明显增高。
  - 然而，以背景活动完全抑制为目标时，治疗相关并发症的出现率较高。
  - 因此，cEEG 可以通过最大限度地控制癫痫发作、降低不良反应来优化治疗。

C. 非惊厥性癫痫持续状态

- NCSE 可治，但由于缺少临床症状，可能难以发现。
- ICU 患者神经科查体所能提供的信息通常极为有限，因为疾病本身、镇静剂和肌松药的作用，都会使意识水平下降。
- 此外，ICU 患者意识水平下降还有其他若干原因，这些原因也与 NCSE 风险增加存在相关性。
- 一篇综述[14] 总结了几项回顾性系列报道，根据临床情况对 NCSE 的风险进行分层：
  - 因精神状态下降而接受 cEEG 监测的 SAH 患者中，19% 发现有癫痫发作，其中

70% 为 NCSE。

- ○ 接受 cEEG 监测的颅脑外伤（traumatic brain injury，TBI）患者中，8% 有 NCSE。
- ○ 接受 cEEG 监测的儿科 ICU 患者中，高达 1/3 的患儿被发现有 NCSE。
- 无论主要的神经科或内科疾病如何，昏迷的危重症患者合并以下情况之一，最有可能出现 NCSE[14]：
  - ○ 癫痫病史；
  - ○ 意识水平波动；
  - ○ 急性脑损伤；
  - ○ 新近发生的 CSE。

有关 GCSE 和 NCSE 管理的讨论，请参见第 30 章和第 31 章。

III.　仍需思考、有待解决的问题

A.　随着 ICU 使用 cEEG 的增加，最重要的问题都有哪些？

- 需要大规模、妥善设置对照的前瞻性研究来评估，是否在该人群中检出、治疗癫痫电发作和 SE 能够改善预后。

B.　癫痫发作：治疗还是姑息？

- 长时间的癫痫发作，无论是惊厥性还是非惊厥性，都会导致神经元损伤，损伤的程度与癫痫活动的持续时间成正比，尽管这一点比较明确，然而目前还没有确切的证据表明，治疗昏迷患者经 cEEG 检出的癫痫电发作能够改善预后。
- 尽管有研究表明及早发现、治疗 ICU 昏迷患者的 NCSE 与死亡率降低相关，但也有其他研究表明，治疗老年危重患者的 NCSE 会导致死亡率增加[14]。
- 某类患者亚组是否比其他患者更能从治疗中获益，还需要进一步研究确定。
- 非惊厥性癫痫发作（nonconvulsive seizures，NCS）和非惊厥性癫痫持续状态（NCSE）可引起以下后遗症，据此支持积极治疗的观点：
  - ○ 可能出现脑水肿；
  - ○ 持续的兴奋性毒性导致神经元损伤增加；
  - ○ 神经元直接受损并影响认知。
- 反之，反对积极治疗的理由有：
  - ○ 可能出现严重、危及生命的药物不良反应和药物相互作用，尤其在合并心脏、呼吸功能不全和血流动力学异常的人群中，风险更高。
  - ○ 治疗 SE 的麻醉药物延长了昏迷时间，住院时间延长、发病率和死亡率增加亦与之相关。

C.　cEEG 使用和判读的障碍

- ICU 环境 EEG 很容易出现伪差，许多伪差存在节律性，可能会被误认为癫痫发作。
- EEG 监测需要投入大量设备、人员和 EEG 判读时间。用于这项业务的设备和人力资源有限。
- cEEG 的适应证要合适，检查既不要滥用、也不要不到位。
- 定量 EEG 是新技术，可以节约常规 EEG 判读时间。

- cEEG 还可以提供与 SE 共存的其他脑病的病因证据，如新生血管、SAH 后血管痉挛或代谢异常加重。
- 综上所述，现在似乎有种势头，就是像现行 ICU 标准中监测重要生命体征那样，用 EEG 连续监测神经功能[16]。尽管如此，仍然需要更多研究，以确定是否值得投入设备和人力成本来迎合这种变化趋势。

参考文献

1. Betjemann JP, Lowenstein DH. Status epilepticus in adults. *Lancet Neurol.* 2015;14 (6):615–624.
2. Trinka E, Cock H, Hesdorffer D, et al. A definition and classification of status epilepticus—report of the ILAE Task Force on Classification of Status Epilepticus. *Epilepsia.* 2015;56(10):1515–1523.
3. Trinka E, Kälviäinen R. 25 years of advances in the definition, classification and treatment of status epilepticus. *Seizure.* 2017;44:65–73.
4. Beniczky S, Hirsch LJ, Kaplan PW, et al. Unified EEG terminology and criteria for nonconvulsive status epilepticus. *Epilepsia.* 2013;54(Suppl):628–629.
5. Leitinger M, Trinka E, Gardella E, et al. Diagnostic accuracy of the Salzburg EEG criteria for non-convulsive status epilepticus: a retrospective study. *Lancet Neurol.* 2016;15(10):1054–1062.
6. Schmitt SE. Utility of clinical features for the diagnosis of seizures in the intensive care unit. *J Clin Neurophysiol.* 2017;34(2):158–161.
7. Florea B, Beniczky SA, Demény H, Beniczky, S. Semiology of subtle motor phenomena in critically ill patients. *Seizure.* 2017;48:33–35.
8. Young GB. Continuous EEG monitoring in the ICU: challenges and opportunities. *Can J Neurol Sci.* 2009;36(Suppl):2S89–2S91.
9. Claassen J, Taccone FS, Horn P, et al. Recommendations on the use of EEG monitoring in critically ill patients: consensus statement from the neurointensive care section of the ESICM. *Intensive Care Med.* 2013;39(8):1337–1351.
10. Herman ST, Abend NS, Bleck TP, et al. Consensus statement on continuous EEG in critically ill adults and children, Part I: Indications. *J Clin Neurophysiol.* 2015;32:87–95.
11. Claassen J, Mayer SA, Kowalski RG, et al. Detection of electrographic seizures with continuous EEG monitoring in critically ill patients. *Neurology.* 2004;62(10):1743–1748.
12. DeLorenzo RJ, Waterhouse EJ, Towne AR, et al. Persistent nonconvulsive status epilepticus after the control of convulsive status epilepticus. *Epilepsia.* 1998;39(8):833–840.
13. Claassen J, Hirsch LJ, Emerson RG, et al. Treatment of refractory status epilepticus with pentobarbital, propofol, or midazolam: a systematic review. *Epilepsia.* 2002;43(2):146–153.
14. Friedman D, Claassen J, Hirsch LJ. Continuous electroencephalogram monitoring in the intensive care unit. *Anesth Analg.* 2009;109(2):506–523.
15. Litt B, Wityk RJ, Hertz SH, et al. Nonconvulsive status epilepticus in the critically ill elderly. *Epilepsia.* 1998;39(11):1194–1202.
16. Ponten SC, Ronner HE, Strijers RL, et al. Feasibility of online seizure detection with continuous EEG monitoring in the intensive care unit. *Seizure.* 2010;19(9):580–586.

延伸阅读

Hirsch LJ, Brenner RP, eds. *Atlas of EEG in Critical Care*. West Sussex: Wiley-Blackwell; 2010.

第6章

缺血性卒中

（Wendy L. Wright）

（张哲　刘欣　译）

本章内容

- 卒中的流行病学、诊断、治疗和神经系统并发症
- 缺血性卒中后癫痫发作：
  - 临床特点
  - 脑卒中的 EEG 型式
  - 缺血性卒中后癫痫发作的危险因素
  - 卒中后癫痫发作的影响
  - 治疗
- cEEG 用于检出脑缺血和癫痫发作

关键点

- 急性卒中是神经科急症，是引起死亡和残疾的常见病因。
- 检测、治疗继发性并发症如癫痫发作，可防止神经功能进一步受损。
- 连续 EEG 监测对鉴别亚临床癫痫发作和指导癫痫治疗具有重要意义，同样也可用于监测脑缺血的动态变化。
- 尽管数据尚不足以支持使用预防性抗癫痫药物，用于缺血性卒中后癫痫的一级预防，仍然建议治疗 ICU 患者的癫痫发作，以防止神经功能进一步受损。

I. 背景

A. 流行病学
- 缺血性卒中是导致死亡和残疾的主要病因[1]。
  - 美国缺血性卒中的发病率约为每年 795 000 例，2010 年消耗医疗费用估计 737 亿美元，终生直接和间接平均费用为 140 048 美元[1]。
- 卒中后癫痫发作的发病率差异很大，这取决于所评估的患者群体、是否使用连续 EEG

（cEEG）监测。

- 缺血性卒中后癫痫发作的发病率通常低于 10%，但有出血性转化的情况下可能会增加[2]。
- 卒中是老年人不明原因癫痫发作和症状性癫痫最常见的病因[3]。

B. 诊断

- 确定起病时间至关重要，因为必须要在固定的时间窗内给予再灌注治疗，如组织型纤溶酶原激活剂（tissue plasminogen activator，tPA）。
- 神经科检查必须包含美国国立卫生院（National Institute of Health，NIH）卒中量表（NIH Stroke Scale，NIHSS）评分。
- 测血糖很重要，因为低血糖可以模拟局部脑缺血。
  - 其他标准实验室检查应包括电解质、血常规、心肌酶、凝血酶原时间（prothrombin time，PT）、部分凝血活酶时间（partial thromboplastin time，PTT）、国际标准化比值（international normalized ratio，INR）。还要做心电图。
- 应立即做 CT 平扫以排除出血，并确定梗死范围。
  - CT 血管成像（CT angiography，CTA）可发现动脉闭塞。
  - CT 灌注成像（CT perfusion，CTP）可以发现脑血流量、脑血容量和平均通过时间的异常（表 6.1）。
- MRI 可以帮助评估是否需要高级卒中治疗方案，但可能耽误静脉 tPA[4]。
- 怀疑卒中的患者应考虑完善 EEG。
  - 癫痫发作可以由缺血性卒中引起，也可以是皮质卒中的症状。
  - 癫痫持续状态（SE）和癫痫发作后神经功能缺损能模拟急性卒中[4]。

C. 治疗

- 再灌注策略
  - 对于符合条件的患者，应在症状出现后 3 h 内静脉注射 tPA（经筛选的患者最多 4.5 h），6～8 h 内动脉内注射 tPA，经筛选的患者时间可以进一步延长[2]。
  - 血管内治疗包括血管成形术、支架置入术、机械碎栓术、取栓术和动脉内溶栓。
- 收入卒中单元可以降低卒中的残疾率和死亡率。
  - 应观察患者，如果临床状态恶化，可能需要紧急手术或药物治疗，特别是在卒中发病后 24～48 h 的高危期。
- 检测、预防亚急性并发症至关重要，包括癫痫发作和再灌注出血。

表 6.1　缺血性卒中与癫痫发作的 CT 灌注成像比较	
疾病	**CT 灌注发现**
急性缺血性卒中	梗死核心组织：CBF、CBV 减低区域与 MTT 延长区域匹配，提示神经死亡。 缺血半暗带组织：CBF 减低、CBV 保留、MTT 延长，提示为可挽救的组织
癫痫发作	灌注不对称，发作区域高灌注，可能会误认为对侧缺血

CBF，脑血流量；CBV，脑血容量；MTT，平均通过时间。
来源：From Lui YW, Tanga ER, Allmendinger AM, Spektor V. Evaluation of CT perfusion in the setting of cerebral ischemia：patterns and pitfalls. *AJNR*，2010，31：1552-1563. http://www.ajnr.org/content/ajnr/31/9/1552.full.pdf.

- 应启动卒中二级预防的长期治疗。
  - 包括抗血小板或抗凝治疗，积极纠正危险因素。
- 体温升高会使预后恶化，应维持正常体温[2]。
- 心律失常很常见，应予心电监护。
  - 心房颤动是卒中后最常见的心律失常[5]。
- 一般来说，适当升高血压会使血流进入缺血半暗带（梗死核心周围血流减少的组织，存在卒中风险），但恶性高血压应治疗以避免出血性转化[5]。
- 应维持正常的血糖水平。
- 虽然 EEG 可以检测脑缺血，但除了检测非惊厥性癫痫发作外，它并不常用于卒中的诊治[6]。一个例外是它可用于监测有无血管痉挛引起的迟发性脑缺血，但这仅限于蛛网膜下腔出血患者（见第 7 章和第 29 章）。

D.　急性神经系统并发症

- 神经重症监护室的工作重点是及时发现继发性并发症，预防神经损伤。
- 脑水肿可用高张盐水 / 渗透性利尿剂、脑脊液引流、减压手术、诱导性昏迷、治疗性低温或肌松药治疗。
  - 诱导性昏迷和肌松药治疗通常需要 cEEG 监测。
- 出血性转化
  - 危险因素包括再灌注治疗、梗死面积大、高龄和心源性栓塞。
  - 处理取决于出血量和出血引起的症状。
    - 总的来说，应解决引起出血风险增加的危险因素，但目前还没有治疗缺血性卒中出血性转化的具体建议。
  - 有人推测出血性转化会带来更高的癫痫发作风险，但这一点尚未得到研究证实[6]。
- 癫痫发作
  - 癫痫发作有害，因为大脑代谢需求增加、颅内压可能增高，并可能点燃下一次发作。
  - 因为大多为亚临床发作，所以如果没有 cEEG，癫痫发作可能难以诊断，因而危害更大。

Ⅱ.　基础知识：卒中后癫痫发作与 cEEG

A.　一般观点

- 卒中后癫痫发作通常为局部性，伴或不伴继发全面性。
- 癫痫发作可能发生于卒中起病之时。
  - 皮质兴奋和缺血导致癫痫发作阈值降低。
  - 可能源于短暂缺血、随后再灌注的栓塞事件[5]。
- 尽管尚无标准化定义，但根据不同的病理生理学机制，卒中后 2 周内出现的癫痫发作通常定义为"早发性"，之后出现的通常定义为"迟发性"[3, 7]。
  - 早发性癫痫发作可能是由于敏感神经组织的急性生化功能障碍，引起电兴奋性增加。
    - 早发性癫痫发作通常在发病后 24 h 内出现。
    - 代谢异常如高血糖可增加癫痫发作的风险。

- ○ 迟发性癫痫发作通常在缺血性卒中数月后出现，可能是胶质瘢痕组织形成致病灶引起。
  - ■ 迟发性癫痫发作多于卒中后 6 ～ 12 个月内发生，但也可能更晚。
- 惊厥性 SE 不常见于缺血性卒中（小于 1%）[5, 7]，但可能危及生命。
- 卒中后 EEG 型式
  - ○ 常见局部性慢波。
  - ○ 其他局部性异常包括偏侧周期性放电（lateralized periodic discharge，LPD）、双侧独立性周期性放电（bilateral independent periodic discharge，BIPD）和局部性棘波。
  - ○ 无 δ 局部衰减（regional attenuation without delta，RAWOD）是一种局部性 EEG 型式，为恶性急性缺血性卒中的特征性表现（见图 6.1）[8]。

B. 缺血性卒中后癫痫发作的危险因素

- 梗死灶位于大脑皮质的患者癫痫发作危险最高。
- 卒中严重程度是出现癫痫发作的独立危险因素，但是这种相关性也和梗死灶在皮质的位置有关。
- 腔隙性梗死后也可能出现癫痫发作，反映了谷氨酸释放导致的皮质功能障碍[7]。
- 一般认为心源性栓塞是癫痫发作的危险因素，但数据资料互相矛盾[7]。
- 缺血性卒中后早发性癫痫发作可能是癫痫复发和迟发性癫痫发作的独立危险因素。
- 既往痴呆患者出现迟发性癫痫发作的风险可能更高[5]。

C. 卒中后癫痫发作的影响

- 卒中起病时出现癫痫发作不再是 tPA 溶栓的绝对禁忌[2]。
  - ○ 癫痫发作仍然是相对禁忌，因为发作后神经功能受损可以模拟缺血性卒中。
  - ○ 癫痫发作可以是蛛网膜下腔出血的起病表现。考虑 tPA 溶栓时，注意鉴别和排除，

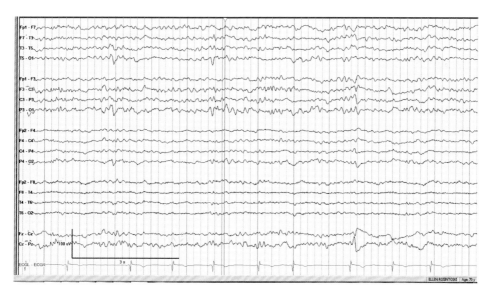

图 6.1 继发于急性缺血性卒中的 RAWOD。 一例 59 岁、既往心房颤动的女性，因右侧大脑中动脉闭塞导致急性缺血性卒中，出现 RAWOD。RAWOD，无 δ 局部衰减

　　　　这一点要切记。
- 卒中严重程度是决定预后的最重要的因素。
- 尽管研究结果相互矛盾，但大致上脑梗死后早发性癫痫发作与较高的死亡率、较长的住院时间和出院时更严重的残疾相关[3, 6-7]。
  - 动物数据表明，反复发作可能会增加梗死体积，影响功能恢复。
- 早发性 SE 与 SE 复发风险增高、死亡率增高相关[6]。
- 迟发性癫痫发作的影响尚不清楚。
- 危重症患者的癫痫发作使本已脆弱的缺血脑组织的代谢需求增加，进而导致继发性神经损伤[9]。

D. 缺血性卒中后癫痫发作的治疗

- 目前还没有足够的证据支持使用抗癫痫药物（antiseizure drug，ASD）能用于缺血性卒中后早发或迟发性癫痫发作的一级或二级预防。
  - 然而，由于患者神经功能不稳定，卒中后早发性癫痫发作通常得给予治疗，而且确实能预防继发性神经损伤。
  - 迟发性癫痫发作一般也应治疗，因为胶质瘢痕作为致痫灶，很可能引起癫痫复发。
  - 急性缺血性卒中后不建议预防性使用 ASD[2]。
- 选用 ASD 应个体化。
  - 在 ICU，理想的 ASD 应该具备有静脉剂型、副作用少、药物相互作用少、代谢产物无活性、对认知影响最小的特征。
- 目前尚不清楚使用 ASD 是否会影响卒中患者的预后。
  - 研究结果有矛盾之处，有些数据表明 ASD 如苯妥英、苯巴比妥和苯二氮䓬类药物可能使卒中后功能恢复过程延长，而另一些研究显示一些 ASD 可作为卒中超急性期的神经保护剂，包括苯妥英、苯二氮䓬类药物、拉莫三嗪、托吡酯、左乙拉西坦、唑尼沙胺[7]。

Ⅲ. 仍需思考、有待解决的问题

A. cEEG 检测卒中后缺血

- 早期发现和干预继发性神经损伤是神经重症监护室管理的基石；因此，使用 cEEG 来检测脑缺血进展或恶化有一定可取之处。
- cEEG 可动态实时检测正在发生的缺血性损伤。
  - 在缺血性卒中或短暂性脑缺血发作起病后 24 ～ 48 h 的高危期内，可能大有裨益。
- 目前对于缺血性卒中患者，cEEG 还没有常规用于检测缺血进展[6]。
  - 虽然 EEG 是检测缺血的敏感诊断工具，但如果有可靠的自动检测系统，它的应用可能会更广泛。

B. cEEG 检测缺血性卒中后癫痫发作

- ICU 卒中患者有亚临床癫痫发作的风险，尤其当他们正处于插管、镇静的状态，或者神经系统体征波动本来能提醒医护人员存在癫痫发作，但一些其他因素使体征波动难以察觉。

- 卒中患者可能有周期性和节律性型式，有的可能提示癫痫发作的风险更高。
  - 检出可能为发作期放电的患者应继续予 cEEG 监测，临床医生应小心，这类患者病情加重的风险很高，特别是出现代谢紊乱、感染之后。
- 目前尚不清楚 cEEG 监测能否改善卒中患者预后，但注意到 EEG 异常多少会有好处。
- 虽然指南相互矛盾（见表 6.2）[9-11]，但 ICU 卒中患者给予 cEEG 监测的指征有：
  - 神经功能缺损呈波动性；
  - 不明原因的昏迷或意识水平改变；
  - 癫痫发作或 SE 后异常的精神状态持续；
  - 癫痫发作或 SE 的治疗方案需要积极调整；
  - 肌松或诱导昏迷等治疗模式，使神经系统体征不可靠；
  - 无法解释的生命体征变化或抽搐等，像中了"魔咒"。

C. 有待解答的问题

- 目前尚不清楚一些 ASD 的副作用是否超过了癫痫发作的风险，或者一些 ASD 是否会让卒中的预后更差。
- 迄今为止，还没有"最佳"的 ASD 药物，选用何种药物主要取决于患者具体特点。
- 卒中后癫痫发作 ASD 用药的最佳持续时间尚不清楚。
- 卒中急性期单次痫性发作是否应给予药物治疗，有待研究进一步证实。

表 6.2　缺血性卒中 cEEG 监测的指南比较			
指南	推荐	强度	不足
ACNS，2015[9]	对于合并 AMS 的急性幕上脑损伤（包括急性缺血性卒中）的危重患者，建议通过 cEEG 识别 NCS[1] 和 NCSE	特别针对急性缺血性卒中	该指南基于专家共识制订
	建议使用 cEEG 辅助识别高危（包括神经外科和神经介入科血管手术后）患者的脑缺血		
	回顾性研究表明 cEEG 能检出 SAH 后血管痉挛所致的脑缺血，但尚无前瞻性研究		
NCS[2]，2013[10]	cEEG 监测适用于检出 ICH、昏迷或 AMS 患者的癫痫发作	该指南基于证据和专家共识	推荐基于有限的证据
			急性缺血性卒中不包含在适应证里，所以仅适用于合并昏迷或 AMS 的缺血性卒中患者
ESICM，2012[11]	对于原因不明和（或）持续性意识改变的急性缺血性卒中患者，建议使用 EEG 除外 NCS[1]	基于证据的指南	推荐基于非常低质量的证据
	不推荐用 cEEG 检测脑缺血		

ACNS，美国临床神经生理学会；AMS，精神状态改变；cEEG，连续 EEG；ESICM，欧洲重症医学会；ICH，颅内出血；NCS[1]，非惊厥性癫痫发作；NCS[2]，美国神经重症学会；NCSE，非惊厥性癫痫持续状态；SAH，蛛网膜下腔出血

参考文献

1. Goldstein LB, Bushnell CD, Adams RJ, et al. Guidelines for the primary prevention of stroke: guideline for healthcare professionals from the American Heart Association/American Stroke Association. *Stroke.* 2011;42:571–584.

2. Jauch EC, Saver JL, Adams HP, et al. Guidelines for the early management of patients with acute ischemic stroke: a guideline for healthcare professionals from the American Heart Association/American Stroke Association. *Stroke.* 2013;44:870–947.

3. Myint PK, Staufenberg EFA, Sabanathan K. Post-stroke seizure and post-stroke epilepsy. *Postgrad Med J.* 2006;82:568–572.

4. Lui YW, Tanga ER, Allmendinger AM, Spektor V. Evaluation of CT perfusion in the setting of cerebral ischemia: patterns and pitfalls. *AJNR.* 2010;31:1552–1563. http://www.ajnr.org/content/ajnr/31/9/1552.full.pdf

5. Adams HP, Zoppo G, Alberts MJ, et al. Guidelines for the early management of ischemic stroke: a guideline from the American Heart Association/American Stroke Association Stroke Council, Clinical Cardiology Council, Cardiovascular Radiology and Interventional Council, and the Atherosclerotic Peripheral Vascular Disease and Quality of Care Outcomes in Research Interdisciplinary Working Groups. *Stroke.* 2007;38:1665–1711.

6. Mecarelli O, Pro S, Randi F, et al. EEG patterns and epileptic seizures in acute phase stroke. *Cerebrovasc Dis.* 2011;31:191–198.

7. Camilo O, Goldstein LB. Seizures and epilepsy after ischemic stroke. *Stroke.* 2004;35:1769–1775.

8. Schneider AL, Jordan KG. Regional attenuation without delta (RAWOD): a distinctive EEG pattern that can aid in the diagnosis and management of severe acute ischemic stroke. *Am J END Technol.* 2005;45:102–117.

9. Herman ST, Abend NS, Bleck TP, et al. Consensus statement on continuous EEG in critically ill adults and children, Part I: indications. *J Clin Neurophysiol.* 2015;32:87–95.

10. Brophy GM, Bell R, Claassen J, et al. Guidelines for the evaluation and management of status epilepticus. *Neurocrit Care.* 2012;17(1):3–23.

11. Claassen J, Taccone FS, Horn P, et al. Recommendations on the use of EEG monitoring in critically ill patients: consensus statement from the neurointensive care section of ESICM. *Intensive Care Med.* 2013;39:1337–1351.

第7章

蛛网膜下腔出血

（Michael Mendoza，Adam Webb）

（刘婧伊　段婉莹　译）

本章内容

- 动脉瘤性蛛网膜下腔出血（aneurysmal subarachnoid hemorrhage，aSAH）的流行病学特点和临床特征
- 癫痫发作与脑血管痉挛 / 迟发性脑缺血
- 连续 EEG 在检测癫痫发作、缺血及预后评估中的作用

关键点

- 尽管蛛网膜下腔出血（SAH）仅占所有卒中的 3%，却造成 65 岁前 27% 的卒中相关的潜在寿命损失年（years of potential life lost）。
- 连续 EEG（cEEG）对于检测非惊厥性癫痫发作（NCS）是必要的。非惊厥性癫痫发作在 SAH 患者中很常见，并且常与非惊厥性癫痫持续状态（NCSE）相关。
- cEEG 是检测脑血管痉挛和迟发性脑缺血（delayed cerebral ischemia，DCI）的潜在有价值工具。
- SAH 患者周期性放电、NCSE、无反应性背景以及缺乏正常的睡眠觉醒周期都与不良预后相关。

I. 背景

A.　流行病学

- 动脉瘤性蛛网膜下腔出血（aSAH）的发病率为（2 ～ 21）/100 000。aSAH 仅占所有卒中的 3%，却造成 65 岁前 27% 的卒中相关的潜在寿命损失年。
- 尽管过去 40 年 aSAH 的发病率并未显著降低，但 aSAH 患者存活的比例却增加了17%，目前约为 65%[1]。
- aSAH 的危险因素包括高血压、吸烟史、家族史及吸毒史。

B.   颅内动脉瘤

- 约 80% 的非创伤性蛛网膜下腔出血是由颅内动脉瘤破裂所致。
- 颅内动脉瘤是主要分布于前循环（Willis 环）血管分叉处的获得性病变。
- 破裂和未破裂动脉瘤可通过血管内弹簧圈栓塞术或开颅动脉瘤夹闭术来治疗。

C.   临床特点

- aSAH 的典型临床表现主要为突发剧烈头痛，可伴有癫痫发作、意识障碍或呕吐。
- 局灶性神经功能缺损，尤其是脑神经麻痹，可能与动脉瘤位置、颅内压（intracranial pressure，ICP）升高、局灶性脑实质出血或缺血性梗死有关。

D.   诊断

- 头部 CT 平扫检查快捷，应用广泛，并且据报道对 SAH 的检测敏感度为 90% ～ 100%。
- 对于高度怀疑 SAH 且头部 CT 表现不明确的患者，可行 MRI 或腰椎穿刺检查。
- 诊断为 SAH 后，可通过 CT 血管成像（CT angiography，CTA）和导管血管造影评估有无颅内动脉瘤。

E.   分级

- Hunt-Hess 分级量表（表 7.1）和世界神经外科学会联盟（World Federation of Neurosurgical Societies，WFNS）分级量表（表 7.2）是基于临床表现的评分系统，并且是评估预后的指标。
- 改良 Fisher 量表（表 7.3）是一种影像学评分系统，根据蛛网膜下腔以及脑室内出血的

表 7.1 **Hunt-Hess 分级量表**	
分级	标准
I	无症状，或轻度头痛
II	中-重度头痛，颈项强直，除脑神经麻痹外无其他神经功能缺损
III	意识模糊、嗜睡，除脑神经麻痹之外还可有轻度局灶性神经功能缺损
IV	昏睡，中-重度偏瘫
V	昏迷，去大脑僵直，濒死状态

表 7.2 **世界神经外科学会联盟分级量表**	
分级	标准
I	GCS 15 分，不伴偏瘫
II	GCS 13 ～ 14 分，不伴偏瘫
III	GCS 13 ～ 14 分，伴偏瘫
IV	GCS 7 ～ 12 分，伴或不伴偏瘫
V	GCS 3 ～ 6 分，伴或不伴偏瘫

GCS，Glasgow 昏迷量表

表 7.3 **改良 Fisher 量表**		
分级	标准	% DCI
0	无 SAH 或脑室内出血	0
1	少量或薄层 SAH，不伴双侧脑室内出血	12
2	少量或薄层 SAH，伴双侧脑室内出血	21
3	蛛网膜下腔出血量大，不伴双侧脑室内出血	19
4	蛛网膜下腔出血量大，伴双侧脑室内出血	40

DCI，迟发性脑缺血；SAH，蛛网膜下腔出血

量和分布打分，有助于脑血管痉挛和迟发性脑缺血（DCI）的风险分层。

F. 脑血管痉挛及 DCI

- 大约 60% 的 aSAH 患者通过经颅多普勒（transcranial Doppler，TCD）超声或血管造影检查检测到影像上的血管痉挛，但只有约 30% 的患者出现脑缺血症状。
- 对于已处理破裂动脉瘤的患者，脑血管痉挛和 DCI 是致残、致死的主要因素。
- 出血后第 3 ～ 7 天脑血管痉挛的风险增加，而第 5 ～ 14 天出现 DCI 的风险最大。
- 血管痉挛和 DCI 的危险因素包括较低的年龄、量表评价神经功能较差、蛛网膜下腔血块厚、脑室内出血及吸烟史。
- 血管痉挛和 DCI 的初步检测主要依赖于临床神经系统查体和定期 TCD 监测平均脑血流速度。CTA/CT 灌注成像和 MRI/MR 血管成像也许有助于确认血管痉挛，但导管血管造影仍是金标准。
- 常规的检查方法只能间断复查，最多每天一次。因此，常规的血管痉挛检查方式无法实时监测和干预。
- 预防性使用尼莫地平每次 60 mg、每 4 小时一次，并维持正常血容量，可降低 DCI 导致的神经功能预后不良的风险。
- 无创手段是症状性血管痉挛的一线治疗方法，包括补液 / 扩容和诱导性高血压。
- 脑血管痉挛的血管内治疗包括球囊血管成形术和动脉内注射血管扩张剂（维拉帕米、尼卡地平）。

G. 癫痫发作

- 在 SAH 发病 48 h 内，有 23% 的患者出现癫痫发作。从 SAH 发病起，院内癫痫发作的发生率为 2.3%，迟发性癫痫发作的发生率为 5.5%，后者潜伏期为 SAH 起病后 7.45 个月[2]。
- 有 7% ～ 8% 的患者在出血时出现临床癫痫发作。但由于其他异常动作（例如 ICP 升高引起的姿势异常）可以模拟癫痫发作，因此难以获得精确的发生率数据[3]。
- 有 4% ～ 12% 的患者发展为慢性癫痫[4-5]。
- 癫痫发作的危险因素有大脑中动脉动脉瘤、aSAH 血块厚、合并脑出血、再出血、脑梗死、行开颅术、Hunt-Hess 分级高[5-6]。
- aSAH 患者是否应预防性使用抗癫痫药物（ASD）尚无定论。使用苯妥英与神经和认知功能预后差相关。新型 ASD 耐受性可能更好，但尚未经前瞻性临床试验验证。
- 最新的共识性指南建议，对于未出现癫痫发作的患者，预防性使用 3 ～ 7 天除苯妥英以外的抗癫痫药物，是合理的[7]。

II. 基础知识

A. 连续 EEG 监测 DCI

- 连续 EEG（cEEG）能连续、无创监测，对早期缺血变化敏感，具有发现和监测 DCI 进展的巨大潜力。
- 从 cEEG 处理得到的定量 EEG（QEEG）参数有助于发现 DCI，这些参数包括 α：δ 比值（alpha：delta ratio，ADR）、相对 α 变异度（relative alpha variability，RAV）、总

功率和不对称度（图 7.1）[8-12]。

- 在一项纳入 32 例低级别（Hunt-Hess Ⅰ～Ⅲ级）aSAH 患者的研究中[9]，19 名患者通过 TCD 或常规血管造影检出血管痉挛，QEEG 证实 19 例血管痉挛患者中有 15 例 RAV 降低。
  - 10 例患者 RAV 变化出现在 TCD 异常的至少 2 天之前。
  - 检出血管痉挛的阳性和阴性预测值分别为 76% 和 100%。

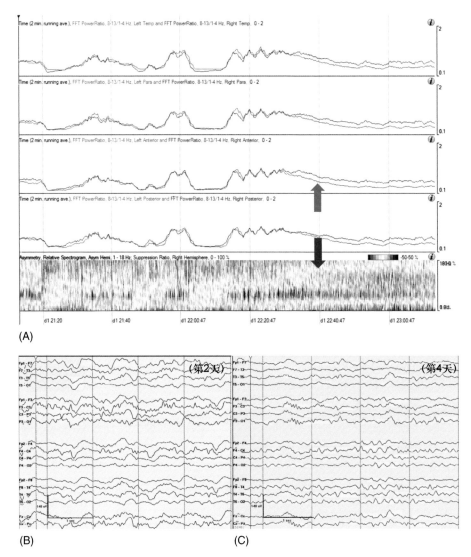

图 7.1　**通过 QEEG 技术检测 DCI。**（**A**）一名 57 岁的右利手女性诊断为 SAH，病因为右后交通动脉动脉瘤破裂（Hunt-Hess Ⅴ级）。在动脉瘤栓塞术后的第 2 天开始 cEEG 监测。最初，ADR 存在变异度且对称（0.4～0.8 之间）。在出血后第 4 天，左侧半球 ADR 稳步下降、与右侧有明显差异，提示 δ 活动比 α 增加，ADR 降至 0.3～0.5（蓝色箭头）。同时，不对称光谱趋势图显示，右侧半球的 α 频带范围内出现了高频功率带（红色箭头）。TCD 直到发病第 5 天（ADR 出现改变后约 30 h）才出现显著变化。第 5 天行 CTA，证实左侧大脑前动脉和大脑中动脉轻度血管痉挛。直到第 6 天，患者才出现临床症状变化，表现为右侧偏瘫加重。（**B**）和（**C**）分别为第 2 天和第 4 天的原始 EEG。ACA，大脑前动脉；ADR，α：δ 比值；cEEG，连续脑电图；DCI，迟发性脑缺血；MCA，大脑中动脉；QEEG，定量脑电图；TCD，经颅多普勒超声

表 8.4　ICH 患者特异性 EEG 异常	
EEG 异常	占 ICH 患者的百分比（%）
周期性放电	17
● 偏侧周期性放电	13
● 全面周期性放电	6
● 双侧独立性周期性放电	1
局部性癫痫样放电	15
额区为主的间断节律性 δ 活动（FIRDA）	9
暴发–抑制	9
非惊厥性癫痫持续状态	7

ICH，脑出血。

来源：Data based on results from Claassen J，Jetté N，Chum F，et al. Electrographic seizures and periodic discharges after intracerebral hemorrhage. *Neurology*，2007，69（13）：1356-1365.

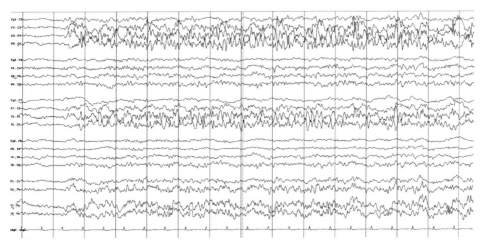

图 8.1　一例多发脑叶出血患者的局部性癫痫电发作。局部性癫痫电发作波及左侧中央、颞、顶区，临床表现为右侧面部抽搐、眼球向一侧凝视。患者为 66 岁女性，近期肝移植后并发血小板减少症，导致多发脑叶出血

- 继发于皮质下出血的局部性慢波，表现为局部多形性 δ 波、但 θ 和 α 活动保留（图 8.3）。相反，在大的脑叶出血、缺血和发作后状态中，会首先观察到快频率活动消失。

C.　癫痫发作对脑出血患者预后的影响

- 观察性研究表明，癫痫发作与脑出血预后不良没有直接联系。
- 合并非惊厥性癫痫发作的脑出血患者会出现神经影像学变化，包括脑水肿和中线移位加重[13]。尚不清楚这些影像学改变是癫痫发作的直接结果，还是神经影像改变本身造成了癫痫发作。
- 癫痫发作对血肿扩大有无影响也不清楚。校正其他变量后，癫痫发作和血肿扩大之间没有独立相关性[12]。
- 尽管癫痫发作总体上与脑出血死亡率无关，但一些 EEG 异常预示着不良结局。一项研究显示，控制临床变量后，出现任一类型 PD、偏侧 PD（lateralized periodic discharge，LPD）或刺激诱发的节律性、周期性或发作性放电（stimulus-induced rhythmic，periodic，

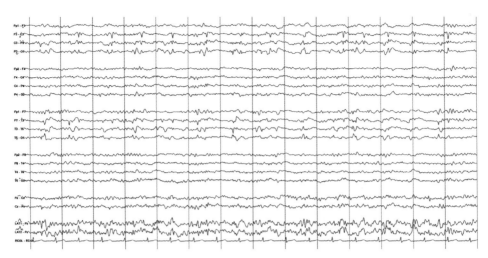

图 8.2　左侧顶叶脑实质出血引起的发作性 LPD。患者 70 岁男性，新发左侧顶叶脑实质出血后，出现左侧半球 LPD。LPD 通常与右侧面部抽搐锁时（time locked）。LPD，偏侧周期性放电

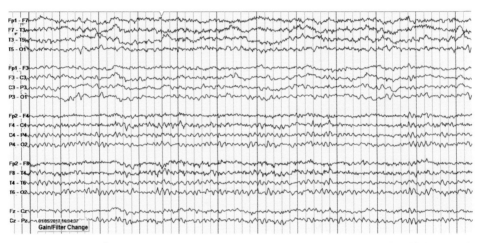

图 8.3　皮质下出血的患者出现持续性 δ 波、快节律保留。皮质下出血的 EEG 型式为持续性 δ 波叠加 θ/α 活动。相反，对于脑缺血、大的脑叶出血和发作后状态，首先会观察到快节律消失

or ictal discharge，SIRPID），均独立提示预后更差（定义为 Glasgow 结局量表评分 1～2 分）[12]。

D.　建议完善 cEEG 的脑出血患者
- 任何出现过癫痫临床发作或可疑癫痫发作的患者，应考虑行 cEEG。
- 不能被 CT 或其他临床证据解释的精神状态异常或波动，也需行 cEEG。
- 为了更敏感地捕捉癫痫发作，无昏迷的患者 EEG 监测至少需持续 24 h，昏迷患者至少需持续 48 h。

Ⅲ.　仍需思考、有待解决的问题

A.　预防性抗癫痫治疗可以改变早期癫痫发作的风险吗？
- 预防性使用抗癫痫治疗尽管可能降低脑出血后癫痫发作的风险，但观察性研究显示使

用这类药物与预后更差相关[2]。不过多数研究都聚焦于苯妥英，并且缺乏随机试验的资料。

- 因为人们对抗癫痫药物在这类人群中的副作用、有效性和对预后的影响所知甚少，2010 年发布的指南不建议预防性抗癫痫。尽管如此，近期的一项来自 4 个中心、纳入 3422 名患者的观察性研究表明，2012 年左乙拉西坦的使用量（35%）较 2007 年（15%）翻了一倍以上[14-15]。
- 目前，指南仍不推荐在 ICH 后预防性使用抗癫痫药物[2]。

B.　出现癫痫发作会影响预后吗？

- ICH 后癫痫发作与更重的 CT 表现有关（如血肿量、水肿和中线移位），但是并不清楚此二者是否存在因果关系，也不知道癫痫发作是否为更严重损伤的表象而已。
- 前期的研究证实癫痫发作与早期神经功能恶化和出院时更差的预后相关，但是它对远期预后的影响仍需进一步研究。

参考文献

1. Hemphill JC 3rd, Bonovich DC, Besmertis L, et al. The ICH score: a simple, reliable grading scale for intracerebral hemorrhage. *Stroke.* 2001;32(4):891–897.
2. Hemphill JC 3rd, Greenberg SM, Anderson CS, et al. Guidelines for the management of spontaneous intracerebral hemorrhage: a guideline for healthcare professionals from the American Heart Association/American Stroke Association. *Stroke.* 2015;46(7):2032–2060.
3. Goldstein JN, Fazen LE, Snider R, et al. Contrast extravasation on CT angiography predicts hematoma expansion in intracerebral hemorrhage. *Neurology.* 2007;68(12):889–894.
4. Brown KS, Zahir H, Grosso MA, et al. Nonvitamin K antagonist oral anticoagulant activity: challenges in measurement and reversal. *Critical Care.* 2016;20(1):273.
5. Baharoglu MI, Cordonnier C, Al-Shahi Salman R, et al. Platelet transfusion versus standard care after acute stroke due to spontaneous cerebral haemorrhage associated with antiplatelet therapy (PATCH): a randomised, open-label, phase 3 trial. *Lancet.* 2016;387(10038):2605–2613.
6. Anderson CS, Heeley E, Huang Y, et al. Rapid blood-pressure lowering in patients with acute intracerebral hemorrhage. *N Engl J Med.* 2013;368(25):2355–2365.
7. Qureshi AI, Palesch YY, Barsan WG, et al. Intensive blood-pressure lowering in patients with acute cerebral hemorrhage. *N Engl J Med.* 2016;375(11):1033–1043.
8. De Herdt V, Dumont F, Henon H, et al. Early seizures in intracerebral hemorrhage: incidence, associated factors, and outcome. *Neurology.* 2011;77(20):1794–1800.
9. Bladin CF, Alexandrov AV, Bellavance A, et al. Seizures after stroke: a prospective multicenter study. *Arch Neurol.* 2000;57(11):1617–1622.
10. Szaflarski JP, Rackley AY, Kleindorfer DO, et al. Incidence of seizures in the acute phase of stroke: a population-based study. *Epilepsia.* 2008;49(6):974–981.
11. Haapaniemi E, Strbian D, Rossi C, et al. The CAVE score for predicting late seizures after intracerebral hemorrhage. *Stroke.* 2014;45:1971–1976.
12. Claassen J, Jetté N, Chum F, et al. Electrographic seizures and periodic discharges after intracerebral hemorrhage. *Neurology.* 2007;69(13):1356–1365.
13. Vespa PM, O'Phelan K, Shah M, et al. Acute seizures after intracerebral hemorrhage: a factor in progressive midline shift and outcome. *Neurology.* 2003;60(9):1441–1446.
14. Morgenstern LB, Hemphill JC, Anderson C, et al. Guidelines for management of spontaneous intracerebal hemorrhage: a guideline for healthcare professionals from the American Heart Association/American Stroke Association. *Stroke.* 2010;41:2109–2129.
15. Naidech AM, Beaumont J, Jahromi B, et al. Evolving use of seizure medications after intracerebral hemorrhage: a multicenter study. *Neurology.* 2017;88:52–56.

第 9 章

感染和炎性疾病

（Olga Taraschenko，Nicolas Gaspard）

（张哲 刘翁然 译）

本章内容

- 脑膜炎、脓肿、传染性和免疫介导的脑炎
- 发热感染相关性癫痫综合征（febrile infection-related epilepsy syndrome，FIRES）
- 其他伴有癫痫发作的感染性 / 炎性脑病 [克 – 雅病（Creutzfeldt-Jacob disease，CJD）、亚急性硬化性全脑炎（subacute sclerosing panencephalitis，SSPE）和可逆性后部脑病综合征（posterior reversible encephalopathy syndrome，PRES）]
- 与中枢神经系统感染和炎性疾病相关的常见 EEG 表现

关键点

- 能感染大脑和脑膜的细菌、病毒、真菌、寄生虫超过 100 种。
- 脑炎也可由免疫介导引起，包括副肿瘤性、感染后和散发性自身免疫性疾病。
- 高达 1/3 的中枢神经系统（central nervous system，CNS）感染或炎性疾病患者会出现癫痫电发作（electrographic seizures，ES）或癫痫持续状态（SE），这些发作通常为非惊厥性，治疗困难，可导致不良结局。
- CNS 感染和炎性疾病常合并周期性和节律性 EEG 型式。这种型式虽然不指向特定的病因，但是有助于评估预后。
- 极度 δ 刷是抗 N- 甲基 -D- 天冬氨酸（N-methyl-D-aspartate，NMDA）受体脑炎特有的 EEG 型式。

I. 背景

- 中枢神经系统（CNS）感染和炎性疾病占 ICU 住院患者的 2%～10%，具有明显的地域和季节性差异[1]。
- 这些感染虽然少见，但是致残和致死率均很高，需要及时诊断、恰当管理。
- 已知有 100 多种细菌、病毒、真菌和寄生虫病原体可引起 CNS 感染（表 9.1）。感染类

		脑膜炎	脑炎	脓肿
细菌	常见	社区获得性 肺炎链球菌 脑膜炎奈瑟氏菌 流感嗜血杆菌 医院获得性 革兰氏阴性杆菌 金黄色葡萄球菌	结核分枝杆菌 **单核细胞增生性李斯特菌**	社区获得性（通常多种病原） 链球菌属 厌氧革兰氏阴性杆菌 梭杆菌属 医院获得性 革兰氏阴性杆菌 金黄色葡萄球菌
	少见	**梅毒螺旋体** **结核分枝杆菌**	**梅毒螺旋体** 巴尔通体属 肺炎支原体 贝纳柯克斯体 斑疹伤寒 志贺菌属 鹦鹉热衣原体 查菲埃里希体 立克次体属 钩端螺旋体属	诺卡氏菌属 放线菌属 **结核分枝杆菌**
病毒	常见	肠道病毒	肠道病毒 单纯疱疹病毒 1 型	
	少见		**水痘-带状疱疹病毒** **巨细胞病毒** **EB 病毒** **人类疱疹病毒 6 型** 虫媒病毒 人免疫缺陷病毒 流感病毒 细小病毒 B19 麻疹 风疹 腮腺炎 亨德拉病毒 多瘤病毒	
真菌	常见			
	少见	**新型隐球菌**	球孢子菌 毛霉菌 犁头霉 组织胞浆菌属	曲霉菌属 新型隐球菌 念珠菌属 毛霉菌
寄生虫	常见			猪带绦虫（脑囊虫）
	少见	福氏耐格里阿米巴	并殖吸虫属 恶性疟原虫 **弓形虫** 棘阿米巴属 巴氏阿米巴 浣熊贝利斯蛔虫	**弓形虫** 溶组织内阿米巴 并殖吸虫属

表 9.1　**ICU 所见的 CNS 感染**

型有脑膜炎、脑炎、脑室炎和颅内脓肿。此外，若血源性或邻近播散累及脑血管，可引起血管炎、血栓性静脉炎、卒中或脑实质内出血。

- CNS 感染的途径包括：作为创伤或手术并发症的直接感染，从邻近部位（如鼻旁窦、乳突、牙齿、颅骨）或周围神经系统（如狂犬病）局部侵犯，从原发病灶血源性扩散（心内膜炎、肺脓肿、脓胸），或因昆虫叮咬（虫媒病毒）经皮肤感染。
- 即便检测的微生物十分全面，仍会有 52% ～ 54% 的急性脑炎患者不能确定感染原[2]。其中一些患者出现感染后或自身免疫综合征。
- 最常见的感染后脑炎是急性播散性脑脊髓炎（acute disseminated encephalomyelitis，ADEM）和急性坏死性出血性白质脑炎。
- 自身免疫性脑炎包括抗 N- 甲基 -D- 天冬氨酸受体（N-methyl-D-aspartate receptor，NMDAR）抗体脑炎、副肿瘤性和自身免疫性边缘叶脑炎（limbic encephalitis，LE）。
- 系统性自身免疫性疾病可偶尔累及 CNS，有的是炎症直接侵犯，有的是血管并发症，如系统性红斑狼疮、结节病或白塞病。
- 最后，尽管经过全面评估，表现为脑炎样疾病和难治性癫痫持续状态（refractory status epilepticus，RSE）的患者仍有多达一半为隐源性，这种情况称为新发发热性疾病相关的难治性癫痫和癫痫持续状态（SE）[3]。

II.　基础知识

A.　脑膜炎

- 病毒性脑膜炎通常是一种良性、自限性的疾病，很少需要住入 ICU。最常由肠道病毒引起，包括腮腺炎病毒、单纯疱疹病毒（herpes simplex virus，HSV）或更罕见的淋巴细胞性脉络丛脑膜炎病毒（lymphocytic choriomeningitis virus，LCMV）。
- 细菌性脑膜炎患者更有可能住入 ICU。最常见的社区获得性病原体是肺炎链球菌（Streptococcus pneumoniae）和脑膜炎奈瑟菌（Neisseria meningitidis）。B 组链球菌是新生儿的主要病原。医院获得性脑膜炎见于神经外科术后，常见病原来自葡萄球菌属或革兰氏阴性杆菌。
- 结核性脑膜炎是一种破坏性的结核病，主要发生于病原负荷高的环境中。
- 脑膜炎的症状和体征有头痛、畏光、恶心、呕吐、发热和颈项强直。如果脑实质继发受累，既可出现脑脓肿，也可导致卒中，会引起意识改变和神经功能局部缺损（图 9.1）。
- 相比细菌感染患者，癫痫发作明显更多见于确诊或疑似病毒感染[4]。细菌性脑膜炎患者有 15% ～ 48% 出现癫痫临床发作，但临床 SE 很少见[5-6]。癫痫发作的危险因素包括昏迷、肺炎球菌感染、合并颅脑结构性损伤[6]。伴有癫痫的患者死亡率要增加 2.5 倍[5]。
- CNS 感染的诊断基于脑脊液（cerebrospinal fluid，CSF）或血液鉴定出责任病原体。
- 肺炎链球菌、脑膜炎奈瑟菌引起的细菌性脑膜炎死亡率分别为 25% ～ 30%、7% ～ 10%[5]。幸存的患者约有一半遗留后遗症，包括神经功能局灶缺损、听力减退、认知障碍和癫痫发作[6]。癫痫最常由肺炎链球菌脑膜炎导致，据报道多达一半的患儿和 1/3 的成人患者遗留癫痫[6]。

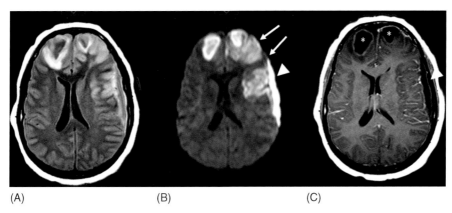

(A) (B) (C)

图 9.1 伴脓肿、血管炎、卒中的重症肺炎球菌性脑膜炎的 MRI 表现。患者 17 岁女性，罹患化脓性脑膜炎伴有昏迷、惊厥和癫痫电发作。CSF 培养示肺炎链球菌。图 **A**、**B**、**C** 分别为脑 MRI 的 FLAIR 序列、弥散加权像、对比增强成像，示额叶脓肿（**图 C** 星号）、硬膜下积脓（**图 B**、**C** 无尾箭头），左侧大脑前动脉、大脑中动脉卒中（**图 B** 白箭头）。CSF，脑脊液；FLAIR，液体衰减反转恢复

B. 脓肿

- 颅内脓肿根据位置分为硬膜外、硬膜下、脑实质内（图 S-9.1）。
- 神经外科手术后病原直接种植是最常见的病因，病原通常为葡萄球菌、革兰氏阴性杆菌和肺炎链球菌[7]。
- 头痛是脑脓肿最常见的症状，50% 以上的患者通常在头痛后数天至数周出现发热和神经功能局灶缺损。
- 细菌性脑脓肿患者出现癫痫临床发作的风险很高，据报道可占所有病例的 23% ～ 25%[7]。此外，癫痫发作也可以是引流术后的晚期并发症。细菌性脓肿位于额顶叶是癫痫发作的独立预测因素[7]。
- 脑脓肿诊断基于脑影像。脑实质内脓肿本身为低密度占位，周围强化（图 S-9.1）。硬膜外和硬膜下脓肿分别呈双凸面形和新月形，为轴外等密度或高密度、周围显著强化的病变。

C. 感染性脑炎

- 引起病毒性脑炎的最常见病原体是肠道病毒和单纯疱疹病毒 1 型（herpes simplex virus-1，HSV-1；图 9.2 A 和 B），各占所有病毒性脑炎的 1/4。脑炎其他少见病原见表 9.1。虫媒病毒导致地域性流行，常有季节性变化。
- 细菌性脑炎最常见的病原是肺炎链球菌、结核分枝杆菌和单核细胞增生性李斯特菌[6]。非典型细菌，如巴尔通体和肺炎支原体，总共占所有 CNS 感染的不到 3%[2]。脑囊虫病是流行地区获得性癫痫的主要病因，一定程度上增加了发展中国家的癫痫发病率。免疫抑制患者常见的条件致病菌有巨细胞病毒、弓形虫、新型隐球菌和曲霉菌属[1]。
- 鉴定引起脑炎的病原比较困难。重要的线索有免疫状况、近期神经外科手术、地域和季节因素、流行地区的近期旅行史、动物和昆虫媒介暴露史以及相关临床特征。美国感染性疾病学会特别工作组根据这些线索推荐了一套结构化的检查策略[8]。
- 感染性脑炎的临床表现有脑膜炎、精神状态改变和神经功能局灶缺损。
- 病毒性脑炎癫痫临床发作的发生率因病原体而异。1/3 以上的 HSV-1 脑炎、80% 以上

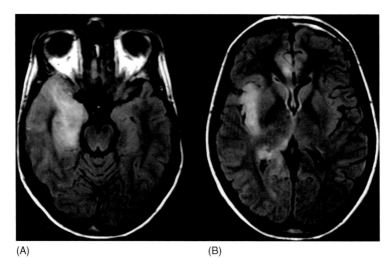

(A)　　　　　　　　　　　　(B)

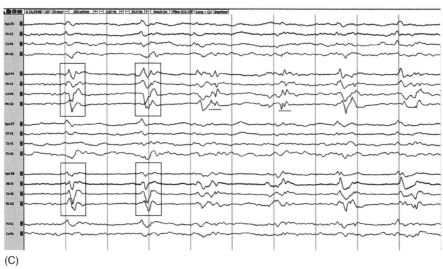

(C)

图 9.2　**HSV-1 脑炎的 MRI 和 EEG 表现**。患者 71 岁女性，因亚急性意识不清、发热入院。脑脊液 HSV-1 PCR 阳性。脑 MRI 示右侧近中和前颞叶（**A**）、右侧岛叶和前扣带回（**B**）存在 FLAIR 高信号病变。EEG 记录（**C**）示偏侧周期性放电（方框）叠加快活动（虚线）。FLAIR，液体衰减反转恢复；HSV-1，单纯疱疹病毒 1 型；PCR，聚合酶链反应

的日本脑炎患者会有癫痫发作[9]，但西尼罗病毒脑炎相对不多见。癫痫发作也常见于机会感染的 HIV 患者，有人报道 SE 是 AIDS 的首发症状。

- 脑炎患者的预后取决于病因、急性认知障碍的程度和有无癫痫发作。儿童和青少年病毒性脑炎的死亡率从低于 1%（肠道病毒）到 100%（亚急性硬化性全脑炎）不等[10]。HSV-1 脑炎的死亡风险低于 10%，但幸存者半数遗留残障，包括癫痫、运动障碍、运动功能受损和认知障碍。

- 难治性癫痫持续状态（RSE）与住院时间延长、持续性神经功能障碍和死亡风险增加有关。

D.　免疫介导的脑炎

- 自身免疫性疾病和（或）血管炎占非感染性脑炎病例的 34% ～ 41%（表 9.2）[11]。

表 9.2 见于 ICU 的免疫介导的 CNS 疾病	
副肿瘤性边缘叶脑炎	抗 Hu 抗体 抗 Ma2/Ta 抗体 抗 Ri 抗体 抗 CV2/CRMP-5 抗体 抗 amphiphysin 抗体 抗腺苷酸激酶 5 抗体 抗 mGluR5 抗体 血清阴性
自身免疫性边缘叶脑炎	抗 VGKC 复合物（尤其是抗 LGI-1）抗体 抗 GABA-B 受体抗体 抗 AMPA 受体抗体 抗甘氨酸受体抗体 抗 GAD65 抗体 抗轴突蛋白 -3-α 抗体
抗 NMDA 受体脑炎	抗 NMDA 受体抗体
伴有难治性 SE 的多灶性脑炎	抗 GABA-A 受体抗体
急性播散性脑脊髓炎	
原发性 CNS 血管炎	
系统性自身免疫性疾病累及 CNS	巨噬细胞活化综合征 系统性红斑狼疮 干燥综合征 血栓性血小板减少性紫癜 白塞病 乳糜泻 自身免疫性甲状腺炎相关的类固醇反应性脑病

AMPA，α- 氨基 -3- 羟基 -5- 甲基 -4- 异噁唑丙酸；CNS，中枢神经系统；CRMP-5，塌陷反应介质蛋白 -5；GABA，γ- 氨基丁酸；GAD65，谷氨酸脱羧酶 65；LGI-1，富亮氨酸胶质瘤失活蛋白 -1；mGluR5，促代谢性谷氨酸受体 5；NMDA，N- 甲基 -D- 天冬氨酸；SE，癫痫持续状态；VGKC，电压门控钾通道

- 抗 NMDAR 脑炎是最常见的自身免疫性脑炎。
- 最近加利福尼亚脑炎项目队列研究显示，年龄 30 岁及以下的患者中，该病的发病率超过了病毒性脑炎[12]。相比于老年男性，该病在儿童、年轻人和女性中的患病率越来越高，既可能与畸胎瘤有关，本身也可以是原发性自身免疫性疾病。
- 临床表现包括一系列非特异性流感样前驱症状、行为和认知异常、惊厥性癫痫发作，最后出现进行性脑病、伴典型的口面部运动障碍、原发性呼吸衰竭和自主神经功能异常。
- 多数患者经免疫治疗和重症监护获得良好结局。切除肿瘤（如适用）可改善预后。诊断和治疗启动延迟与不良预后相关。
- 约半数患者使用激素后好转，其余大部分患者使用二线药物如利妥昔单抗或环磷酰胺后好转[13]。恢复是长期过程，复发也很常见。
- 边缘叶脑炎（LE）的特点是以颞叶症状学为表现的癫痫发作、行为异常和遗忘。脑MRI 常显示颞叶内侧及相关结构异常（图 9.3）。

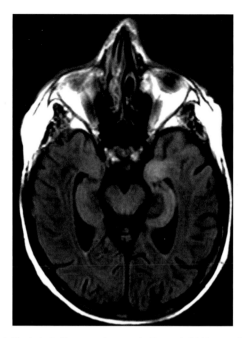

图 9.3　抗 LGI-1 抗体相关的边缘叶脑炎的 MRI 表现。患者 63 岁男性，近期出现记忆力下降和行为异常，因颞叶起源的局部性癫痫持续状态伴意识模糊入院。检查发现血清抗 LGI-1 抗体，脑 MRI 示双颞叶内侧 FLAIR 高信号病灶，以左侧为著。FLAIR，液体衰减反转恢复；LGI-1，富亮氨酸胶质瘤失活蛋白 -1

- 副肿瘤性 LE 与典型的神经肿瘤抗体有关，如抗 Hu、抗 Ma2/Ta、抗 CV2/CRMP-5 和抗 amphiphysin 抗体。
- 引起原发性自身免疫性 LE 最常见的抗体是抗富亮氨酸胶质瘤失活蛋白 -1（leucine-rich glioma inactivated-1，LGI-1；图 9.3）、抗接触素相关蛋白 -2（contactin-associated protein-2，Caspr2；两者以前都归类于抗电压门控钾通道复合物抗体）、抗 γ - 氨基丁酸受体 B（gamma-aminobutyric acid receptor B，GABA-B）、抗甘氨酸受体、抗 α - 氨基 -3- 羟基 -5- 甲基 -4- 异噁唑丙酸（AMPA）受体、抗谷氨酸脱羧酶（glutamic acid decarboxylase，GAD）65 抗体。
- 某些特定抗体的患者可出现其他特异的临床表现：
  - 累及上臂或面部肌肉的面臂肌张力障碍性癫痫发作是抗 LGI-1 脑炎的典型表现。
  - 一些副肿瘤性抗 GABA-B 受体脑炎患者据报道出现斜视性眼阵挛和共济失调，该病大多数患者还有严重的难治性癫痫发作。
  - 抗 AMPA 受体脑炎有明显的精神症状。
  - 间脑功能障碍，包括抗利尿激素不适当分泌综合征（syndrome of inappropriate antidiuretic hormone secretion，SIADH），常见于抗 Ma2/Ta 抗体。
- 伴有新发 RSE 的多灶性脑炎，与抗 GABA-A 受体的 α -1、β -3 或 γ -2 亚基抗体、抗 GAD 抗体和抗甘氨酸受体 α -1 亚基抗体有关。
- 虽然与自身免疫性脑炎相关的抗体已经发现了许多，但未检出抗体并不能排除自身免疫性脑炎。
- 感染后或疫苗接种后脑炎最常见的类型是急性播散性脑脊髓炎（ADEM），它占所有脑炎病例的 15%[10]。急性坏死出血性白质脑炎是该病的一种暴发性、伴有出血的变异型、会遗留严重的神经后遗症。ADEM 患儿有 35% 出现癫痫临床发作，预后更差[14]。

- 系统性自身免疫性疾病累及大脑导致脑病和癫痫发作，已见诸报道。这些病有系统性红斑狼疮、成人 Still 病、白塞病、干燥综合征和自身免疫性甲状腺炎［自身免疫性甲状腺炎相关的类固醇反应性脑病（steroid-responsive encephalopathy associated with autoimmune thyroiditis，SREAT），过去又名桥本脑炎］，尽管确切机制仍不清楚。

E. 发热性疾病相关的 RSE 综合征

- 近期一项由重症 EEG 监测研究协作组完成的纳入 13 家教学性癫痫中心的回顾性多中心研究表明，以新发 RSE 起病的成人患者约有 50% 查不到病因[3]。这种情况叫作隐源性新发难治性癫痫持续状态（new-onset refractory status epilepticus，NORSE）。此类患者可出现多种多样的脑脊液（CSF）炎性改变特点，多数情况下检测不到病毒或细菌。病程多为超难治性 SE。
- 在儿童患者中，该综合征又称发热感染相关性癫痫综合征（febrile infection-related epilepsy syndrome，FIRES）[15]，有的文献也称为伴难治性重复部分性癫痫发作的急性脑炎（acute encephalitis with refractory repetitive partial seizures，AERRPS）、学龄儿童破坏性癫痫脑病（devastating epileptic encephalopathy in school-age children，DESC）。
- 人们对 NORSE 和 FIRES 的病理生理学知之甚少，CSF 有炎性改变、免疫治疗偶尔有效，提示可能存在自身免疫机制。
- NORSE 和 FIRES 患者的预后很差，仅 1/3 患者出院时获得了良好预后[3, 15]。存活患者虽然功能状态改善，但多数仍有癫痫发作。免疫治疗也许可增加 NORSE 患者恢复的概率（Ⅳ类证据）[16]。

F. 其他伴有癫痫发作的脑病

- **克–雅病（CJD）** 是一种可传播的致死性海绵状脑病，与构象异常的朊蛋白（PrP^Sc）在细胞内积累有关。
  - 该病进展分为几个连续的阶段，其特点为新发头痛、头晕（阶段 1），然后认知功能快速减退、出现视觉障碍（阶段 2），最终出现严重痴呆和肌阵挛（阶段 3）。
  - MRI 异常表现包括 T2 高信号沿皮质（"皮质缎带征"，图 9.4 A）、丘脑（"曲棍球棒征""丘脑枕征"）和基底节分布。
  - 晚期 CJD 的 EEG 典型特征是 0.5 ～ 2 Hz 全面周期性放电（generalized periodic discharge，GPD）伴双相或三相形态（图 9.4 B）。周期性放电（PD）在额、前中央区最明显，早期也可以是偏侧 PD（LPD）；PD 与肌阵挛抽搐无关[17]。EEG 其他特点为非特异性改变，如背景节律减慢、额叶为著的全面节律性 δ 活动。
- **亚急性硬化性全脑炎（SSPE）** 是一种罕见的神经退行性疾病，因麻疹病毒在中枢神经系统再度活动所致。
  - 患者表现为进行性脑病、行为异常、锥体外系体征和癫痫发作；CSF 和血清麻疹病毒抗体阳性。多数患者出现轴性肌阵挛性癫痫发作以及全面强直-阵挛性癫痫发作。
  - 该病 90% 以上的患者发作期 EEG 表现是 0.25 Hz 或更慢节律的高波幅（200 ～ 500 mV）GPD（图 9.5）。这种 EEG 型式是 SSPE 的诊断标准之一[18]。
- **可逆性后部脑病综合征（PRES）** 是以头痛、视觉障碍、意识不清、癫痫发作为表现的神经毒性综合征。

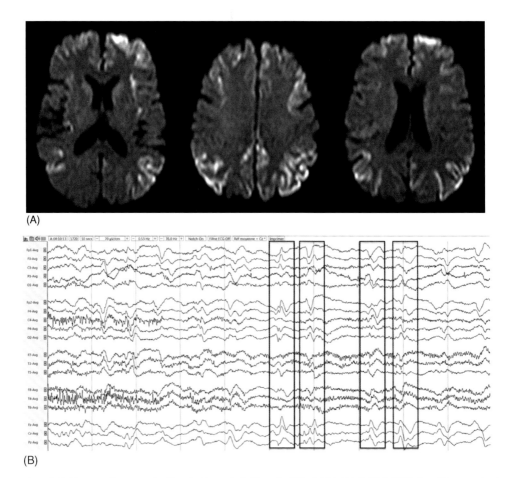

(A)

(B)

图 9.4   **克-雅病的 MRI 和 EEG 表现**。患者 53 岁女性，出现快速进展的痴呆和肌阵挛。脑 MRI（**A**）示双侧皮质 DWI 高信号 "缎带征"，EEG（**B**）示 GPD（方框）。患者尸检大脑病理证实为克-雅病。DWI，弥散加权成像；GPD，全面周期性放电

- ○ 主要累及顶枕叶皮质（也可在此范围以外）的 MRI T2 高信号病灶支持该病诊断；人们认为 MR 改变是由血管内皮功能障碍引起（图 9.6 A）。
- ○ 触发 PRES 的常见病因是高血压、先兆子痫、肝肾功能衰竭、自身免疫性疾病、使用免疫抑制剂。PRES 的病理生理学机制尚不完全清楚；有假设认为由于中枢血流动力学的自动调节机制失灵，导致脑血管收缩，引发水肿。
- ○ EEG 表现包括全面性背景减慢为 δ 和 θ 节律，局部性尖慢波放电，以及通常为头后部分布为主的双侧性或独立性 LPD（图 9.6 B）[19]。据报道 70% ~ 80% 的患者出现癫痫发作。
- ○ 全面强直-阵挛性、复杂部分性、单纯部分性发作和癫痫电发作均有可能出现并演变为 SE，含非惊厥性癫痫持续状态（NCSE）和部分性发作持续状态（图 9.6 C）。超过急性期后这些发作不会再持续，并且停用抗惊厥药后也不会复发。

G.   CNS 感染性和炎性疾病的 EEG 检查和连续 EEG 监测

- • 非惊厥性癫痫发作在感染性和自身免疫性脑炎中都很常见。
  - ○ 一项对 42 例确诊 CNS 感染患者的 EEG 回顾性分析表明，33% 的患者记录到了癫

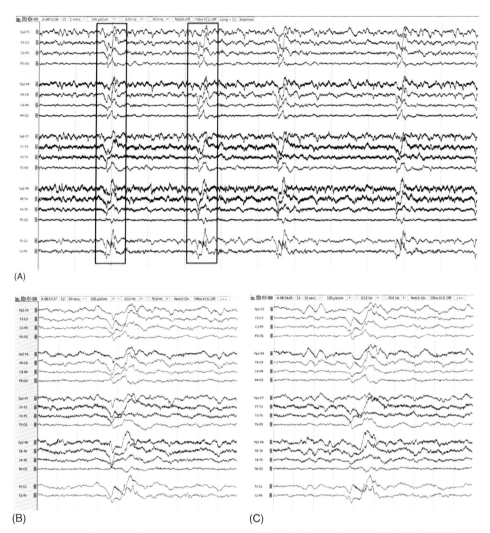

(A)

(B)　　　　　　　　　　　　　　　(C)

图 9.5　**亚急性硬化性全脑炎的高波幅、低频 GPD**。患者 23 岁女性，出现进行性认知功能减退、人格改变、肌阵挛和共济失调，婴儿期有麻疹史。患者 EEG（**A**，显示 1 min 的 EEG）示典型的全面周期性复合波（Rademecker 复合波，方框），伴间隔约 10 s 的长周期。这些复合波的波形高度一致（**B** 和 **C** 对应于 A 中的方框，均为 10 s 的 EEG）。GPD，全面周期性放电

　　　痫电发作[4]。

　　○　一项自身免疫性脑炎的研究中，28% 的患者发现了癫痫电发作[20]。

　　○　一项对各种病因引起的边缘叶脑炎患者的回顾性分析中，44% 的患者发现局部性 NCSE，其中多为一侧颞叶起源[22]。

●　据报道，感染性脑炎患者有 40% 存在 PD，LPD 和 GPD 出现率相同[4]。

　　○　LPD 似乎尤其常见于 HSV 脑炎，出现率高达 30%（图 9.2 C）[21]。

　　○　癫痫电发作和 PD 与神经功能严重残疾和死亡有关[4]。

●　在这类人群中，全面性背景节律减慢、节律性 δ 活动、局部性尖波和棘慢波放电也很常见，但对脑炎来说这些型式均不特异[21]。

●　因此，虽然 EEG 是检测重症感染性或炎性 CNS 疾病患者有无癫痫电发作的有力工具，但它在识别潜在病因方面诊断价值有限。极度 δ 刷是个例外，这是一种特殊脑电型

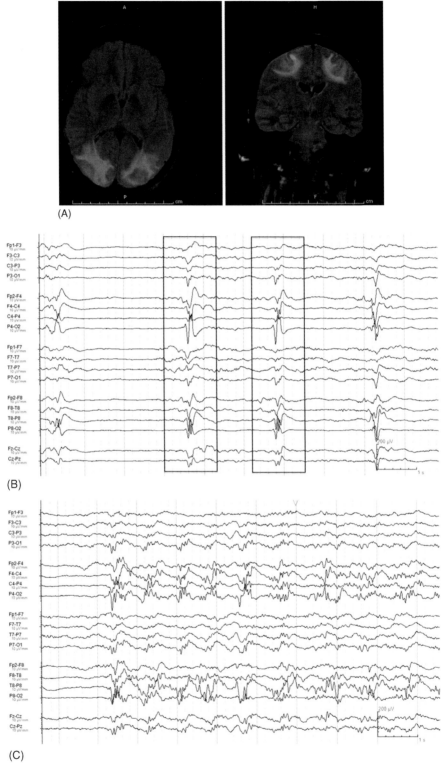

图 9.6 **可逆性后部脑病综合征的典型 MRI 和 EEG 表现**。患者 47 岁男性，慢性肾衰竭急性加重，出现全面强直-阵挛性癫痫发作后入院。患者一直诉头痛和视物模糊，入院时血压 220/140 mmHg。脑 MRI（**A**）示双侧顶枕叶皮质下区域 FLAIR 高信号病灶。连续 EEG 监测示右侧半球性、以头后部为著的 LPD（**B**，方框）和癫痫电发作（**C**）。FLAIR，液体衰减反转恢复；LPD，偏侧周期性放电

式，以全面节律性慢 δ 活动叠加 β 活动为特征（图 9.7），见于约 30% 的抗 NMDAR 脑炎患者[23]。它提示疾病病程更长、预后往往更差。

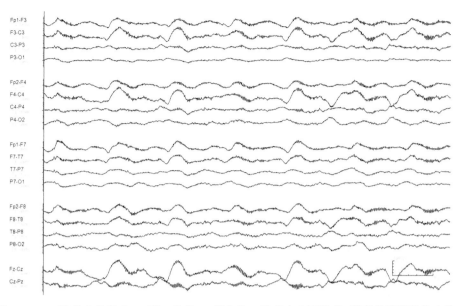

图 9.7 **抗 NMDAR 脑炎中的极度 δ 刷。** 患者 22 岁女性，因成串全面强直-阵挛性癫痫发作入院。患者诉近期易忘事，家人称她最近行为躁动。查体发现意识朦胧、口面运动障碍。EEG 示长时间的全面节律性 δ 活动，通常叠加低电压快 β 活动，这种型式叫作极度 δ 刷。NMDAR，N- 甲基 -D- 天冬氨酸受体

III. 仍需思考、有待解决的问题

- 围绕这类患者群体的现有 EEG 研究选择偏倚过多，或受限于使用短程 EEG 而非连续 EEG 记录。故需进行大规模前瞻性研究，来确定癫痫电发作的出现率、相关危险因素以及对预后的影响。
- 癫痫发作是独立导致脑炎患者残疾和死亡，还是仅反映这些患者脑功能严重受损，还有待研究。
- 急性感染性或炎性 CNS 疾病患者预防性抗癫痫的安全性和有效性还需进一步研究评估。鉴于非惊厥性癫痫发作出现率高，这种研究必须使用连续 EEG。
- 需要进一步的研究，明确原因还不清楚的诸多脑炎和 RSE 病例的病因。

补充图片

下列图片请扫描二维码观看：

图 **S-9.1** 表现为全面强直-阵挛性癫痫发作的脑脓肿患者的 MRI 图像

参考文献

1. Granerod J, Tam CC, Crowcroft NS, et al. Challenge of the unknown. A systematic review of acute encephalitis in non-outbreak situations. *Neurology.* 2010;75(10):924–1932.
2. Glaser CA, Gilliam S, Schnurr D, et al. In search of encephalitis etiologies: diagnostic challenges in the California Encephalitis Project, 1998-2000. *Clin Infect Dis.* 2003;36(6):731–742.
3. Gaspard N, Foreman BP, Alvarez V, et al. New-onset refractory status epilepticus: etiology, clinical features, and outcome. *Neurology.* 2015;85(18):1604–1613.
4. Carrera E, Claassen J, Oddo M, et al. Continuous electroencephalographic monitoring in critically ill patients with central nervous system infections. *Arch Neurol.* 2008;65(12):1612–1618.
5. van de Beek D, de Gans J, Spanjaard L, et al. Clinical features and prognostic factors in adults with bacterial meningitis. *N Engl J Med.* 2004;351(18):1849–1859.
6. Lucas MJ, Brouwer MC, van de Beek D. Neurological sequelae of bacterial meningitis. *J Infect.* 2016;73(1):18–27.
7. Chuang MJ, Chang WN, Chang HW, et al. Predictors and long-term outcome of seizures after bacterial brain abscess. *J Neurol Neurosurg Psychiatry.* 2010;81(8):913–917.
8. Venkatesan A, Tunkel AR, Bloch KC, et al. Case definitions, diagnostic algorithms, and priorities in encephalitis: consensus statement of the international encephalitis consortium. *Clin Infect Dis.* 2013;57(8):1114–1128.
9. Bonello M, Michael BD, Solomon T. Infective causes of epilepsy. *Semin Neurol.* 2015;35(3):235–244.
10. Bale JF Jr. Virus and immune-mediated encephalitides: epidemiology, diagnosis, treatment, and prevention. *Pediatr Neurol.* 2015;53(1):3–12.
11. Pillai SC, Hacohen Y, Tantsis E, et al. Infectious and autoantibody-associated encephalitis: clinical features and long-term outcome. *Pediatrics.* 2015;135(4):e974–e984.
12. Gable MS, Sheriff H, Dalmau J, et al. The frequency of autoimmune *N*-methyl-D-aspartate receptor encephalitis surpasses that of individual viral etiologies in young individuals enrolled in the California Encephalitis Project. *Clin Infect Dis.* 2012;54(7):899–904.
13. Titulaer MJ, McCracken L, Gabilondo I, et al. Treatment and prognostic factors for long-term outcome in patients with anti-NMDA receptor encephalitis: an observational cohort study. *Lancet Neurol.* 2013;12(2):157–165.
14. Tenembaum S, Chamoles N, Fejerman N. Acute disseminated encephalomyelitis: a long-term follow-up study of 84 pediatric patients. *Neurology.* 2002;59(8):1224–1231.
15. Kramer U, Chi CS, Lin KL, et al. Febrile infection-related epilepsy syndrome (FIRES): pathogenesis, treatment, and outcome: a multicenter study on 77 children. *Epilepsia.* 2011;52(11):1956–1965.
16. Khawaja AM, DeWolfe JL, Miller DW, Szaflarski JP. New-onset refractory status epilepticus (NORSE)—The potential role for immunotherapy. *Epilepsy Behav.* 2015;47:17–23.
17. Wieser HG, Schindler K, Zumsteg D. EEG in Creutzfeldt-Jakob disease. *Clin Neurophysiol.* 2006;117(5):935–951.
18. Demir N, Cokar O, Bolukbasi F, et al. A close look at EEG in subacute sclerosing panencephalitis. *J Clin Neurophysiol.* 2013;30(4):348–356.
19. Kastrup O, Gerwig M, Frings M, Diener HC. Posterior reversible encephalopathy syndrome (PRES): electroencephalographic findings and seizure patterns. *J Neurol.* 2012 Jul;259(7):1383–1389.
20. Mittal MK, Rabinstein AA, Hocker SE, et al. Autoimmune encephalitis in the ICU: analysis of phenotypes, serologic findings, and outcomes. *Neurocrit Care.* 2016;24(2):240–250.
21. Sutter R, Kaplan PW, Cervenka MC, et al. Electroencephalography for diagnosis and prognosis of acute encephalitis. *Clin Neurophysiol.* 2015;126(8):1524–1531.
22. Dubey D, Samudra N, Gupta P, et al. Retrospective case series of the clinical features, management and outcomes of patients with autoimmune epilepsy. *Seizure.* 2015;29:143–147.
23. Schmitt SE, Pargeon K, Frechette ES, et al. Extreme delta brush: a unique EEG pattern in adults with anti-NMDA receptor encephalitis. *Neurology.* 2012;79(11):1094–1100.

第 10 章

颅脑外伤

（Brad J. Kolls）

（张哲　陈嘉平　译）

本章内容

- 颅脑外伤（traumatic brain injury，TBI）的病理生理学和分类
- 外伤后癫痫发作的危险因素
- 早发性和迟发性外伤后癫痫发作的循证管理指南
- 癫痫发作对 TBI 预后的影响

关键点

- 多达 22% 的颅脑外伤（TBI）患者出现早发性外伤后癫痫发作（受伤后 7 天内），其中一半是非惊厥性癫痫发作（NCS）。
- 建议对严重 TBI 患者（格拉斯哥昏迷量表评分≤ 8）在前 7 天内给予预防性抗癫痫治疗。除非出现癫痫发作，否则不建议在 7 天后常规预防癫痫发作。
- 不推荐给予 TBI 患者预防性巴比妥诱导暴发-抑制。虽然巴比妥也许能用于控制颅内压（ICP），但没有证据表明能改善预后。
- 由于重症 TBI 患者的癫痫发作至少有一半是亚临床发作，所以 EEG 监测是这类患者管理的重要工具。
- 对所有 TBI 患者而言，虽然癫痫发作与临床结局之间的相关性尚不清楚，但早发性癫痫发作加重 TBI 病情，并且可能提示这些患者预后更差。

I. 背景

A. 流行病学

- 颅脑外伤（TBI）是常见的脑损伤类型，可导致神经系统功能严重受损，主要见于年轻男性。
- TBI 通常出现于头部钝性外伤后，如跌倒、殴打或车祸。
- 美国 TBI 患者急性期治疗和后期康复的医疗保健费用为每年 90 亿至 100 亿美元，重

症 TBI 的平均寿命预期费用为每位患者
60 万至 187.5 万美元[1]。

B.   病理学

- TBI 病理生理机制由血管、细胞和脑实质三个层次组成（图 10.1）。
- 作用于脑和颅内容物的牛顿加速–减速力造成轴突剪切伤［弥漫性轴索损伤（diffuse axonal injury，DAI）］和颅内血管撕裂，导致硬膜下、硬膜外、蛛网膜下腔、脑实质内或脑室内出血（图 10.2）。
- 外伤后癫痫发作（posttraumatic seizures，PTS）分为早发性（受伤后 7 天内）和迟发性（7 天后）[1]。

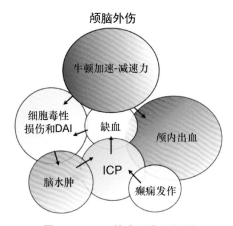

图 10.1   TBI 的病理生理机制

DAI，弥漫性轴索损伤；ICP，颅内压；TBI，颅脑外伤

- 癫痫临床发作的患病率取决于 TBI 的严重程度，从 4% ~ 22% 不等[2-8]。
- 此外，癫痫发作可导致脑组织氧耗增高、氧和葡萄糖供应不足、自动调节受损和颅内压（ICP）升高，所有这些都会导致代谢供给：需求不匹配；可诱发继发性脑损伤[9]。

Ⅱ.   基础知识

A.   TBI 严重程度分级取决于伤后 48 h 内格拉斯哥昏迷量表评分，与 CT 结果无关。

- 轻度 TBI 定义为 Glasgow 昏迷量表（Glasgow Coma Scale，GCS）评分 13 ~ 15 分。
- 中度 TBI 定义为 GCS 评分 9 ~ 12 分。
- 严重 TBI 定义为 GCS 评分 3 ~ 8 分。

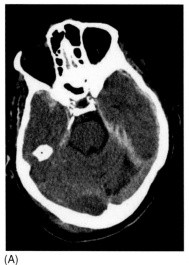
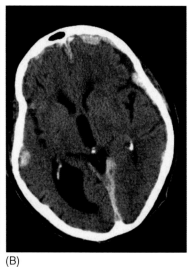

(A)   (B)

图 10.2   80 岁女性在家摔倒后的外伤性 ICH。患者到达急诊科后格拉斯哥昏迷量表评分 E1M2V1T，提示为重症 TBI。（**A**）双侧颞叶出血性挫伤伴蛛网膜下腔出血，右枕叶血肿伴脑水肿，左颞叶凸面硬膜下血肿，左小脑幕硬膜下血肿。（**B**）双侧额叶出血性挫伤伴蛛网膜下腔出血（右侧外侧裂），以及硬膜下出血（双侧大脑半球凸面）。ICH，颅内出血；TBI，颅脑外伤

B. TBI 后癫痫发作的危险因素[1]

- GCS 评分小于 10；
- 皮质挫伤；
- 颅骨凹陷性骨折；
- 硬膜下血肿；
- 硬膜外血肿；
- 脑内血肿；
- 头部穿通性伤口；
- 伤后 24 h 内出现癫痫发作。

C. 美国脑外伤基金会基于证据的指南（2007）[1]

- Temkin 等的早期研究显示，伤后前 7 天用苯妥英治疗可将 TBI 患者临床可见的外伤后癫痫患病率从 14.2% 降至 3.6%[5]。根据这一数据，建议应给予重症 TBI 患者抗惊厥或抗癫痫药物（ASD）预防伤后 7 天的癫痫发作。
- 除非有癫痫发作，否则不建议在外伤 7 天之后予 ASD 常规预防。
- 相比传统 ASD，新型 ASD（如左乙拉西坦和拉考沙胺）全身副作用和药物相互作用更少。虽然未做大规模盲法随机对照试验，但观察性研究显示左乙拉西坦预防癫痫发作的效果等同苯妥英，但不良事件更少。［译者注：根据 2017 年《重症颅脑外伤管理指南（第 4 版）》（*Guidelines for the Management of Severe Traumatic Brain Injury*，*Fourth Edition*），不推荐预防性使用丙戊酸（VPA）或苯妥英预防迟发性 PTS（ⅡA 级）；如果认为总体获益大于治疗相关并发症，推荐使用苯妥英降低早发性 PTS 的风险（但是早期 PTS 与预后差不相关）；在预防早发性 PTS 和药物毒性方面，目前没有充足的证据证明左乙拉西坦比苯妥英更好。］
  - 一项前瞻性随机试验比较静脉注射左乙拉西坦与苯妥英对预防 TBI 存活患者癫痫发作的效果差别，与苯妥英相比，左乙拉西坦对认知功能影响更少，癫痫发作率无显著差异[10]。
  - 近期一项前瞻性随机对照试验，比较拉考沙胺与苯妥英对控制重症患者的非惊厥性癫痫发作（NCS）的差异，拉考沙胺在控制癫痫发作方面不劣于苯妥英[11]。由于受试者招募困难，这项研究在达到随机入组 200 名患者的目标之前，于 2015 年提前终止。
- 巴比妥疗法对改善预后没有明显益处。对于 TBI 患者，不建议预防性使用巴比妥诱导 EEG 暴发−抑制。
- 如果标准内科治疗药物已达最大剂量，并给予外科治疗后，ICP 仍旧难以控制，可予大剂量巴比妥降低 ICP，但如果血流动力学不稳定则不应给予。
- 丙泊酚可用于镇静和控制 ICP，但不能降低死亡率或改善 6 个月结局。

D. 连续 EEG 与 TBI

- 很少有研究评估接受连续 EEG（cEEG）监测的 TBI 患者癫痫发作的患病率。
- Claassen 等的回顾性研究纳入了接受 cEEG 监测的 TBI 患者（$n = 51$），发现 18% 的患者在 cEEG 监测期间出现癫痫发作，并且均为亚临床发作，8% 为非惊厥性癫痫持续状态（NCSE）[3]。
- Vespa 等早期的一项研究评估了 91 例接受 cEEG 监测的中−重度 TBI 患者，发现 22%

有癫痫发作，其中 57% 完全为亚临床发作[2]。

- 由于重症 TBI 患者的癫痫发作至少有一半是亚临床发作，所以 EEG 监测是这类患者管理的重要工具（图 10.3）。

E. 癫痫发作对 TBI 患者结局的影响

- 癫痫发作对 TBI 患者临床结局的影响尚不完全清楚。
- 癫痫发作更常见于病情更重的 TBI，但癫痫发作对结局有无独立于脑损伤程度的影响，还有疑问。
- 早发性外伤后癫痫发作与成人和儿童患者的不良预后独立相关[12-13]。
- 人们越来越认为 NCS 和 NCSE 对 TBI 患者有害。
- Vespa 等使用 cEEG 和脑微透析技术，研究了外伤 7 天后的中-重度 TBI 患者[8]。作者比较了 10 例 PTS 患者（其中 7 例有 NCSE）和 10 例无癫痫发作的患者。
- PTS 患者 ICP 升高（22.4±7 mmHg *vs.*12.8±4.3 mmHg，$P < 0.001$）、乳酸 / 丙酮酸比值（lactate/pyruvate ratios，LPR）升高（49.4±16 *vs.* 23.8±7.6；$P < 0.001$）。
- PTS 组 ICP 和 LPR 在伤后 100 h 内持续升高，而对照组不会（$P < 0.02$）。
- 一些研究表明，癫痫电发作独立引起预后不良。
  - 140 例中-重度 TBI 患者行 cEEG 监测，发现 32 例（22.9%）有癫痫电发作[9]。
  - 上述患者的亚组在基线（TBI 后 2 周内）和 TBI 后 6 个月完善容量 MRI。其中 6 例有癫痫电发作，将其与对照组 10 例患者进行比较（按照 GCS 评分、CT 所见损伤部位、是否手术来匹配）。
  - 癫痫电发作患者随访时海马萎缩程度重于无癫痫发作者（21% *vs.* 12%，$P = 0.017$），并且癫痫电发作部位同侧的海马比对侧海马萎缩程度更重（28% *vs.* 13%，$P = 0.007$）。
  - 这些数据说明，TBI 后癫痫电发作会导致长期的解剖学损伤。
- 综上，TBI 后癫痫电发作会导致大脑进一步受损，但迄今为止还没有证据表明 TBI 后控制癫痫电发作能改善预后。

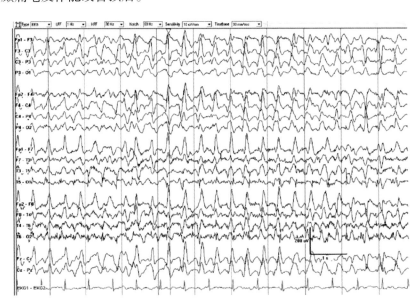

图 10.3 持续无反应的颅脑外伤患者出现的 NCSE。与图 10.2 为同一患者。这位无反应的患者数日后的 EEG 表明为 NCSE。NCSE，非惊厥性癫痫持续状态

Ⅲ. 仍需思考、有待解决的问题

A. 癫痫发作检测之外的问题

- 定量脑电图（QEEG）测量的初步研究，如 TBI 后的 α 变异率已被证明可预测临床结局[14]。同样，睡眠型式中断也与结局有关，尤其是儿童患者。需要进一步的研究来探索 QEEG 对于判断该患者人群预后的价值。

- TBI 患者周期性和节律性型式［例如偏侧周期性放电（LPD）］意义如何，是否应予 ASD 治疗，还需进一步研究。最近一项关于 TBI 患者癫痫样活动的研究发现，周期性放电与反映正在发生的神经元损伤的标志物存在相关性[15]。

- ASD 治疗应在改善预后的可能性与药物相关不良反应（认知障碍、机械通气时间延长或药物诱导性暴发–抑制引起的低血压）之间权衡利弊。

参考文献

1. Bratton SL, Chestnut RM, Ghajar J, et al. Guidelines for the management of severe traumatic brain injury. XIII. Antiseizure prophylaxis. *J Neurotrauma.* 2007;24(Suppl 1):S83–S86.
2. Vespa PM, Nuwer MR, Nenov V, et al. Increased incidence and impact of nonconvulsive and convulsive seizures after traumatic brain injury as detected by continuous electroencephalographic monitoring. *J Neurosurg.* 1999;91:750.
3. Claassen J, Mayer SA, Kowaski RG, et al. Detection of electrographic seizures with continuous EEG monitoring in critically ill patients. *Neurology.* 2004;62:1743–1748.
4. Annegers JF, Grabow JD, Groover RV, et al. Seizures after head trauma: a population study. *Neurology.* 1980;30:683–689.
5. Temkin NR, Dikmen SS, Wilensky AJ, et al. A randomized, double-blind study of phenytoin for the prevention of post-traumatic seizures. *N Engl J Med.* 1990;323:497–502.
6. Lee S, Lui T, Wong C, et al. Early seizures after moderate closed head injury. *Acta Neurochir.* 1995;137:151–154.
7. Vespa P. Continuous EEG monitoring for the detection of seizures in traumatic brain injury infarction, intracerebral hemorrhage: "To detect and protect." *J Clin Neurophysiol.* 2005;22:99–106.
8. Vespa PM, Miller C, McArthur D, et al. Nonconvulsive electrographic seizures after traumatic brain injury result in a delayed, prolonged increase in intracranial pressure and metabolic crisis. *Critic Care Med.* 2007;35(12):2830–2836.
9. Vespa PM, McArthur DL, Xu Y, et al. Nonconvulsive seizures after traumatic brain injury are associated with hippocampal atrophy. *Neurology.* 2010;75(9):792–798.
10. Szaflarski JP, Sangha KS, Lindsell CJ, et al. Prospective, randomized, single-blinded comparative trial of intravenous levetiracetam versus phenytoin for seizure prophylaxis. *Neurocrit Care.* 2010;12(2):165–172.
11. Husain AM. Lacosamide in status epilepticus: update on the TRENdS study. *Epilepsy Behav.* 2015;49:337–339.
12. Wang HC, Chang WN, Chang HW, et al. Factors predictive of outcome in posttraumatic seizures. *J Trauma.* 2008;64:883–888.
13. Chiaretti A, Piastra M, Pulitano S, et al. Prognostic factors and outcome children with severe head injury: an 8-year experience. *Childs Nerv Syst.* 2002;18:129–136.
14. Vespa PM, Boscardin WJ, Hovda DA, et al. Early and persistent impaired percent alpha variability on continuous electroencephalography monitoring as predictive of poor outcome after traumatic brain injury. *J Neurosurg.* 2002;97(1):84–92.
15. Vespa PM, Tubi M, Claassen J, et al. Metabolic crisis occurs with seizures and periodic discharges after brain trauma. *Ann Neurol.* 2016;79(4):579–590.

延伸阅读

NIH consensus development conference on Rehabilitation of Persons With Traumatic Brain Injury. https://www.nichd.nih.gov/publications/pubs/TBI_1999/Pages/Introduction.aspx
Ragnarsson KT. Results of the NIH consensus conference on "rehabilitation of persons with traumatic brain injury." *Restor Neurol Neurosci.* 2002;20(3–4):103–108.
Wallace BE, Wagner AK, Wagner EP, McDeavitt JT. A history and review of quantitative electroencephalography in traumatic brain injury. *J Head Trauma Rehabil.* 2001;16(2):165–190.

第 11 章

成人心搏骤停后的预后评估

（Amy Z. Crepeau）

（张哲　魏雨菲　译）

本章内容

- 预测心搏骤停患者预后的 EEG 型式
- 心搏骤停后的癫痫电发作
- 有助于评估预后的辅助检查

关键点

- 心搏骤停较为常见，具有高死亡率和高致残率。因此，心搏骤停后昏迷患者的预后信息对于指导临床诊疗至关重要。
- 心搏骤停后连续 EEG 监测目的有二：检出癫痫发作和评估预后。
- 提示预后不良的 EEG 型式包括癫痫持续状态、暴发-抑制、背景无反应性和等电位型式。
- EEG 术语、解读需持续一致，同时考虑加做其他辅助试验，才能最准确地判断心搏骤停患者的预后。

I. 背景

- 美国每年因院外心搏骤停而接受治疗的患者超过 35 万人，另有 20 万人因院内心搏骤停而接受治疗。
- 院外心搏骤停患者只有约 10% 能存活至出院。心搏骤停后存活患者的院内死亡率约为 60%，它导致的缺氧缺血性脑病是心搏骤停后死亡的主要原因。
- 正因为死亡率如此高，为判断预后提供可靠数据至关重要。
- 美国心脏协会 2010 年指南建议通过"频繁或连续的"EEG（cEEG）识别并迅速治疗癫痫发作或癫痫持续状态，并预测哪些患者可能神经功能结局不良。

Ⅱ. 基础知识

A. cEEG 识别癫痫发作

- 心搏骤停后连续 EEG 监测目的有二：检出癫痫发作和评估预后。
- 据报道，心搏骤停后的患者有 10% ～ 25% 出现非惊厥性癫痫发作（NCS），10% ～ 12% 出现癫痫持续状态。
- 早期开始 cEEG 监测很重要，因为研究显示 NCS 和非惊厥性癫痫持续状态（NCSE）在心搏骤停后的最初 24 h 内即出现[1]。
- 没有针对心搏骤停后癫痫发作或癫痫持续状态的治疗建议，也没有研究表明积极抗癫痫治疗可改善预后。

B. cEEG 评估预后（表 11.1）

- EEG 用于评估缺氧性损伤预后，最初是由 Pampiglione 在 20 世纪 50 年代描述的。1962 年，他还报道了心搏骤停和复苏后一系列 EEG 表现，提示 EEG 恢复正常则结局良好，EEG 呈等电位或暴发–抑制型式则不能或不一定能生存。
- 从那时起，人们提出了多种分类系统，将 EEG 表现与预后联系起来，描述与不良结局相关的特征性 EEG 型式。
- 反映预后的 EEG 背景表现：
  - 早期 EEG（心搏骤停后 12 h 内）背景连续，与神经功能结局相对良好存在相关性（表 11.2）[2]。
  - 脑电背景有无反应很重要。一项病例系列研究显示，背景无反应对死亡的阳性预测值为 100%[3]。就连续性和反应性而言，即便予低温治疗（therapeutic

表 11.1　EEG 分类

预后好	预后一般	预后差
• 背景减慢至 θ 节律 • 背景有反应、连续	• 减慢至 δ 节律 • 三相波 • 偏侧周期性放电 • 节律性 δ 活动 • 间断背景衰减 • θ 昏迷 • 纺锤昏迷	• 暴发–抑制 • 背景抑制伴全面周期性放电 • 癫痫持续状态 • 癫痫电发作 • 背景无反应 • 背景等电位 • α 昏迷

来源：From Crepeau AZ, Tirschwell DL, Khot S. Continuous EEG in therapeutic hypothermia after cardiac arrest: prognostic and clinical value. *Neurology*，2013，80（4）：339-344. http://www.neurology.org/content/80/4/339

表 11.2　心搏骤停后癫痫持续状态：提示神经功能预后良好的征象

- EEG 背景连续
- 癫痫持续状态晚期出现
- 体感诱发电位 N20 峰保留
- 血清 NSE < 40 μg/L
- 神经影像正常

NSE，神经元特异性烯醇化酶

hypothermia，TH）和镇静药物并按"符合方案（per protocol）"分析，该结果依然成立。

- 然而，最近一项研究分析了 103 例心搏骤停后患者的 cEEG，对于判断背景有无反应性，EEG 专家之间的判读一致性只是"勉强接受"而已。这一结果使人关切——只用反应性评估预后，究竟有多少价值[4]。

- α、θ 和纺锤昏迷是特定的昏迷型式，定义为单调、无变化的 α 或 θ 活动。α 昏迷中的 α 活动与后头部优势节律不同，区别在于 α 活动位置更靠前、没有内在变异度、睁眼无反应。这些型式最真实的形态是没有反应性的，并且提示预后不良，尽管并非所有型式都是不良预后的独立提示因素[5]。

- 暴发-抑制的特点是高波幅脑电活动与等电位背景相交替，其中抑制时程占全记录的 50% 以上（图 11.1）。低温或镇静药物均可以诱导出暴发-抑制型式，在没有低温或镇静的情况下，该型式与神经功能预后差相关——尽管并非普遍如此[6]。暴发-抑制型式的细节会影响预后。

  ○ 若暴发含有全面周期性放电（GPD；图 11.2），与预后不良的相关性更高。

  ○ 若为完全相同的暴发，则一定与预后不良相关[7]。

  ○ 若暴发包含 GPD 并与肌阵挛抽搐相关，则该型式为肌阵挛性癫痫持续状态（myoclonic status epilepticus，MSE；图 11.3 和图 11.4），也提示预后不良。MSE 后结局良好的情况很罕见；然而，这些例外情况往往还有其他令人鼓舞的检查发现，如脑干反射保留、体感诱发电位（somatosensory evoked potentials，SSEP）存在 N20 峰、有反应性、神经影像正常[8]。

- 脑电呈不连续性，背景偶尔衰减 1～4 s，与神经功能结局不良无关[9]。

- 癫痫电发作和癫痫持续状态是一类恶性的 EEG 改变，与不良结局高度相关（图 S-11.1）。

  ○ 散发的癫痫电发作和 NCSE 与神经功能预后不良高度相关，即使积极抗癫痫治疗也会如此。

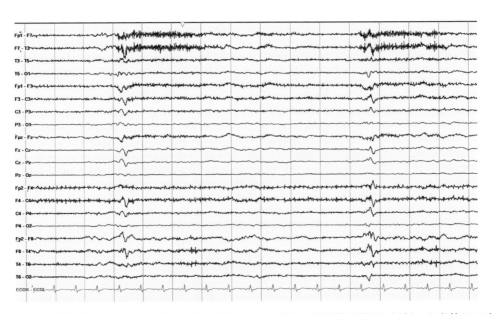

图 11.1　一例心搏骤停后 3 天仍昏迷的 65 岁患者的 GPD。图示心搏骤停后暴发-抑制。患者体温正常，未予镇静药物。GPD，全面周期性放电

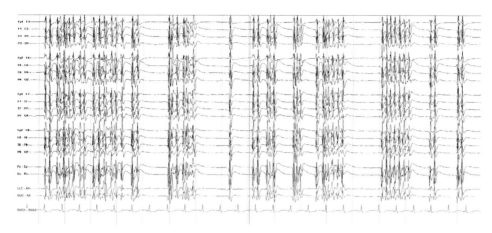

图 11.2 心搏骤停后 GPD 伴 MSE。一例 65 岁心搏骤停、15 min 后成功 ROSC 的昏迷患者，第 3 天 EEG 示 GPD，此时患者予咪达唑仑持续泵入。脑电背景抑制、无反应，GPD 以不高于 5 Hz 的频率出现。GPD，全面周期性放电；MSE，肌阵挛性癫痫持续状态；ROSC，自主循环恢复（return of spontaneous circulation）

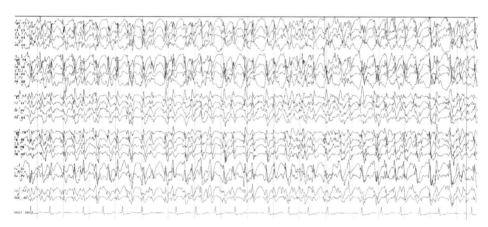

图 11.3 心搏骤停后 EEG 示间断性肌阵挛抽搐。肌阵挛性癫痫持续状态。此 EEG 来自一例 69 岁男性 PEA、心搏骤停后患者，25 min 内 ROSC。GPD 以额区为著，频率在 1.5～3 Hz 之间，部分与肌阵挛抽搐锁时。GPD，全面周期性放电；PEA，无脉性电活动（pulseless electrical activity）；ROSC，自主循环恢复

- ○ 但是，与 MSE 类似，NCSE 也并非普遍预后差。在结局良好的患者中[10]：
    - ■ NCSE 发作之前，背景连续或近于连续。
    - ■ NCSE 出现于心搏骤停后的临床病程晚期。
    - ■ SSEP 存在 N20 峰，神经元特异性烯醇化酶（neuron-specific enolase，NSE）水平较低。
  - ○ 癫痫电发作以及异常的 EEG 背景型式可能只不过是反映潜在病因严重程度的标志物而已。不过，有报道称癫痫电发作可能独立导致脑损伤和心搏骤停后预后更差。
- ● 在未予镇静药物或深度低温的情况下，背景等电位通常与神经功能结局差相关。等电位定义为背景小于 10 μV、没有任何反应性（图 11.5）[5, 9]。
  - ○ 低电压或等电位 EEG 型式比双侧 N20 反应消失能更好地预测神经功能预后差，敏感性为 24%、特异性为 100%，阴性预测值为 55%、阳性预测值为 100%[2]。
  - ○ 背景等电位的判定不等于电静息，并不需要特别的标准来诊断。

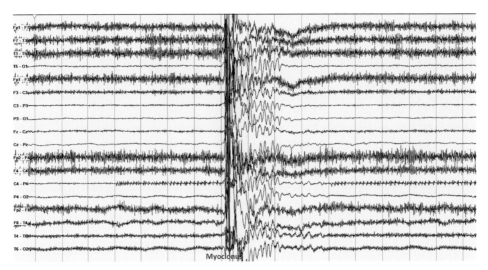

图 11.4   背景等电位、无反应。 一例 53 岁男性缺血性心肌病患者，目击出现心搏骤停、成功复苏后出现肌阵挛性癫痫持续状态、肌阵挛抽搐。此 EEG 完成于 ROSC 后 4 h。患者昏迷伴间断性肌阵挛抽搐，未予镇静治疗，核心体温 36℃

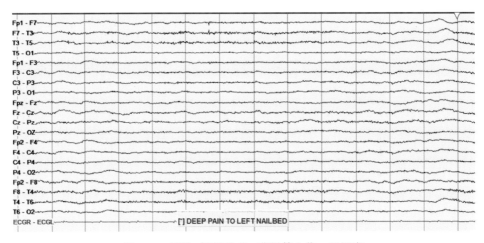

图 11.5   暴发−抑制型式。 背景等电位、无反应

Ⅲ.   仍需思考、有待解决的问题

- 尽管大家都认可恶性 EEG 型式的重要意义，但 EEG 判读结果有时候见仁见智。
  - 背景抑制、背景抑制伴连续癫痫样放电和暴发−抑制型式的判读者间信度较高。
  - 背景无反应性与预后不良相关，但它的判读者间一致性仅勉强接受[4]。
- 建立共识以明确定义也具有挑战性。尽管那些特定型式公认是"恶性"的，但这些型式的确切定义各不相同。
  - 同一频谱内可以同时出现 GPD、暴发−抑制、NCSE 和 MSE，但 EEG 判读者观点不同，所使用的术语也不同。
- 判读者间信度带来的这些挑战，使得仅靠 EEG 难以确定预后。随着研究的推进、术语进一步标准化，在认识 EEG "微妙差异"的意义方面可以取得更大进展。
- 过去 60 年里心搏骤停后的标准治疗经历了多次重大变化，这对脑电表现的意义造成了

直接影响。

- 人们证实低温治疗（TH）可以改善神经功能结局，此后该治疗成为 21 世纪早期的标准治疗方法。由此产生的后果是，因为镇静和低温对 EEG 有影响，所以难以直接套用此前几十年积累的有关 EEG 与预后关系的知识。当前研究更多地集中于探讨 TH 期间及之后的 EEG 表现与预后的关系。
  - 学者研究了院前降温的获益，1359 名患者被随机分组，一组在自主循环恢复后护士立即予以 TH，另一组予标准治疗、在入院后启动 TH。虽然院前降温成功降低了核心温度，但并没有改善出院时的神经功能状态[11]。
  - 为了探索最佳院内管理方案，939 名患者被随机分配到 TH 组（33℃）与目标温度管理组（targeted temperature management，TTM）（36℃）。通过随访 180 天的死亡率，与 TTM 相比，TH 没有带来任何获益[12]。
  - 美国神经病学学会最新的实践指南建议对室性心动过速（ventricular tachycardia，VT）或心室颤动（ventricular fibrillation，VF）后存活的昏迷者予 TH（A 类证据）。对于 VT/VF 或心搏停止 / 无脉搏电活动的患者，TTM 可能同样有效且可接受（B 类证据）。TH 治疗之前予院前降温不太可能改善神经功能预后或生存率，因此没有推荐（A 类证据）[13]。
- 尽管临床实践和指南支持应用 TH，但在这一时代之前所积累的 EEG 预测经验仍有参考价值，因为资料表明，TH 并不会显著改变特定 EEG 型式对于预后的重要提示意义。
- EEG 只是有助于评估预后的检查之一，不能只做这一项检查。体格检查、SSEP、血清生物标志物和神经影像学对预后评估均有帮助。EEG 结果解读必须结合这些检查，才能对预后做出最恰当的估计（表 11.3）[14]。

表 11.3　帮助判断预后的辅助试验	
体格检查	<ul><li>瞳孔对光反射</li><li>　○ 72 h 仍消失，与预后差相关</li><li>角膜反射</li><li>　○ 72 h 仍消失，不一定有提示作用</li><li>运动反应</li><li>　○ 复温后，疼痛刺激后肢体伸直或无反应，预后可能较好</li><li>肌阵挛</li><li>　○ 预后情况不一</li></ul>
体感诱发电位	<ul><li>双侧 N20 波消失是提示预后差的早期征象</li></ul>
血清生物标志物	<ul><li>神经元特异性烯醇化酶</li><li>　○ 文献报道的提示预后差的范围值较广</li><li>S-100 B</li><li>　○ 文献报道的浓度水平、检测时机均不一致</li></ul>
神经影像	<ul><li>CT</li><li>　○ 脑水肿可能与神经功能预后差相关</li><li>MRI</li><li>　○ DWI 或 FLAIR 示中到重度皮质或深部灰质异常信号提示预后差</li></ul>

DWI，弥散加权成像；FLAIR，液体衰减反转恢复。

来源：From Sandroni C，Cavallaro F，Callaway CW，et al. Predictors of poor neurological outcome in adult comatose survivors of cardiac arrest：a systematic review and meta-analysis. Part 2：Patients treated with therapeutic hypothermia. *Resuscitation*，2013，84（10）：1324-1338.

补充图片

下列图片请扫描二维码观看：

图 S-11.1　（A～D）从全面周期性放电（GPD）到出现癫痫电发作

参考文献

1. Rittenberger JC, Popescu A, Brenner RP, et al. Frequency and timing of nonconvulsive status epilepticus in comatose post-cardiac arrest subjects treated with hypothermia. *Neurocrit Care.* 2012;16(1):114–122.
2. Cloostermans MC, van Meulen FB, Eertman CJ, et al. Continuous electroencephalography monitoring for early prediction of neurological outcome in postanoxic patients after cardiac arrest: a prospective cohort study. *Crit Care Med.* 2012;40(10):2867–2875.
3. Rossetti AO, Urbano LA, Delodder F, et al. Prognostic value of continuous EEG monitoring during therapeutic hypothermia after cardiac arrest. *Crit Care.* 2010;14(5):R173.
4. Westhall E, Rosén I, Rossetti AO, et al. Interrater variability of EEG interpretation in comatose cardiac arrest patients. *Clin Neurophysiol.* 2015;126(12):2397–2404.
5. Young GB, Doig G, Ragazzoni A. Anoxic-ischemic encephalopathy: clinical and electrophysiological associations with outcome. *Neurocrit Care.* 2005;2(2):159–164.
6. Young GB. The EEG in coma. *J Clin Neurophysiol.* 2000;17(5):473–485.
7. Hofmeijer J, Tjepkema-Cloostermans MC, van Putten MJ. Burst-suppression with identical bursts: a distinct EEG pattern with poor outcome in postanoxic coma. *Clin Neurophysiol.* 2014;125(5):947–954.
8. Rossetti AO, Oddo M, Liaudet L, Kaplan PW. Predictors of awakening from postanoxic status epilepticus after therapeutic hypothermia. *Neurology.* 2009;72(8):744–749.
9. Crepeau AZ, Tirschwell DL, Khot S. Continuous EEG in therapeutic hypothermia after cardiac arrest: prognostic and clinical value. *Neurology*. 2013;80(4):339–344.
10. Dragancea I, Backman S, Westhall E, et al. Outcome following postanoxic status epilepticus in patients with targeted temperature management after cardiac arrest. *Epilepsy Behav.* 2015;49:173–177.
11. Kim F, Nichol G, Maynard C, et al. Effect of prehospital induction of mild hypothermia on survival and neurological status among adults with cardiac arrest: a randomized clinical trial. *JAMA.* 2014;311(1):45–52.
12. Nielsen N, Wetterslev J, Cronberg T, et al. Targeted temperature management at 33°C versus 36°C after cardiac arrest. *N Engl J Med.* 2013;369(23):2197–2206.
13. Geocadin R, Wijdicks E, Armstrong M, et al. Practice guideline summary: reducing brain injury following cardiopulmonary resuscitation. *Neurology.* 2017;88(22):2141–2149.
14. Sandroni C, Cavallaro F, Callaway CW, et al. Predictors of poor neurological outcome in adult comatose survivors of cardiac arrest: a systematic review and meta-analysis. Part 2: Patients treated with therapeutic hypothermia. *Resuscitation*. 2013;84(10):1324–1338.

第 12 章

新生儿和儿童患者的低温治疗

（Nicholas S. Abend，Courtney J. Wusthoff）

（张哲　李曼　译）

本章内容

- 新生儿缺氧缺血性脑病（hypoxic-ischemic encephalopathy，HIE；伴或不伴低温治疗）和心搏骤停复苏后儿童的癫痫发作出现率
- 癫痫临床发作和仅出现癫痫电发作对神经发育结局的影响
- EEG 监测在评估预后中的作用
- 常规 EEG 使用受限或不能施行时，使用有限通道的波幅整合 EEG

关键点

- 低温治疗（TH）已被证明能改善足月新生儿缺氧缺血性脑病的预后，并广泛用作神经保护策略。TH 也可应用于心搏骤停后的儿童，有时参照成人的数据应用。
- 仅 EEG 观察到的癫痫电发作常见于缺氧缺血性脑损伤后的新生儿和儿童，并且与预后不佳存在相关性。
- 更加严重的异常 EEG 背景型式与缺氧缺血性脑损伤后的新生儿和儿童预后不良相关。

I. 背景

A. 新生儿缺氧缺血性脑病（HIE）

- HIE 是足月新生儿残疾和死亡的主要原因，导致急性和慢性后遗症，包括智力残疾、脑性瘫痪和癫痫。
- 中-重度 HIE 的新生儿有急性症状性癫痫发作的风险，见于多达一半的患儿。研究表明，新生儿中超过一半的癫痫电发作仅出现 EEG 改变，因此只通过临床观察难以识别。
- 予苯巴比妥或苯妥英可终止临床显著的癫痫发作，但仅见于 EEG 的癫痫电发作可能持续（电临床脱偶联），或与临床体征不一致。
- 低温治疗（TH）已被证明可改善罹患 HIE 的足月新生儿的神经发育结局。

- ○ 几项大型多中心随机研究比较了足月新生儿正常体温和 TH（34 ～ 36℃）的差异[1-2]。
  - ■ TH 通过选择性头部降温（头帽）或全身降温（降温毯）并维持 72 h 来实现。
  - ■ 使用 TH 的新生儿在 18 ～ 22 月龄时死亡和严重残疾率显著减低，当受试者随访至 6 ～ 7 岁时，这种差异仍然存在[3]。
- 根据这些数据，美国儿科学会建议使用常规 EEG 或波幅整合 EEG（amplitude-integrated EEG，aEEG）监测接受 TH 的 HIE 新生儿，美国临床神经生理学会建议使用常规 EEG 监测[4-5]。

B. 心搏骤停复苏后的儿童患者

- 心搏骤停导致缺氧缺血性脑损伤是儿童残疾和死亡的主要原因。
  - ○ 儿童心搏骤停的病因与成人不同；相当一部分患儿表现为呼吸骤停，或见于罹患慢性神经发育疾病、内科疾病的儿童中。
- 根据 TH 改善成人心搏骤停复苏后结局的资料，该治疗有时用于儿童。
  - ○ TH 在儿童中可行，几乎没有不良反应。
  - ○ 一项大型随机化临床试验，比较 TH（目标温度 33℃）与治疗性正常体温（目标温度 36.8℃）对院外心搏骤停的治疗效果，表明 1 年时没有神经功能获益[6]。
  - ○ 目前还没有关于院内心搏骤停后结局的研究数据。
  - ○ 心搏骤停复苏的儿童给予 TH，通常持续 24 ～ 48 h，然后用 12 ～ 24 h 的时间复温。

Ⅱ. 基础知识

A. HIE 新生儿

- 癫痫电发作在接受 TH 的 HIE 新生儿中很常见，其中大多数发作仅通过 EEG 才能观察到。
  - ○ 一项研究评估了 41 例接受 TH 和 EEG 监测的 HIE 新生儿。34% 患儿出现癫痫电发作，10% 出现癫痫持续状态（SE）。其中仅能通过 EEG 识别的癫痫发作占 43%[7]。
  - ○ 一项研究评估了 26 例接受 TH 和 EEG 监测的 HIE 新生儿。65% 出现癫痫电发作，23% 出现 SE（图 12.1）[8]。仅能通过 EEG 识别的癫痫发作占 47%[9]。
  - ○ 随后一项多中心研究纳入 90 例予 TH 并接受 EEG 监测的 HIE 足月新生儿，发现 48% 发生癫痫电发作，其中 10% 出现 SE[10]。
  - ○ 有证据表明，TH 可能与 HIE 新生儿癫痫电发作减少相关。
- 癫痫临床发作和仅 EEG 能识别的电发作与神经发育结局不良相关，但仍不确定癫痫发作究竟是更严重脑损伤的生物标志物，还是它本身就会造成继发性脑损伤、使预后恶化。
  - ○ 早期研究使用单因素分析揭示癫痫发作与不良结局之间的相关性，因此不清楚癫痫发作导致继发性脑损伤、使预后更差，还是仅仅是更严重脑损伤的生物标志物。
  - ○ 近年的研究校正了反映脑损伤严重程度的变量，依然显示癫痫发作与不良结局之间存在相关性，这说明至少在部分新生儿中，癫痫发作可能导致继发性脑损伤、使预后更差[11-13]。

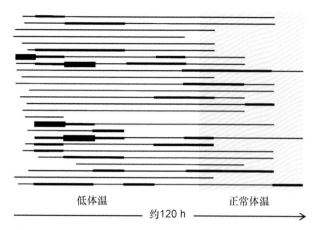

图 12.1　**HIE 新生儿低温治疗期间和之后的癫痫发作**。每条灰色横线代表一名患儿的连续 EEG 记录。黑色细条代表癫痫电发作，黑色粗条代表 SE。HIE，缺氧缺血性脑病；SE，癫痫持续状态。［图片来源：Image based on Abend NS，Topjian A，Ichord R，et al. Electroencephalographic monitoring during hypothermia after pediatric cardiac arrest. *Neurology*，2009，72（22）：1931-1940.］

- ○　两项研究将新生儿随机分入根据临床表现和根据 EEG（常规 EEG 或 aEEG）指导治疗两组。根据 EEG 指导治疗的研究对象癫痫发作暴露更少，而癫痫发作暴露少的患儿预后更好[14-15]。
- ●　除了识别癫痫发作，EEG 还可以为 HIE 新生儿提供预后信息[16-17]。
  - ○　EEG 背景正常，尤其是在出生后不久（即 TH 早期），预示 MRI 和神经发育结局均正常。
  - ○　重度背景异常（严重衰减、暴发–抑制），尤其是重度异常在出生后持续数天，则预示 MRI 呈现重度损伤，神经发育结局异常也更加严重。
- ●　床旁医护人员就可以完成 2 或 4 通道的 aEEG 监测，aEEG 能在床旁显示压缩的 EEG。
  - ○　对于背景描述，aEEG 与常规 EEG 的一致性为勉强可接受到中等[18]。
  - ○　背景分层能够筛选哪些新生儿可能从 TH 中获益（图 12.2）[19]。
  - ○　常规 EEG 识别出的癫痫发作只有约一半能被 aEEG 检出，把 aEEG 电极放置在 C3 ～ C4，检出效果最好。
  - ○　常规全导 EEG 监测在检出癫痫发作方面优于 aEEG。然而，如果 aEEG 由熟练的人判读，还是可以识别出不少新生儿的癫痫发作（图 12.3）。因此，当不能或没有条件完成常规 EEG 时，有限通道的 aEEG 可在癫痫发作识别中起重要作用。
  - ○　有两项研究将 HIE 新生儿随机分入两组，一组治疗癫痫临床发作和 aEEG 识别的癫痫电发作，另一组仅治疗癫痫临床发作。
    - ■　在比较临床管理与 aEEG 管理的研究中，临床和亚临床癫痫发作皆予处理，相比仅处置癫痫临床发作，前者的总癫痫发作持续时间趋于减少。此外，患者癫痫发作暴露越多，MRI 所见的脑损伤就更重[14]。
    - ■　在比较临床管理与 EEG-aEEG 管理的研究中，有 EEG 数据的患者癫痫发作负担更低、治疗的用时更短。此外，患者癫痫发作暴露越多，MRI 所见的脑损伤更重、神经发育结局更差[15]。
  - ○　伪差和非癫痫发作动作在 HIE 新生儿中很常见，要与癫痫电发作鉴别。类似癫痫发作的临床动作有寒战、肌阵挛、反射亢进和战栗。

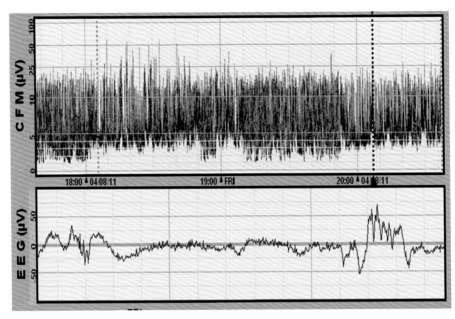

图 12.2   aEEG 轨迹图示接受低温治疗的 HIE 新生儿的异常低波幅背景。上图示经压缩、处理的 3 小时 EEG 信号。下图所示的 15 秒原始 EEG 截自虚线标示的时间点。在做是否给予新生儿低温治疗的决策时，有时用 aEEG 评估脑病的程度。该病例的记录始于 aEEG 波幅低于 5 μV 的下界，这是异常减低的波幅，将被归类为异常背景。aEEG，波幅整合 EEG；HIE，缺氧缺血性脑病

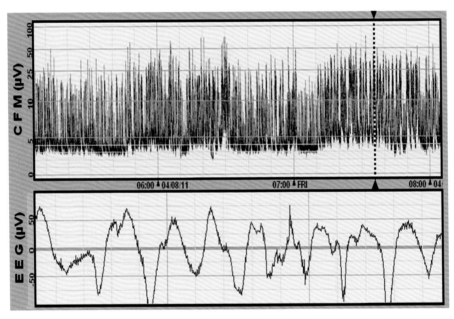

图 12.3   aEEG 轨迹图示接受低温治疗的 HIE 新生儿的癫痫发作。上图示 3 小时的 aEEG 趋势（如 X 轴标记所示），其中虚线标记的时间点对应于下图的时长 15 秒的原始 EEG。上图显示 aEEG 的癫痫发作呈弓形，下图示原始 EEG 的癫痫发作具有节律性活动特征。aEEG，波幅整合 EEG；HIE，缺氧缺血性脑病

- 指南和共识声明：
  - 根据这些研究数据，一些指南和共识声明主张接受 TH 的 HIE 新生儿应当给予 EEG 监测。

- 美国临床神经生理学会有关新生儿连续 EEG（cEEG）监测的指南中，倡导对高危新生儿（包括 HIE 患儿）行 EEG 监测，以明确发作性事件是否为癫痫发作、识别仅 EEG 可见的癫痫电发作、评估脑病程度[4]。
- 美国临床神经生理学会《描述新生儿 cEEG 监测的标准化 EEG 术语和分类》[20]进一步详细描述了应当予以评估和记录的新生儿 EEG 的具体特征。
- 2011 年世界卫生组织的新生儿癫痫发作指南建议，在有 EEG 监测条件的专业机构，所有癫痫临床发作均应由 EEG 确认，所有癫痫电发作均应治疗，包括没有相关临床表现、仅 EEG 可识别的电发作。
- 美国儿科学会的一篇临床报告综述了新生儿脑病和 TH 使用，结论认为开展低温治疗的中心应当为患儿提供强化医疗照护，包括通过某种 EEG（常规 EEG 或波幅整合 EEG）检测癫痫发作、进行监测[5]。

B. 心搏骤停复苏后的儿童

- 接受 EEG 监测的急症儿童的观察性研究显示，HIE 是癫痫电发作的常见病因。此外，出现电发作的危重患儿约 1/3 癫痫发作过多，可归为电发作 SE[21]。
- 癫痫电发作大多没有任何临床相关症状，常见于接受 TH 的心搏骤停复苏后的儿童，发生率高达 47%。
  - 其中 1 例患者癫痫发作始于 TH 的前半段，4 例始于 TH 的后半段，4 例始于复温期间（图 12.4 和图 12.5）[8]。
- 数项小型回顾性研究表明，心搏骤停后 HIE 儿童的癫痫发作与预后差相关。
  - 一项对 108 例心搏骤停后未予 TH 的儿童的 EEG 监测研究显示，出现癫痫电发作与预后不佳存在相关性[22]。
  - 在一项对 73 例给予和未予 TH 的儿童的研究中，7 例患儿出现癫痫发作（有 5 例为 SE），他们的预后都很差[23]。
  - 危重患儿无论何种病因引起癫痫电发作，都与神经发育结局较差存在相关性，癫痫电发作频繁的患儿尤其如此[24-25]。
- 要留意寒战伪差，因为如果出现，通常需改变治疗，以减少寒战。
- EEG 可提供心搏骤停复苏后儿童的预后信息。
  - 在引入低温治疗心搏骤停患儿之前，与预后不良相关的 EEG 特征有重度衰减、暴发-抑制、SE［尤其是肌阵挛性癫痫持续状态（MSE）］以及可能的周期性癫痫

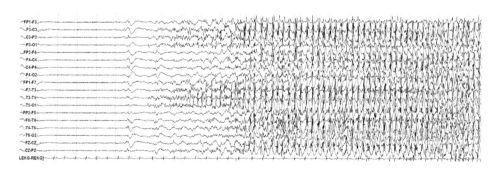

图 12.4　**一例心搏骤停后低温治疗的儿童，出现局部起源的癫痫电发作。**一例心搏骤停复苏后予低温治疗的儿童，在低温治疗期间 EEG 示衰减、不连续，然后在复温期间出现多灶性非惊厥性癫痫发作。这一癫痫发作为左半球局部起源，随后扩散至全导。尽管未予肌松药，患儿也没有任何相关临床症状

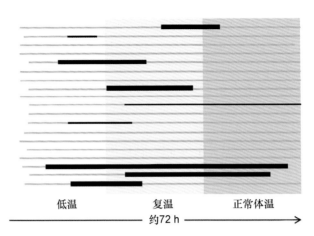

图 12.5　**心搏骤停后儿童在低温治疗期间及之后的癫痫发作**。每条灰色横线代表 1 名患儿的连续 EEG 记录。黑色细条代表癫痫电发作，黑色粗条代表癫痫持续状态（SE）。［图片来源：Image based on Wusthoff CJ，Dlugos D，Gutierrez-Colina AM，et al. Incidence of electrographic seizures during therapeutic hypothermia for neonatal encephalopathy. *J Child Neurol*，2011，26（6）：724-728.］

样放电。

- ○ 一项回顾性研究描述了 108 例心搏骤停复苏的儿童，他们根据临床指征完善 EEG 监测，未予 TH[22]。
    - ■ 反应性消失和癫痫发作与结局更差存在相关性。背景评分每加重一级（正常、慢波-失律、暴发-抑制、衰减-平坦），死亡的比值（odds）为 3.63，预后不良的比值为 4.38。
    - ■ 如果 TH 具有神经保护作用，那么这些 EEG 特征的预测价值，以及心搏骤停后最能反映预后的检查时机，可能都会改变。
- ○ 一项观察性研究连续入组了 35 例心搏骤停后接受 TH 的儿童，对其 EEG 进行评分。
    - ■ 在 TH 和正常体温期间，EEG 无反应，或极度不连续（包括暴发-抑制和无脑电活动），都比 EEG 连续、有反应的患儿短期预后更差（表 12.1）[26]。

表 12.1　根据连续性和反应性的简明 EEG 分级系统，在 35 例心搏骤停后行低温治疗的患儿中预测短期不良结局（儿童脑功能评分"严重残疾"或更差）

EEG 分级	不良结局 PPV（95% CI）	
	低温	正常体温
连续并且有反应	27%（12% ～ 42%）	31%（15% ～ 46%）
连续、无反应	80%（67% ～ 93%）	92%（83% ～ 100%）
不连续和（或）抑制	93%（84% ～ 100%）	89%（78% ～ 99%）
连续并且无反应 或 不连续和（或）抑制	88%（77% ～ 98%）	91%（81% ～ 100%）

CI，置信区间；PPV，阳性预测值。
来源：Based on Kessler S，Topjian AA，Guterrez-Colina AM，et al. Short-term outcome prediction by electroencephalographic features in children treated with therapeutic hypothermia after cardiac arrest. *Neurocritical Care*，2011，14（1）：37-43.

- ○ 一项纳入 73 例给予和未予 TH 的儿童的回顾性研究中，存在连续的背景与良好结局相关，所有最初一小时内即出现癫痫发作的患儿结局都不好[23]。
- 指南和共识声明：
  - ○ 根据上述资料，最近数篇指南和共识声明均主张心搏骤停后的儿童应完善 EEG 监测。
    - 美国神经重症学会《癫痫持续状态评估和管理指南》强烈建议完善 48 h 的 EEG 监测，以识别昏迷儿童急性脑损伤（包括缺氧缺血性脑损伤）后的电发作 SE[27]。
    - 美国临床神经生理学会《儿童和成人重症患者 EEG 监测共识声明》建议，有癫痫电发作风险的儿童（包括缺氧缺血性脑损伤），应完善至少 24 h 的 EEG 监测[28]。

Ⅲ. 仍需思考、有待解决的问题

A. 新生儿、儿童和成人人群都有着相似的困惑，即 EEG 对于评估预后的价值有多大，识别和管理癫痫发作会带来哪些影响，常规 EEG 和定量 EEG 如何结合使用才最好并且临床价值最高。关键问题包括：

- 哪些患者癫痫发作的风险最高？
  - ○ 尽管上述所有人群都有可能出现癫痫发作，并且通常仅为电发作，但 EEG 监测毕竟需要投入大量资源。癫痫发作预测模型有助于将 EEG 监测资源用于风险最高的患者。
- 癫痫发作会使预后变差吗？识别和治疗癫痫发作会改善结局吗？
  - ○ 虽然已知癫痫发作会出现在接受 TH 的 HIE 新生儿和儿童中，但需要进一步研究以确定：（a）癫痫发作是否对神经发育结局有因果影响；（b）如何最好地控制癫痫发作；（c）对癫痫发作优化管理能否改善结局。
- EEG 背景能否预测短期和长期结局？
  - ○ 上述所有人群的研究都表明，异常 EEG 背景特征越严重，特别是假如这些异常持续数日之久，则与神经行为结局不佳的相关性越大。然而，但凡是预测模型肯定都不完美，对于中度异常的 EEG 型式而言尤其如此。需要在当代人群中开展研究，来确定是常规读图归纳出的 EEG 特征，还是要加入一些定量参数，才能够提炼成为更准确的结局预测模型。

参考文献

1. Shankaran S, Laptook AR, Ehrenkranz RA, et al. Whole-body hypothermia for neonates with hypoxic-ischemic encephalopathy. *N Engl J Med.* 2005;353(15):1574–1584.
2. Azzopardi DV, Strohm B, Edwards AD, et al. Moderate hypothermia to treat perinatal asphyxial encephalopathy. *N Engl J Med.* 2009;361(14):1349–1358.
3. Shankaran S, Pappas A, McDonald SA, et al. Childhood outcomes after hypothermia for neonatal encephalopathy. *N Engl J Med.* 2012;366(22):2085–2092.
4. Shellhaas RA, Chang T, Tsuchida T, et al. The American Clinical Neurophysiology Society's guideline on continuous electroencephalography monitoring in neonates. *J Clin Neurophysiol.* 2011;28(6):611–617.
5. Papile LA, Baley JE, Benitz W, et al. Hypothermia and neonatal encephalopathy. *Pediatrics.* 2014;133(6):1146–1150.
6. Moler FW, Silverstein FS, Holubkov R, et al. Therapeutic hypothermia after out-of-hospital

cardiac arrest in children. *N Engl J Med.* 2015;372(20):1898–1908.

7. Nash KB, Bonifacio SL, Glass HC, et al. Video-EEG monitoring in newborns with hypoxic-ischemic encephalopathy treated with hypothermia. *Neurology*. 2011;76(6):556–562.

8. Abend NS, Topjian A, Ichord R, et al. Electroencephalographic monitoring during hypothermia after pediatric cardiac arrest. *Neurology.* 2009;72(22):1931–1940.

9. Wusthoff CJ, Dlugos D, Gutierrez-Colina AM, et al. Incidence of electrographic seizures during therapeutic hypothermia for neonatal encephalopathy. *J Child Neurol.* 2011;26(6):724–728.

10. Glass HC, Wusthoff CJ, Shellhaas RA, et al. Risk factors for EEG seizures in neonates treated with hypothermia: a multicenter cohort study. *Neurology.* 2014;82(14):1239–1244.

11. Glass HC, Glidden D, Jeremy RJ, et al. Clinical neonatal seizures are independently associated with outcome in infants at risk for hypoxic-ischemic brain injury. *J Pediatr.* 2009;155(3):318–323.

12. Shah DK, Wusthoff CJ, Clarke P, et al. Electrographic seizures are associated with brain injury in newborns undergoing therapeutic hypothermia. *Arch Dis Child Fetal Neonatal Ed*. 2014;99(3):F219–F224.

13. Kharoshankaya L, Stevenson NJ, Livingstone V, et al. Seizure burden and neurodevelopmental outcome in neonates with hypoxic-ischemic encephalopathy. *Dev Med Child Neurol.* 2016;58(12):1242–1248.

14. van Rooij LG, Toet MC, van Huffelen AC, et al. Effect of treatment of subclinical neonatal seizures detected with aEEG: randomized, controlled trial. *Pediatrics.* 2010;125(2):e358–366.

15. Srinivasakumar P, Zempel J, Trivedi S, et al. Treating EEG seizures in hypoxic ischemic encephalopathy: a randomized controlled trial. *Pediatrics.* 2015;136(5):e1302–e1309.

16. Murray DM, Boylan GB, Ryan CA, Connolly S. Early EEG findings in hypoxic-ischemic encephalopathy predict outcomes at 2 years. *Pediatrics.* 124(3):e459–e467.

17. Tsuchida TN. EEG background patterns and prognostication of neonatal encephalopathy in the era of hypothermia. *J Clin Neurophysiol.* 2013;30(2):122–125.

18. Shellhaas RA, Gallagher PR, Clancy RR. Assessment of neonatal electroencephalography (EEG) background by conventional and two amplitude-integrated EEG classification systems. *J Pediatr.* 2008;153(3):369–374.

19. Gluckman PD, Wyatt JS, Azzopardi D, et al. Selective head cooling with mild systemic hypothermia after neonatal encephalopathy: multicentre randomised trial. *Lancet.* 2005;365(9460):663–670.

20. Tsuchida TN, Wusthoff CJ, Shellhaas RA, et al. American clinical neurophysiology society standardized EEG terminology and categorization for the description of continuous EEG monitoring in neonates: report of the American Clinical Neurophysiology Society critical care monitoring committee. *J Clin Neurophysiol.* 2013;30(2):161–173.

21. Herman ST, Abend NS, Bleck TP, et al. Consensus statement on continuous EEG in critically ill adults and children, Part I: indications. *J Clin Neurophysiol.* 2015;32(2):87–95.

22. Topjian AA, Sanchez SM, Shults J, et al. Early electroencephalographic background features predict outcomes in children resuscitated from cardiac arrest. *Pediatr Crit Care Med.* 2016;17(6):547–557.

23. Ostendorf AP, Hartman ME, Friess SH. Early electroencephalographic findings correlate with neurologic outcome in children following cardiac arrest. *Pediatr Crit Care Med*. 2016;17(7): 667–676.

24. Payne ET, Zhao XY, Frndova H, et al. Seizure burden is independently associated with short term outcome in critically ill children. *Brain.* 2014;137(Pt 5):1429–1438.

25. Wagenman KL, Blake TP, Sanchez SM, et al. Electrographic status epilepticus and long-term outcome in critically ill children. *Neurology.* 2014;82(5):396–404.

26. Kessler S, Topjian AA, Guterrez-Colina AM, et al. Short-term outcome prediction by electroencephalographic features in children treated with therapeutic hypothermia after cardiac arrest. *Neurocritical Care.* 2011;14(1):37–43.

27. Brophy GM, Bell R, Claassen J, et al. Guidelines for the evaluation and management of status epilepticus. *Neurocrit Care.* 2012;17(1):3–23.

28. Herman ST, Abend NS, Bleck TP, et al. Consensus statement on continuous EEG in critically ill adults and children, Part II: personnel, technical specifications, and clinical practice. *J Clin Neurophysiol.* 2015;32(2):96–108.

第13章

非心搏骤停患者的预后评估

（Leslie A. Rudzinski）

（刘婧伊　赵子霖　译）

本章内容

- 癫痫发作对急性脑损伤患者预后的影响
- 具有预测价值的发作间期 EEG 型式
- 非急性脑损伤患者的 EEG 与预后

关键点

- 特殊的 EEG 改变，包括发作期电活动、周期性 / 节律性型式和背景异常，可能均与伴或不伴急性脑损伤的患者预后相关。
- 尽管连续 EEG（cEEG）监测的普及大大提高了我们检出癫痫电发作和非惊厥性癫痫持续状态（NCSE）的能力，但尚不清楚治疗癫痫电发作和 NCSE 能否改善神经功能预后。
- 癫痫发作持续总时间（癫痫发作负担）、节律性 / 周期性型式及其治疗是否会影响特定患者人群的预后，还需大型多中心试验进一步明确。

I.　背景

- EEG 型式与预后的相关性研究的主要关注点是心搏骤停幸存者。
- 然而，其他特定的临床状况下，EEG 的一些特殊型式可能也与神经功能预后不良相关。
- 过去许多急性神经系统损伤预后不佳。随着神经重症监护技术的进步，这些疾病的预后逐渐改善。
- 因此，评估预后的手段对于医疗团队和患者家庭的临床决策都至关重要。

Ⅱ.　基础知识（表 13.1）

A.　出血性卒中的 EEG 与预后

- 卒中后癫痫发作很常见，尤其见于出血性卒中或梗死后出血转化。
- 在一项对 6044 例卒中患者的研究中，有 190 例（3.1%）在发病后首个 24 h 内出现癫痫临床发作，并且出血性卒中的癫痫发作比缺血性卒中更多见[1]。单因素分析显示，癫痫发作患者的 30 天死亡率高于无癫痫发作患者（32.1% vs. 13.3%）。
- 颅内出血（intracranial hemorrhage，ICH）后的癫痫发作与神经功能恶化［由美国国立卫生院（National Institute of Health，NIH）卒中量表评价］、进行性中线移位以及结局差存在相关性[2]。但是，多因素分析却表明癫痫发作并非预测结局的独立因素[2]。
- 另一项研究纳入了 102 例非创伤性 ICH 患者，报道了与出现癫痫发作、周期性放电和预后相关的临床和 EEG 变量[3]：
  - 脑出血扩大的患者非惊厥性癫痫发作（NCS）的发生率是出血稳定患者的 2 倍。
  - 出现周期性放电（PD）、NCS 与出血部位靠近大脑皮质表面有关。
    - 脑叶出血患者中有 23% 出现 NCS，而深部脑出血患者中仅 11%。
    - 距离皮质 1 mm 以内的出血患者中有 29% 出现 PD，而 1 mm 或更深的出血患者仅 8%。
  - 头部 CT 示出血量大于 60 ml 的患者更常出现 PD。
  - 出院时不良结局（定义为死亡、植物状态或最小意识状态）与以下因素独立相关：
    - 入院时昏迷（OR 9，95%CI 2.4 ～ 34.3）；
    - ICH 体积 60 ml 或更大（OR 4.4，95%CI 1.2 ～ 15.7）；
    - 出现 PD（OR 7.6，95%CI 2.1 ～ 27.3）、偏侧周期性放电（LPD）（OR 11.9，95%CI 2.9 ～ 49.2）以及局部刺激诱发的节律性、周期性或发作性放电（SIRPID）；
    - 出现 NCS 具有提示预后不良的趋势，NCSE 的这一趋势稍弱一些。

表 13.1　与预后相关的 EEG 表现		
	预后不良	预后良好
颅内出血	PD、LPD、SIRPID[3]	—
蛛网膜下腔出血	无反应，首个 24 h 内无状态变化，首个 24 h 内出现 NCSE、GPD、BIPD[4]、NCS、癫痫发作负荷[5]	存在睡眠结构，有状态变化，有反应性，无 PD[4]
硬膜下血肿	出现双侧、多灶性和（或）中线区癫痫样放电与早期功能预后不良相关[6]	—
颅脑外伤	创伤后 SE 叠加缺氧-缺血性损伤[7]，睡眠结构消失，SE，NCS[8]，PAV 值≤ 0.1[9]	存在睡眠结构[8]
非惊厥性癫痫持续状态	全面性 SE，B-S，LPD，SE 控制后出现发作期放电[10-12]	局部性 SE，EEG 背景正常化[10-12]

BIPD，双侧独立性周期性放电；B-S（burst-suppression），暴发-抑制；GPD，全面周期性放电；LPD，偏侧周期性放电；NCS，非惊厥性癫痫发作；NCSE，非惊厥性癫痫持续状态；PAV，α 变异率百分比；PD，周期性放电；SE，癫痫持续状态；SIRPID，刺激诱发的节律性、周期性或发作性放电

B.　重症蛛网膜下腔出血的 EEG 与预后

1.　含有周期性和节律性型式的背景异常

- 一项单中心研究评估了 116 例接受 cEEG 的蛛网膜下腔出血（SAH）患者。88% 的患者入组时 Hunt-Hess 评分 ≥ 3 分。通过改良 Rankin 量表评估患者 3 个月时的功能残疾程度[4]。
  - 与 3 个月结局不良相关的因素：
    - 在 cEEG 监测首个 24 h 内（OR 10.4，95%CI 1.4 ～ 78.1）或住院期间的任何时间（OR 4.3，95%CI 1.1 ～ 17.2），睡眠结构消失
    - 任何时间出现 LPD（OR 18.8，95%CI 1.6 ～ 214.6）
    - 出现任何类型的 PD，即使校正年龄、Hunt-Hess 分级和脑室内出血（intraventricular hemorrhage，IVH）之后仍有统计学意义（OR 9.0，95%CI 1.7 ～ 49.0）
  - 所有出现以下现象的患者，3 个月结局均很差：
    - EEG 无反应
    - 首个 24 h 没有状态变化
    - 首个 24 h 内出现 NCSE
    - 全面周期性放电（GPD）
    - 双侧独立性周期性放电（BIPD）

注意： 上述因素对不良结局的阳性预测值（positive predictive value，PPV）均为 100%；但是，由于有这些因素的患者很少（2% ～ 4%），因此对该结果的解读应审慎。

  - 在该队列中，SIRPID 与结局无明显相关性。
  - 与结局良好相关的因素[4]：
    - 存在睡眠结构、状态变化、对外部刺激有反应性
    - 无周期性放电
- 相比之下，一项纳入 68 例 SAH 患者的单中心前瞻性观察性研究显示，未见节律性和周期性型式与短期预后之间有相关性[13]。

2.　癫痫发作与癫痫发作负担

- 一项针对 425 例 SAH 患者的单中心回顾性研究[14]提示：
  - 早发性癫痫发作（early onset seizures，EOS；定义为在发病 24 h 内出现发作）与世界神经外科学会联盟（WFNS）分级量表评分差相关：41 例 EOS 患者中有 27 例（65.9%）的 WFNS 评分差。但是，其中大多数（68.3%）最终取得了良好预后。
  - EOS 与 WFNS 评分差（OR 2.81，97.5%CI 1.14 ～ 7.46；$P = 0.03$）和良好的结局（OR 4.01，97.5%CI 1.63 ～ 10.53；$P = 0.03$）均相关。
- 一项单中心研究中纳入了 69 例接受 cEEG 监测的重症 SAH 患者，有 11.6% 的患者记录到了癫痫发作，其中大多数是非惊厥性的[15]。
  - 多因素分析显示仅高临床分级、而非癫痫电发作，与出院时结局不良独立相关。
    - 在下列情况中，癫痫发作对 SAH 预后的影响可能有所不同：
      - EEG 记录到大量癫痫发作；
      - 考虑到癫痫发作负担；
      - 患者未接受预防性抗癫痫治疗［监测 cEEG 时大多数患者使用抗癫痫药物（ASD），机械通气患者使用丙泊酚镇静］
- 一项对 402 名 SAH 患者进行 cEEG 监测的单中心研究发现，有 12% 的患者记录到癫

痫发作，癫痫发作负担中位数为 6 h [5]。

- ○ 癫痫发作与预后的相关性同样本量较小的研究（见上文）结果相反，只要 cEEG 检测到癫痫发作，就会使 3 个月时功能结局不良的比值（odds）增加 3 倍以上。
  - ■ NCS 每增加 1 h，3 个月时残疾或死亡比值增加 10%。
  - ■ 癫痫发作负担也与 3 个月时功能结局不良和认知功能缺损相关。
  - ■ cEEG 发现的癫痫发作每增加 1 h，电话随访认知状态量表（Telephone Interview for Cognitive Status，TICS）评分减低 0.19 分 [TICS 评分从 0（最差）到 51 分（最好）]。
- ○ 以上结果支持给予 cEEG 监测，以检出并治疗 NCS，目的是尽量缩短癫痫发作持续时间。

C. 急性硬膜下血肿的 EEG 与预后

- 关于评估硬膜下血肿（subdural hematoma，SDH）预后的 EEG 特征，相关资料很少。
- 一项系列研究评估了 134 例接受 cEEG 监测的急性或慢性 SDH 患者。
  - ○ 其中 22% 出现临床癫痫发作，21% EEG 监测到癫痫样放电，两者均与早期功能预后不良有关，特别是出现双侧、多灶性和（或）中线区的癫痫样放电 [6, 16]。

D. 急性颅脑外伤的 EEG 与预后

- 一项单中心回顾性研究评估了 20 例中-重度颅脑外伤（TBI）患者的 cEEG，发现 NCS 与颅内压升高（ICP）和代谢紊乱相关 [17]。
  - ○ 癫痫发作期 ICP 几乎是发作间期基线 ICP 的两倍。
  - ○ 癫痫发作患者的乳酸 / 丙酮酸比值更高。
- 在一项纳入 94 例中-重度 TBI 患者的研究中，6% 的患者有外伤后癫痫持续状态（SE）叠加缺氧缺血性损伤，这些患者全部死亡 [7]。
- 在一项回顾性研究中，64 例重度 TBI 患者在发病 14 天内接受了 cEEG 监测 [8]，结果显示出院时不良结局与以下因素有关：
  - ○ 睡眠结构消失
  - ○ SE
  - ○ NCS
    - ■ 该研究中，出院时结局良好（定义为出院回家 / 急性期康复，住院时间短和较早配合治疗）与 EEG 可见睡眠结构有关。
- 一项研究对 89 例中-重度 TBI 患者在起病后最初 10 天内进行前瞻性 cEEG 监测，表明发病后最初 3 天内的 α 变异率百分比（percentage of alpha variability，PAV）能使预后估计更加准确 [9]。
  - ○ 对于 Glasgow 昏迷量表（GCS）评分 ≤ 8 分的患者，PAV 值 ≤ 0.1 高度提示预后差或死亡（PPV 86%）。
- PAV 值持续 ≤ 0.1，或 PAV 恶化至 ≤ 0.1，提示预后差的可能性很高。

E. NCSE 后的 EEG 与预后

- 因为 NCSE 的临床表现和病因高度复杂多样，因此临床结局不好评估。很多探讨 NCSE 与预后相关性的研究中，患者的意识障碍从轻微反应迟钝（"朦胧"）到深昏迷，轻重不等。

- 一些研究表明，非昏迷患者的失神持续状态或复杂部分性 SE 很少引起神经功能永久性损伤。
- SE 的病因仍然是决定预后的主要因素[10, 18]。
- 有学者总结了 119 例成人患者临床 SE 和电发作 SE 的临床病程和结局[10]。
  - 多因素分析显示，全面性 SE（OR 8.50，95% CI 1.7 ~ 43.7）和来诊时即昏迷（OR 152，95%CI 18.6 ~ 1000 以上）是有显著意义的提示预后不良的预测因素。
  - 单因素分析中，基础病因为缺氧或低氧的患者预后较差（OR 19.0，95%CI 2.47 ~ 146）。
  - SE 持续时间越短，尤其是短于 10 h，存活率越高（持续时间短 vs. 持续时间长的生存率分别为 69% vs. 31%，$P < 0.05$）。多因素分析表明，癫痫（epilepsy）导致的 SE，预后较好（$P < 0.01$）。
  - 校正病因、昏迷状态、SE 类型（局部性或全面性）后，SE 的持续时间对结局没有显著影响。
- 另一项纳入 49 例非惊厥 SE 患者的研究，评估了与残疾率和死亡率相关的变量。
  - NCSE 总持续时间（大于 10 h；$P = 0.0057$，OR 1.131/h）和 NCSE 的诊断延迟时间（大于 24 h；$P = 0.0351$，OR 1.039/h）均与死亡率显著增高相关[19]。
- SE 患者的 EEG 背景正常与预后良好相关，而暴发-抑制、SE 控制后持续出现发作期放电、LPD 均与预后不良相关[11-12]。

F. 接受 cEEG 监测、不伴急性或进行性脑损伤患者的 EEG 与预后

- 一项病例对照研究对 74 例没有急性或进行性脑损伤的患者进行 cEEG 监测，评估 LPD 对预后的影响。研究对象一半有 LPD，一半没有 LPD[20]。
  - 多因素分析显示，LPD 与功能恶化（OR 4.8，95%CI 1.6 ~ 15.4）、出院回家可能性低（OR 0.2，95%CI 0.04 ~ 0.6）独立相关。

III.　仍需思考、有待解决的问题

- 尽管较高的癫痫发作负担与功能和认知结局差有关，但现在还未能证明治疗、预防癫痫发作可以真正降低致残率。
- 此外，还需要开展大型多中心对照研究，来明确是否治疗或预防周期性和节律性型式与更好的预后独立相关。
- 建立描述昏迷程度、病因的新型 NCSE 分级量表，可以使患者群体和研究同质化，以便更好地预测预后。
- 需要对定义明确、分层合理的患者人群开展大规模前瞻性研究，探讨使用 ASD 和（或）麻醉剂治疗 NCSE，究竟是使预后改善还是恶化。

参考文献

1. Szaflarski JP, Rackley AY, Kleindorfer DO, et al. Incidence of seizures in the acute phase of stroke: a population-based study. *Epilepsia*. 2008;49: 974–981.
2. Vespa PM, O'Phelan K, Shah M, et al. Acute seizures after intracerebral hemorrhage: a factor in progressive midline shift and outcome. *Neurology*. 2003;60(9):1441–1446.
3. Claassen J, Jette N, Chum F, et al. Electrographic seizures and periodic discharges after

intracerebral hemorrhage. *Neurology.* 2007;69(13):1356–1365.

4. Claassen J, Hirsch LJ, Frontera JA, et al. Prognostic significance of continuous EEG monitoring in patients with poor-grade subarachnoid hemorrhage. *Neurocrit Care.* 2006;4(2):103–112.

5. De Marchis GM, Pugin D, Meyers E, et al. Seizure burden in subarachnoid hemorrhage associated with functional and cognitive outcome. *Neurology.* 2016;86(3):253–260.

6. Rudzinski LA, Rabinstein AA, Chung SY, et al. Electroencephalographic findings in acute subdural hematoma. *J Clin Neurophysiol.* 2011;28(6):633–641.

7. Vespa PM, Nuwer MR, Nenov V, et al. Increased incidence and impact of nonconvulsive and convulsive seizures after traumatic brain injury as detected by continuous electroencephalographic monitoring. *J Neurosurg.* 1999;91(5):750–760.

8. Sandsmark DK, Kumar MA, Woodward CS, et al. Sleep features on continuous electroencephalography predict rehabilitation outcomes after severe traumatic brain injury. *J Head Trauma Rehabil.* 2016;31(2):101–107.

9. Vespa PM, Boscardin WJ, Hovda DA, et al. Early and persistent impaired percent alpha variability on continuous electroencephalography monitoring as predictive of poor outcome after traumatic brain injury. *J Neurosurg.* 2002;97(1):84–92.

10. Drislane FW, Blum AS, Lopez MR, et al. Duration of refractory status epilepticus and outcome: loss of prognostic utility after several hours. *Epilepsia.* 2009;50(6):1566–1571.

11. DeLorenzo RJ, Waterhouse EJ, Towne AR, et al. Persistent nonconvulsive status epilepticus after the control of convulsive status epilepticus. *Epilepsia.* 1998;39(8):833–840.

12. Jaitly R, Sgro JA, Towne AR, et al. Prognostic value of EEG monitoring after status epilepticus: a prospective adult study. *J Clin Neurophysiol.* 14(4):326−334.

13. Crepeau AZ, Kerrigan JF, Gerber P, et al. Rhythmical and periodic EEG patterns do not predict short-term outcome in critically ill patients with subarachnoid hemorrhage. *J Clin Neurophysiol.* 2013;30(3):247–254.

14. Fung C, Balmer M, Murek M, et al. Impact of early-onset seizures on grading and outcome in patients with subarachnoid hemorrhage. *J Neurosurg.* 2015;122(2):408–413.

15. O'Connor KL, Westover MB, Phillips MT, et al. High risk for seizures following subarachnoid hemorrhage regardless of referral bias. *Neurocrit Care.* 2014;21(3):476–482.

16. Rabinstein AA, Chung SY, Rudzinski LA, Lanzino G. Seizures after evacuation of subdural hematomas: incidence, risk factors, and functional impact. *J Neurosurg.* 2010;112(2):455–460.

17. Vespa PM, Miller C, McArthur D, et al. Nonconvulsive electrographic seizures after traumatic brain injury result in a delayed, prolonged increase in intracranial pressure and metabolic crisis. *Crit Care Med.* 2007;35(12):2830–2836.

18. Kaplan PW. Assessing the outcomes in patients with nonconvulsive status epilepticus: nonconvulsive status epilepticus is underdiagnosed, potentially overtreated, and confounded by comorbidity. *J Clin Neurophysiol.* 1999;16(4):341–352; discussion 353.

19. Young GB, Jordan KG, Doig GS. An assessment of nonconvulsive seizures in the intensive care unit using continuous EEG monitoring: an investigation of variables associated with mortality. *Neurology.* 1996;47(1):83–89.

20. Sainju RK, Manganas LN, Gilmore EJ, et al. Clinical correlates and prognostic significance of lateralized periodic discharges in patients without acute or progressive brain injury: a case-control study. *J Clin Neurophysiol.* 2015;32(6):495–500.

第 14 章

内科 ICU 的 EEG 监测

（Monica B. Dhakar，Stephen Hantus，Emily J. Gilmore）

（刘婧伊　聂曦明　译）

本章内容

- 无急性神经系统疾病的危重患者的癫痫发作出现率
- 运用 cEEG 在内科 ICU 进行脑病评估
- 在神经科 ICU 之外开展 cEEG 的技术性注意事项

关键点

- 已有大量文献证明，原发病为神经科疾病的危重症患者中，非惊厥性癫痫发作很常见。但是癫痫发作同样常见于没有急性脑损伤的全身系统性疾病。
- 连续 EEG（cEEG）开始前出现癫痫临床发作，前期有神经科疾病史，强烈提示该类人群容易出现非惊厥性癫痫发作。
- 研究表明，脓毒症是内科 ICU 出现癫痫发作的独立预测因子，其中大多为非惊厥性。
- cEEG 还可用于评估重症内科患者脑病的严重程度。
- 在神经科 ICU 之外开展 cEEG 监测，可提供有关脑功能的重要诊断和预后信息，但在此条件下开展得不够多。

I. 背景

A. 对于原发病不是神经科疾病的危重症患者，连续 EEG（cEEG）监测的指征与急性脑损伤患者相同

- 检测意识水平改变的患者有无非惊厥性癫痫发作（NCS）。
- 评估脑病的程度。
- 对异常不自主运动定性，例如肌阵挛、震颤、阵挛，以确定它们是否本质上为痫性发作。

B. 神经科 ICU 之外的患者神志改变也很常见，经常合并癫痫发作

- 导致重症患者出现意识障碍的病因众多。具体病因通常难以明确，且大多为多因素

导致。

- 与连续心电和呼吸监测相似，cEEG 监测也开展得越来越广泛，但仍然局限于 EEG 资源和设备充足的大型医疗机构。
- 估计 10%～64% 的 ICU 患者会出现神志改变[1]。
- **内科 ICU（medical ICU，MICU）中神志改变的常见病因：**
  ○ 脓毒症是最常见的病因。
  ○ 代谢性脑病通常源于肝或肾功能不全，其他病因还有低钠血症、高钠血症、缺氧、高血糖以及低血糖等。
  ○ 其他原发系统性疾病可引起神经功能继发损伤，引起神志改变，也与癫痫发作有关。
    - 可逆性后部脑病综合征（PRES），继发于恶性高血压、药物（环孢素、他克莫司）、子痫或代谢紊乱（高钙血症、尿毒症）。
    - 心内膜炎引起的心源性脑梗死或真菌性动脉瘤。
    - 中枢神经系统（CNS）血管炎，可继发于潜在的自身免疫性疾病，例如结节性多动脉炎、系统性红斑狼疮和干燥综合征。
    - 副肿瘤综合征、边缘叶脑炎。
- 癫痫发作通常与上述疾病相关，患病率为 10%～16%（图 14.1）[2-5]。因此，对于任何 MICU 患者，若出现持续或无法解释的意识水平改变，都应考虑给予 cEEG 监测。
  ○ 这些患者的癫痫发作绝大多数是非惊厥性的，没有任何明显的癫痫持续发作征象或微小的临床表现。
  ○ 在启动 cEEG 之前，有神经系统损伤病史和临床癫痫发作强烈提示该人群可能出现 NCS。
- 心搏骤停继发的缺氧性脑损伤是内科 ICU 和心脏 ICU 患者发生严重脑病和癫痫发作的常见原因（参见第 11、12 和 24 章）。

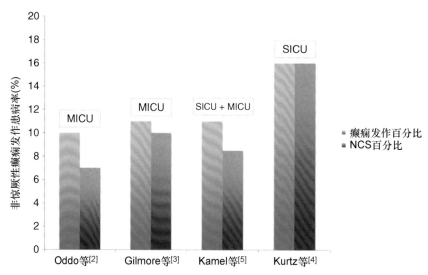

图 14.1　收治于内科和外科 ICU 的危重患者的癫痫发作患病率。所有这些研究均排除了急性神经系统原发损伤的患者。NCS 的患病率在 MICU 为 10%[2] 和 11%[3]，在 SICU 为 16%[4]，MICU 和 SICU 合并统计的患病率为 11%[5]。MICU，内科 ICU；NCS，非惊厥性癫痫发作；SICU，外科 ICU

- 外科 ICU 患者，尤其是器官移植、腹部大型手术后的患者，也有神志改变和癫痫发作的风险。
  - 癫痫发作的病因有严重代谢紊乱、免疫抑制治疗的药物毒性、抗生素、脓毒症和术后并发症。

C. cEEG 还可以用于评估 MICU 危重患者的脑病严重程度

- 脓毒症相关脑病（sepsis-associated encephalopathy，SAE）是感染后系统性炎症反应导致的急性脑功能障碍，而非直接由感染所致。
- SAE 与神经元损伤、线粒体和内皮损伤以及神经传递障碍有关[6]。

Ⅱ. 基础知识

A. 神经科 ICU 环境以外的危重症患者 NCS 的发病率和预测因素

- Oddo 等的回顾性研究统计了大学附属医院 MICU 中癫痫发作的风险[2]。神经系统原发损伤的患者被该研究排除。
  - cEEG 监测时 60% 为脓毒症、48% 为昏迷患者。
  - 201 例监测 cEEG 的患者中，10% 出现了癫痫发作，其中 67% 为非惊厥性。
  - 入 ICU 时存在脓毒症是癫痫发作的唯一独立预测因素（表 14.1）。
  - 22% 的患者有 NCS 或周期性放电（PD）。
  - 这些患者如果出现 PD，则与出院时死亡率增高或残疾更严重存在相关性。
  - 除了与预后不良相关，PD 的临床意义还有一些争议。
    - 争议点包括它是否反映代谢性脑病（三相形态），是否为发作性或潜在发作性的型式，与急性器质性损伤的关系，应如何治疗（还是不应治疗？）。
    - 尽管 PD 的管理存在争议，但 MICU 患者如果出现 PD，大多与预后不良相关。
- 一项前瞻性单中心研究纳入患有脓毒症的 MICU 患者，探讨 cEEG 对出院时和 1 年随访时的影响[3]。
  - 98 例患者（共 100 次脓毒症发作）中，PD 的发生率为 25%，NCS 的发生率为 11%，均与明确的或可能的非惊厥性癫痫持续状态（NCSE）相关。
  - cEEG 监测之前即有神经系统损伤和临床癫痫发作病史，与 NCS 风险增加存在相关性。
  - 在该研究中，EEG 缺乏反应性与 1 年死亡率增加有关，而死亡率与 PD 或 NCS 没有相关性。
  - 有意思的是，病情特别重的患者（非神经 APACHE 评分＞ 25 或非神经 SOFA 评分

表 14.1 存在 NCS 的连续入组的 MICU 患者数量

入 MICU 诊断	ESZ 或 PD	仅 ESZ	仅 PD	ESZ 和 PD
脓毒症（n = 120）	38（32%）	11/120（9%）	19（16%）	8（7%）
非脓毒症（n = 81）	7（9%）	0（0%）	5（6%）	2（2%）

ESZ，无临床症状的癫痫电发作；MICU，内科 ICU；NCS，非惊厥性癫痫发作；PD，周期性放电
来源：From Oddo M，Carrera E，Claassen J，et al. Continuous electroencephalography in the medical intensive care unit. *Crit Care Med*，2009，37：2051-2056.

> 8），PD 或 NCS 风险反而明显减低。推测是因为脑功能严重障碍会阻止 PD 和 NCS 的发生，因此，中等程度的脑病患者 NCS 风险可能最高。

- 17 例完成一年随访的患者，一年生存率为 35%，均没有出现新的非诱发性癫痫发作。
- 一项针对外科 ICU（surgical ICU，SICU）患者的回顾性研究评估了该人群中 NCS 的发病率及其预测因素[4]。
  - 共计连续入组 154 例出现不能解释的持续意识改变的患者，给予至少 12 h 的 cEEG 监测。
  - 多数患者做了腹部手术（65%）。研究排除了存在原发性神经损伤和神经外科干预的患者。
  - 16% 的患者发现有癫痫发作，均为 NCS，其中 5% 为 NCSE；29% 有 PD。
  - 多因素分析显示，cEEG 监测前即有昏迷和癫痫临床发作是 NCS 的独立预测因素。

B. cEEG 监测的其他用途：评估大脑功能

- 在神经科 ICU 中，cEEG 可用于检测早期缺血以及脑血流量（cerebral blood flow，CBF）改变。
  - 颈动脉内膜切除术的研究表明，EEG 是脑灌注变化的敏感标志物，EEG 背景频率减慢与缺血程度密切相关[7]。
  - cEEG 可用于检测 CBF 的变化，主要对象是神经重症监护室中，动脉瘤性蛛网膜下腔出血（SAH）有继发血管痉挛风险的患者。
  - 尽管 SAH 患者不常由 MICU 管理，但 cEEG 变化与血管痉挛引起的 CBF 改变相关，该现象说明，cEEG 具有监测其他疾病状态下 CBF 变化的潜力。
  - 举例：脓毒性休克患者使用血管升压类药物，存在弥漫性脑灌注不足的风险。定量 EEG（尤其是 α/δ 比）是反映 SAH 脑缺血的敏感指标，也可用于评估系统性疾病导致的 CBF 改变。
  - 对于没有脑室外引流或存在侵入性颅内压（ICP）监测禁忌的患者，EEG 也可作为无创 ICP 监测方法，提醒医生警惕可能要发生的脑疝[9-10]。
    - ICP 升高会导致脑灌注压力降低，从而引起 CBF 降低和局部缺血。如前所述，进行性缺血使得 EEG 频率减慢，所以 EEG 可作为反映 ICP 升高的间接指标。
    - 最近一项研究通过定量功率谱分析监测 62 例不同神经系统疾病患者的 ICP[10]，发现"压力指数"[计算方式为 1/（总功率的中位数 × δ 功率比），其中 δ 功率比 = δ 功率/（α + β 功率）]与 ICP 呈显著负相关（$r = -0.849$，$P < 0.001$），表明 EEG 可能是 ICP 的可靠标志物。
- cEEG 还可以用于评估脑病的严重程度，辅助判断可能的病因。
  - EEG 比临床查体能更敏感地提示脑病。脑病患者的异常 EEG 轻重不等，可表现为弥漫性多型 θ 或 δ 慢波、伴间断衰减的低波幅 δ 活动甚至暴发-抑制型式。EEG 背景异常的严重程度通常与脑病程度相关。
    - 需要注意的是，医源性脑病（即药物镇静）的 EEG 看上去类似器质性脑病[11]。因此，判读 EEG 时要充分了解患者的临床病情。
  - 这些患者可能会出现周期性和节律性型式，特别是三相波（triphasic waves，TW），在以前被认为是中毒或代谢性脑病（尤其是肝性脑病）的通用标志物（图 14.2）。

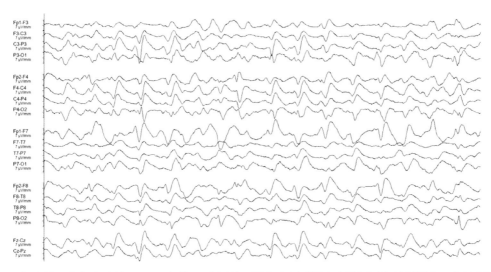

图 14.2　肝衰竭、高氨血症的 EEG。患者 51 岁男性，既往有丙型肝炎和酗酒引起的肝硬化、食管静脉曲张病史。患者因消化道出血入院，出现四肢强直发作。EEG 可见 1 Hz 全面周期性放电伴三相形态

- ■ 根据最新的美国临床神经生理学会（ACNS）命名法，现在 TW 被归入全面周期性放电（GPD）。这样做是为了对 EEG 型式做分类时排除所有暗涵的临床意义。
- ■ Foreman 等的回顾性研究提示，GPD 无论是否伴有三相形态，与癫痫发作的相关性大致相同（25% *vs.* 26%）[12]。
- ■ 近期另一项研究发现，出现 TW 患者静脉给予苯二氮䓬类药物（benzodiazepine，BZD）和非镇静抗癫痫药物（ASD）可改善病情[13]。在 64 例存在 TW 的患者中，给予 BZD 的 53 例患者中有 10 例（18.9%）出现积极的临床和 EEG 反应，予非镇静 ASD 的 45 例患者中有 19 例（42.2%）出现积极的临床和 EEG 反应（6.7% 立刻出现，20% 延迟出现但很确切，15.6% 延迟出现但不确切）。治疗有反应和无反应的两组患者的代谢谱没有差异，说明一些 TW 患者可能对 ASD 有治疗反应。
- ■ 抗生素相关脑病（antibiotic-associated encephalopathy，AAE）日益为人们所熟悉（最常见于头孢类和青霉素类）。其特征是在使用抗生素后几天内出现癫痫发作或肌阵挛的脑病状态。同期 EEG 可能特别接近发作（发作－发作间期连续体），出现 GPD 伴三相形态（图 14.3）。临床医师需要识别该疾病，必要时调整抗生素，并且避免过度积极的抗癫痫治疗。
- ● 需要注意的是，并非所有的神志改变都源于大脑问题。
  - ○ 不能遵嘱活动且 EEG 正常的患者，有可能是严重的神经肌肉疾病（危重症神经病 /肌病）、脑干病变（闭锁综合征）、抗精神病药的恶性综合征、精神疾病（木僵状态）。

C.　这类患者最佳监测时长尚缺少研究，目前没有定论
- ● 一项针对所有重症患者的大型回顾性研究中，90% 的癫痫发作可在无昏迷患者监测的 24 h 内、昏迷患者的 48 h 内检查到[15]。
- ● 一项纳入 625 例重症患者的研究发现，对于有癫痫样放电的患者，如果 cEEG 监测的前 16 小时未检测到癫痫发作，那么后续检出癫痫发作的可能性会降至 5% 以下[16]。对于没有癫痫样放电的患者，仅需 2 小时监测就可降至 5% 以下。

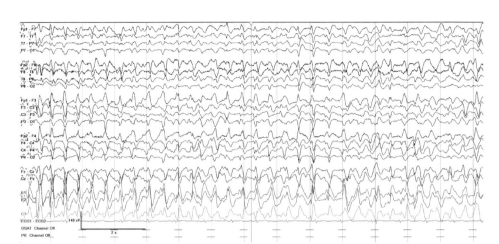

图 14.3　一例头孢吡肟神经毒性的 EEG。患者 72 岁男性，既往高血压、糖尿病，因肺炎和急性肾衰竭入 MICU。使用头孢吡肟 2 天后逐渐嗜睡，EEG 示 2 ～ 3 Hz 全面周期性放电，停用头孢吡肟后消失。MICU，内 科 ICU

- MICU 患者可遵循同一指南[17]。

D.　抗癫痫药物及麻醉剂治疗癫痫持续状态的疗效评估

- MICU 处理 SE 应当和神经科患者一样，遵循相同流程，以 BZD 作为一线药物、再接 着给予抗癫痫药物，视病情需要给予麻醉剂。如欲详细了解 SE 的治疗，请参阅第 30 章和第 31 章。

E.　MICU 中 cEEG 监测的技术性注意事项

- 同步视频记录对于 ICU 环境下的 EEG 监测至关重要，不仅可以识别伪迹来源，还可 以观察到癫痫发作时的动作。
- 护士移动患者或床旁 EEG 设备后，必须重新正确摆放摄像头。
- 发热、脓毒症、慢性系统性疾病的患者，很容易出现监测部位出汗、皮肤破溃，应密 切查看这类患者，评估是否要让头皮休息。
- 常规的 ICU 护理（例如拍背、吸痰和口腔护理）会产生类似癫痫电发作的节律性伪差， 通过视频分析很容易识别。
- 静脉泵、电动床、透析机和其他医疗设备产生的电干扰可能影响 EEG 记录，需要 EEG 技术员恰当识别、排除干扰。

Ⅲ.　仍需思考、有待解决的问题

A.　尽管前期研究表明 cEEG 监测利于诊断 NCS、评估脑病，但仍需更多数据 评估它对总体结局的影响和成本效益[18]

- 目前 MICU 患者完善 cEEG 监测的比例很少。
- MICU 患者完善 EEG 的指征和监测时长还不明确。
- 想填补这部分信息，就要对 cEEG 在 MICU、症状性癫痫发作治疗中的应用开展前瞻 性研究。

B.　尽管在神经科 ICU 之外开展 cEEG 监测或许能使患者获益，但资源毕竟有限

- 提高 EEG 监测效率可以监测更多、特别是神经科 ICU 以外的患者，从而增加 cEEG 的影响力。
- 筛选出最能从 cEEG 监测受益的高风险患者，也很有用。
  - 目前，脓毒症是启动 cEEG 监测的最常见病因，单这一群体就非常大，只不过 EEG 监测资源有限。

C.　未来需要在神经科 ICU 以外开展 cEEG 的前瞻性研究，探讨脑病和癫痫发作的关系

D.　该患者人群中，NCS/NCSE 是否为疾病严重程度的标志，对癫痫发作给予治疗是否影响预后，均无定论。需要围绕这些问题开展前瞻性对照研究

参考文献

1. van den Boogaard M, Schoonhoven L, van der Hoeven JG, et al. Incidence and short-term consequences of delirium in critically ill patients: a prospective observational cohort study. *Int J Nurs Stud*. 2012;49(7):775–783.
2. Oddo M, Carrera E, Claassen J, et al. Continuous electroencephalography in the medical intensive care unit. *Crit Care Med*. 2009;37:2051–2056.
3. Gilmore EJ, Gaspard N, Choi HA, et al. Acute brain failure in severe sepsis: a prospective study in the medical intensive care unit utilizing continuous EEG monitoring. *Intensive Care Med*. 2015;41(4):686–694.
4. Kurtz P, Gaspard N, Wahl AS, et al. Continuous electroencephalography in a surgical intensive care unit. *Intensive Care Med*. 2014;40(2):228–234.
5. Kamel H, Betjemann JP, Navi BB, et al. Diagnostic yield of electroencephalography in the medical and surgical intensive care unit. *Neurocrit Care*. 2013;19(3):336–341.
6. Heming N, Mazeraud A, Verdonk F, et al. Neuroanatomy of sepsis-associated encephalopathy. *Crit Care*. 2017;21(1):65.
7. Sharbrough FW, Messick JM Jr, Sundt TM Jr. Correlation of continuous electroencephalograms with cerebral blood flow measurements during carotid endarterectomy. *Stroke*. 1973;4(4):674–683.
8. Claassen J, Hirsch LJ, Kreiter KT, et al. Quantitative continuous EEG for detecting delayed cerebral ischemia in patients with poor-grade subarachnoid hemorrhage. *Clin Neurophysiol*. 2004;115:2699–2710.
9. Threlkeld ZD, Kottapally M, Aysenne A. Continuous qualitative electroencephalography as a noninvasive neuromonitor. *Can J Neurol Sci*. 2016;6(4):157–160.
10. Chen H, Wang J, Mao S, et al. A new method of intracranial pressure monitoring by EEG power spectrum analysis. *Can J Neurol Sci*. 2012;39(4):483–487.
11. Young GB, Bolton CF, Archibald YM, et al. The electroencephalogram in sepsis-associated encephalopathy. *J Clin Neurophysiol*. 1992;9(1):145–152.
12. Foreman B, Mahulikar A, Tadi P, et al. Generalized periodic discharges and 'triphasic waves': a blinded evaluation of inter-rater agreement and clinical significance. *J Clin Neurophysiol*. 2016;127(1):1073–1080.
13. O'Rourke D, Chen PM, Gaspard N, et al. Response rates to anticonvulsant trials in patients with triphasic-wave EEG patterns of uncertain significance. *Neurocrit Care*. 2016;24(2):233–239.
14. Bhattacharyya S, Darby RR, Raibagkar P, et al. Antibiotic-associated encephalopathy. *Neurology*. 2016;86(10):963–971.
15. Claassen J, Mayer SA, Kowalski RG, et al. Detection of electrographic seizures with continuous EEG monitoring in critically ill patients. *Neurology*. 2004;62:1743–1748.
16. Westover MB, Shafi MM, Bianchi MT, et al. The probability of seizures during EEG monitoring in critically ill adults. *Clin Neurophysiol*. 2015;126(3):463–471.
17. Herman ST, Abend NS, Bleck TP, et al. Consensus statement on continuous EEG in critically ill adults and children, Part I: indications. *J Clin Neurophysiol*. 2015;32(2):87–95.
18. Ney JP, van der Goes DN, Nuwer MR, et al. Continuous and routine EEG in intensive care: utilization and outcomes, United States 2005–2009. *Neurology*. 2013;81(23):2002–2008.

第 15 章

儿科 ICU 的 EEG 监测

（Cecil D. Hahn，William B. Gallentine）

（张哲　温郅轩　译）

本章内容

- 儿科 ICU 连续 EEG（cEEG）监测的适应证
- 特定患儿群体癫痫发作的流行病学［心脏手术后、颅脑外伤（TBI）、心搏骤停后低温治疗］
- 危重症患儿癫痫发作的临床和 EEG 危险因素
- 癫痫电发作和癫痫持续状态对预后的影响

关键点

- 癫痫发作在某些危重症患儿群体中很常见，通常为非惊厥性，需要 EEG 才能检出。
- 非惊厥性癫痫发作的危险因素包括：连续 EEG（cEEG）监测开始前即出现临床癫痫发作、发作间期癫痫样放电、低龄和急性结构性脑损伤。
- 患儿群体 cEEG 监测的适应证通常包括：癫痫持续状态（SE）、怀疑存在癫痫发作的意识改变、不除外癫痫发作的临床事件以及肌松药使用期间的监测。
- cEEG 监测时长取决于具体的临床情境；不过，筛查非惊厥性癫痫发作时，监测 24 h 对于大多数患儿已经足够。

I. 背景

A. 儿科 ICU 的连续 EEG 监测

- cEEG 监测最初主要用于难治性癫痫持续状态（SE）的患儿。
- 对于难治性 SE 患儿，cEEG 监测的目的是指导大剂量麻醉剂的滴定，达到癫痫电发作被抑制或暴发–抑制的终点。
- 随着危重症患儿非惊厥性癫痫发作（NCS）受到重视，cEEG 监测也因此日益普及，积累的经验与成人 ICU 齐头并进。
- 危重症患儿 NCS 的患病率与成人相似，尽管也有证据表明儿童（特别是幼儿）的患病率更高。
- 危重症患儿 NCS 的危险因素与成人相似：急性结构性脑损伤或急性临床癫痫发作的儿童风险最高。

B. 危重症患儿癫痫发作的流行病学
- 据报道危重症患儿癫痫发作的患病率为 7% ～ 57% 不等（表 15.1）。
  - 该数据范围相当大，可能是由于研究设计和研究人群的差异（可能造成选择性监测癫痫电发作风险较高的患者）。

表 15.1　文献报道的危重症患儿 NCS、NCSE 患病率					
作者 （年代）	研究设计	研究人群	连续 EEG 监测指征	癫痫发作患病率	
				非惊厥性癫痫发作	非惊厥性 SE
任何病因的儿科 ICU 群体的研究					
Jette 等 （2006）[1]	回顾性队列，临床 EEG 监测	117 例儿童和新生儿	监测亚临床癫痫发作或不能解释的意识水平下降	39%	23%
Hyllienmark （2007）[2]	回顾性队列，临床 EEG 监测	42 例儿童	癫痫发作或怀疑癫痫发作		9.5%
Shahwan （2010）[3]	前瞻性队列，研究性 EEG 监测	100 例儿童	昏迷患儿（GCS ＜ 8）	7%	0
Abend 等 （2010）[4]	前瞻性队列，临床 EEG 监测	100 例儿童	按照临床方案，意识状态变化 ± 已发作惊厥	46%	19%
Williams 等 （2011）[5]	回顾性队列，临床 EEG 监测	122 例儿童和新生儿	按照临床方案，存在癫痫发作风险的患儿	28%（首个 24 h 内）	8%
McCoy 等 （2011）[6]	回顾性队列，临床 EEG 监测	112 例儿童和新生儿	按照临床方案，存在癫痫发作风险的患儿	29%	
Abend 等 （2013）[7]	回顾性多中心队列，临床 EEG 监测	550 例儿童	按照临床方案，根据各家医疗机构的实践	癫痫电发作 30%，包含一部分 NCS 22%， 仅 NCS 占 10.5%	SE 电发作 11%
Topjian 等 （2013）[8]	前瞻性队列，临床 EEG 监测	200 例儿童	按照临床方案，急性脑病的患儿	癫痫电发作 20.5%，仅 NCS 占 16%	SE 电发作 21%
Payne 等 （2014）[9]	前瞻性队列，临床 EEG 监测	259 例儿童和新生儿	按照临床方案，存在癫痫发作风险的患儿	癫痫电发作 36%，仅 NCS 占 14%	SE 电发作 9%，仅 NCSE 占 4%
特殊亚组的儿科 ICU 患儿的研究					
Hasbani 等 （2013）[10]	回顾性队列，临床 EEG 监测	21 例儿童	按照临床方案，虐待所致头颅外伤的患儿	癫痫电发作 57%，仅 NCS 占 38%	SE 电发作 38%
Arndt 等 （2013）[11]	前瞻性队列，临床 EEG 监测	87 例儿童	按照临床方案，急性 TBI 患儿	癫痫电发作 42.7%，仅 NCS 占 16%	14%
Naim 等 （2014）[12]	回顾性队列，临床 EEG 监测	161 例新生儿	按照临床方案，心外科手术后新生儿	癫痫电发作 8%，仅 NCS 占 7%	5%

GCS，Glasgow 昏迷量表；NCSE，非惊厥性癫痫持续状态；NCS，非惊厥性癫痫发作；SE，癫痫持续状态；TBI，颅脑外伤

- ○ 一些研究纳入的是因临床高度怀疑癫痫发作而申请完善 cEEG 监测的患儿，文章描述的这部分患儿癫痫发作风险可能会高于更广泛的 ICU 人群。
  - 根据临床高度怀疑癫痫发作而申请完善 cEEG 的研究发现，NCS 患病率为 28%～46%。
  - 相比之下，一项纳入不限病因、持续昏迷儿童的前瞻性 cEEG 监测研究发现，NCS 仅占研究对象的 7%。
- 儿童 NCS 比惊厥性癫痫发作更常见[1, 5-7, 13]。
- 非惊厥性和惊厥性癫痫发作的患病率如下：
  - ○ 仅 NCS：49%～75%；
  - ○ 非惊厥性和惊厥性癫痫发作：16%～34%；
  - ○ 仅惊厥性癫痫发作：0%～17%。

C. 以下特定患儿群体的癫痫发作患病率已经明确
- 接受心脏手术的患先天性心脏病的婴儿
  - ○ 术后 48～72 h 完善 cEEG 监测的婴儿中有 1.5%～20% 发生 NCS[12, 14-15]。
  - ○ 未见术前和术中癫痫发作。
- 心搏骤停后接受低温治疗的婴儿和儿童（另见第 12 章）
  - ○ 癫痫发作患病率为 47%，SE 患病率 32%[16]。
  - ○ 癫痫发作出现的时间延后，大多数癫痫发作发生于低温后期和复温期。
- 颅脑外伤患儿
  - ○ 癫痫电发作患病率为 43%，仅 NCS 的患病率 16%，非惊厥性癫痫持续状态（NCSE）患病率 14%[11]。
  - ○ 虐待所致头颅外伤与更高的癫痫电发作患病率相关：57%～77%[10-11]。

II. 基础知识

A. 危重症患儿癫痫发作的临床和 EEG 危险因素（表 15.2）
- 与 NCS 相关的临床特点包括：cEEG 监测之前即有临床癫痫发作、低龄、急性脑损伤[6-7, 13]。

表 15.2 危重症患儿 NCS 的危险因素
与 NCS 相关的临床特征
• cEEG 监测前即有临床癫痫发作
• 年龄小（4 岁 vs. 7 岁）
• 急性结构性脑损伤（患病率 40%）
• 出现急性癫痫发作（患病率 50%）
与 NCS 相关的 EEG 特征
• 监测开始时 EEG 背景活动异常
• 发作间期癫痫样放电，以及 LPD
• 睡眠结构消失
• 对刺激的反应性消失

cEEG，连续 EEG；LPD，偏侧周期性放电；NCS，非惊厥性癫痫发作

- 与 NCS 相关的 EEG 特殊改变包括：EEG 背景活动异常、发作间期癫痫样放电、偏侧周期性放电（LPD），以及反应性或睡眠结构消失[1, 6-7]。

B.　cEEG 监测适应证

- 许多儿童医疗机构已经制订了患儿应接受 cEEG 监测的适应证，最近发表了共识声明[17]。
- 可以根据特定的临床情境或特定诊断决定是否予 cEEG 监测，cEEG 监测可作为该情境或诊断的临床路径的一部分（表 15.3）。
- 适合 cEEG 监测的具体临床情境有：
  - 治疗性 cEEG 监测：目的主要是指导治疗。
    - 难治性 SE：指导大剂量麻醉剂滴定，达到特定的脑电图目标（例如癫痫发作被抑制或暴发-抑制）。
    - 处理颅内压升高：指导麻醉药物滴定，诱导暴发-抑制。
  - 诊断性 cEEG 监测：目的主要是辅助诊断癫痫发作。
    - 意识水平改变，怀疑存在 NCS。
    - 使用肌松药期间监测有无癫痫发作，否则没有其他手段能发现。
    - 不除外癫痫发作的不自主运动，明确原因。
  - cEEG 可应用于特定的内科或神经科疾病患者，以检测癫痫发作、判断预后、评估非发作性事件（如脑缺血）。

C.　cEEG 监测时长

- 监测时长取决于需要监测的病因、EEG 发现和意识水平。
  - 对于不除外癫痫发作的临床事件，一旦捕捉到了典型事件，cEEG 监测通常就可以停止。
  - 在难治性 SE 的治疗中，只要癫痫发作未再出现，cEEG 监测应持续到大剂量麻醉剂逐渐减停后的 24 h。

表 15.3　儿童 cEEG 监测的适应证
需要 EEG 监测的临床情境
- 难治性 SE - 颅内压管理 - 意识水平改变，怀疑存在非惊厥性癫痫发作 - 使用肌松药，怀疑存在癫痫发作 - 怀疑是癫痫发作的临床事件，明确原因
应考虑予 EEG 监测的诊断
- 颅脑外伤（意外性、非意外性） - 缺氧缺血性脑损伤（新生儿、心搏骤停、溺水） - 体外膜肺氧合（extracorporeal membrane oxygenation，ECMO）治疗 - 急性缺血性或出血性卒中 - 心外科手术后 - 神经外科手术后 - 急性代谢性脑病（肝性、肾性、脓毒性）

cEEG，连续 EEG；SE，癫痫持续状态

- ○ 24 h 的监测大致足以筛查高危患儿的癫痫发作[1, 6, 13]。
  - ■ 超过 80% 的癫痫发作患儿的第 1 次发作在监测的首个 24 h 内。
  - ■ 然而，在记录的第 1 个小时内，仅 38% ~ 50% 的患儿能发现癫痫发作。
- 意识持续改善、停止给予肌松药后，可以停止 cEEG 监测，因为根据临床表现就能注意到癫痫发作是否再次出现（甚至是微小的发作或 NCS）。
- 已知心搏骤停后存在迟发性癫痫发作的风险，所以心搏骤停后患儿的 cEEG 监测时间可能需要更久（请参阅前文）。
- 因为癫痫样放电、周期性型式与癫痫发作高度相关，所以这些异常如果存在，cEEG 监测需要更久。

D. 癫痫电发作和癫痫持续状态对预后的影响

- 最近对危重症患儿的研究发现，癫痫发作负荷过重与短期和长期预后更差存在独立相关性[8-9, 18-19]。
  - ○ 即使校正了癫痫发作病因和疾病严重程度等其他重要变量，这一相关性也仍然存在。
- 研究表明，如果癫痫发作负荷超过每小时 12 min 的阈值，神经功能结局更差的风险升高[9]，癫痫持续状态定义为每小时癫痫发作 ≥ 30 min[8, 18-19]。
- 癫痫发作负荷与结局之间的关系取决于潜在的病因[9]。
  - ○ 相比急性脑损伤患儿，癫痫发作对全身系统性疾病和癫痫患儿带来的后果更严重，因为无论是否出现癫痫发作，急性脑损伤预后不良的可能性本来就很高。
- 这些研究并未证明癫痫发作与预后不良之间存在因果关系。癫痫发作或许不过是生物标志物，说明脑损伤更严重而已，本身不会引起继发性脑损伤。这需要进一步研究。

Ⅲ.　仍需思考、有待解决的问题

A. 存在意识改变的广大儿科 ICU 患者群体中，癫痫发作患病率仍不清楚

- 尤其是不常规完善 cEEG 监测的患儿（例如急性呼吸系统疾病或脓毒症引起的脑病），癫痫发作的患病率需要进一步研究。

B. 早期识别癫痫发作、积极抗癫痫治疗是否可以改善预后尚不清楚

- 需要更多数据明确不同病因背景下癫痫发作的危害，为治疗决策提供依据。
- 儿童 NCS 治疗应积极到何种程度，仍存争议，临床医生报道的方法也五花八门[4]。

C. 需要进一步研究来确定哪种治疗方法对减少癫痫发作最有效、副作用最少

参考文献

1. Jette N, Claassen J, Emerson RG, Hirsch LJ. Frequency and predictors of nonconvulsive seizures during continuous electroencephalographic monitoring in critically ill children. *Arch Neurol*. 2006;63(12):1750–1755.
2. Hyllienmark L, Amark P. Continuous EEG monitoring in a paediatric intensive care unit. *Eur J Paediatr Neurol*. 2007;11:70–75.
3. Shahwan A, Bailey C, Shekerdemian L, Harvey AS. The prevalence of seizures in comatose children in the pediatric intensive care unit: a prospective video-EEG study. *Epilepsia*. 2010;51:1198–1204.
4. Abend NS, Dlugos DJ, Hahn CD, et al. Use of EEG monitoring and management of nonconvulsive seizures in critically ill patients: a survey of neurologists. *Neurocrit Care*.

2010;12(3):382–389.

5. Williams K, Jarrar R, Buchhalter J. Continuous video-EEG monitoring in pediatric intensive care units. *Epilepsia*. 2011;52(6):1130–1136.

6. McCoy B, Sharma R, Ochi A, et al. Predictors of nonconvulsive seizures among critically ill children. *Epilepsia*. 2011;52(11):1973–1978.

7. Abend NS, Arndt DH, Carpenter JL, et al. Electrographic seizures in pediatric ICU patients: cohort study of risk factors and mortality. *Neurology*. 2013;81(4):383–391.

8. Topjian AA, Gutierrez-Colina AM, Sanchez SM, et al. Electrographic status epilepticus is associated with mortality and worse short-term outcome in critically ill children. *Crit Care Med*. 2013;41(1):215–223.

9. Payne ET, Zhao XY, Frndova H, et al. Seizure burden is independently associated with short term outcome in critically ill children. *Brain*. 2014;137(Pt 5):1429–1438.

10. Hasbani DM, Topjian AA, Friess SH, et al. Nonconvulsive electrographic seizures are common in children with abusive head trauma. *Pediatr Crit Care Med*. 2013;14(7):709–715.

11. Arndt DH, Lerner JT, Matsumoto JH, et al. Subclinical early posttraumatic seizures detected by continuous EEG monitoring in a consecutive pediatric cohort. *Epilepsia*. 2013;54(10):1780–1788.

12. Naim MY, Gaynor JW, Chen J, et al. Subclinical seizures identified by postoperative electroencephalographic monitoring are common after neonatal cardiac surgery. *J Thorac Cardiovasc Surg*. 2015;150(1):169–178.

13. Abend NS, Gutierrez-Colina AM, Topjian AA, et al. Nonconvulsive seizures are common in critically ill children. *Neurology*. 2011;76(12):1071–1077.

14. Clancy RR, Sharif U, Ichord R, et al. Electrographic neonatal seizures after infant heart surgery. *Epilepsia*. 2005;46(1):84–90.

15. Helmers SL, Wypij D, Constantinou JE, et al. Perioperative electroencephalographic seizures in infants undergoing repair of complex congenital cardiac defects. *Electroencephalogr Clin Neurophysiol*. 1997;102(1):27–36.

16. Abend NS, Topjian A, Ichord R, et al. Electroencephalographic monitoring during hypothermia after pediatric cardiac arrest. *Neurology*. 2009;72(22):1931–1940.

17. Herman ST, Abend NS, Bleck TP, et al. Consensus statement on continuous EEG in critically ill adults and children, Part I: indications. *J Clin Neurophysiol*. 2015;32(2):87–95.

18. Wagenman KL, Blake TP, Sanchez SM, et al. Electrographic status epilepticus and long-term outcome in critically ill children. *Neurology*. 2014;82(5):396–404.

19. Abend NS, Wagenman KL, Blake TP, et al. Electrographic status epilepticus and neurobehavioral outcomes in critically ill children. *Epilepsy Behav*. 2015;49:238–244.

第 16 章

标准化重症 EEG 术语概述

（Jessica W. Templer，Elizabeth E. Gerard）

（张哲　王昱懿　译）

本章内容

- 美国临床神经生理学会（ACNS）《标准化重症 EEG 术语》的概念和组织结构
- 主干词和描述词介绍
- 判读者间可靠性

（译者注：2021 年 ACNS 对《标准化重症 EEG 术语》做出大幅更新，而本文所介绍的概念，均限于该术语的 2012 年版。）

关键点

- 重症 EEG 术语由美国临床神经生理学会（ACNS）建立，将危重患者常见的节律性、周期性和波动性脑电型式的描述标准化。
- ACNS 术语的核心命名法包括两个独立的主干词：主干词 1 描述各型式的位置，分为全面性（generalized，G）、偏侧性（lateralized，L）、双侧独立性（bilateral independent，BI）或多灶性（multifocal，Mf）。主干词 2 描述各型式的形态，包括周期性放电（periodic discharges，PD）、节律性 δ 活动（rhythmic delta activity，RDA）或棘慢波（spike-wave，SW）节律。
- 其他描述词包括对频率、波幅、相位、出现率、时程和极性的具体描述。
- 对于主干词 1、2 以及多数描述词，使用者经培训后，判读者间可靠性极佳（$\kappa = 0.8 \sim 1.0$）。
- 最近的研究表明，这种命名法可用于多中心研究，并且有助于确定哪些患者癫痫发作风险最高。

I. 背景

A. 历史介绍

- 2005 年，美国临床神经生理学会（ACNS）连续 EEG 监测研究术语小组委员会首次提出常见于危重患者的 EEG 型式的标准化术语[1]。
- ACNS 术语自首次发表和 2013 年修订[2-3]以来，又经历了几次修改，并根据征求的反馈、评估判读者间可靠性的研究又进行了修正[4-5]。
- 最近的一项研究评估了最新版本术语的判读者间可靠性，发现主干词的判读者间一致性（interrater agreement，IRA）在受过培训的使用者中极佳，而描述词的一致性高低不等，多数一致性仍然较高或非常好[6]。
- 虽然建立这套术语的初衷是便于科研，但现在许多开展连续 EEG（cEEG）的学术医疗中心也将其用于临床。

B. 制订标准化术语的缘由

- cEEG 监测是评估神经功能的重要工具，许多 ICU 将常规开展。
- 用于描述常见于危重症患者的周期性和节律性型式的 EEG 专有名词，以及哪些型式与神经元损伤有关因而需要治疗，以前都没有达成共识。
- 许多常用来描述重症患者 EEG 型式的专有名词暗含临床意义，但临床意义又不确定，如"全面周期性癫痫样放电（generalized periodic epileptiform discharge，GPED）"，暗示是"癫痫样的"型式；"三相波（triphasic wave，TW）"传统上提示病因为中毒或代谢性疾病。
- ACNS 术语的主要目标之一是使用描述性的专有名词，对于给定的型式不偏向某个临床意义，以构建客观的 EEG 分类方案。
- 例如，在 ACNS 术语系统中，全面周期性"癫痫样"放电（GPED）和偏侧周期性"癫痫样"放电（periodic lateralized epileptiform discharge，PLED）被全面周期性放电（GPD）和偏侧周期性放电（LPD）取代。
- ACNS 委员会认识到，探讨这些 EEG 型式临床意义的研究需要标准化术语，以便完成系统性、多中心临床试验以及各中心的结果比较。
- 最近，使用 ACNS 术语以开展多中心试验的数据库已建立，迄今收集了 5000 多例患者的数据，这些数据表明，特定的型式和描述语有助于预测哪些患者的连续 EEG 提示癫痫发作的风险较高[7]。

C. 概念与组织结构

- 这套术语旨在描述意义不确定的型式，特别是不包括多数脑电图师明确判定为癫痫发作的脑电图型式。
- 因此这套术语不包括：
  - ≥ 3 次 / 秒的全面性棘慢波 / 尖慢波（spike-wave/sharp-wave，SW）节律。
  - > 4 次 / 秒的具有演变的放电（无论局部性或全面性）。
- 然而，这套术语包含一些最大频率不到 4 Hz，但是存在位置、形态或频率演变，满足癫痫电发作标准的脑电型式；还包括频率小于 3 Hz 的全面性 SW 放电。
- 这套术语包括连续出现至少 6 个周期（如 1 次 / 秒持续 6 秒，或 3 次 / 秒持续 2 秒）

的任何节律性或周期性型式。

- 这套术语描述的所有型式都含有 2 个主干词。
- 也可以适当地加入一些描述词。

Ⅱ.　基础知识（图 16.1）

A.　主干词

- 主干词 1：为一段脑电图型式定位。各型式应分别按照下列术语描述：
  - 全面性（G）——任何双侧、对称、同步出现的型式，即使局限于某个区域。可以以额区、中线或枕区为著，但不能不对称。
    - 附加的定位信息：
      - 额区为著：该型式在前头部的波幅较后头部高 50% 或 50% 以下；
      - 枕区为著：该型式在后头部的波幅较前头部高 50% 或 50% 以下；

主干词#1	主干词#2		叠加描述词 （仅限于描述脑电型式，而非脑电背景）
全面性（G） 偏侧性（L） 双侧独立性（BI） 多灶性（Mf）	周期性放电（PD）	+F	叠加快活动；仅用于PD或RDA
		+R	叠加节律性活动；仅用于PD
		+FR	上述均出现；用于PD
	节律性δ活动（RDA）	+F	叠加快活动；仅用于PD或RDA
		+S	叠加尖波或棘波；仅用于RDA
		+FS	上述均出现；用于RDA
	棘慢波（SW）节律		无叠加特征

描述词：

出现率（一段记录的百分比）	时长	频率（次/秒）	相位数	锐度
• 罕见（<1%） • 偶发（1%～9%） • 频发（10%～49%） • 大量（50%～89%） • 连续（≥90%）	• 极短暂（<10 s） • 短暂（10～59 s） • 中等（1～4.9 min） • 长（5～59 min） • 极长（≥1 h）	• <0.5 • 0.5 • 1 • 1.5 • 2 • 2.5 • 3 • 3.5 • ≥4	• 1 • 2 • 3 • 4	• 钝波 • 尖样慢波 • 尖波 　（70～200 ms） • 棘波 　（<70 ms）

极性	绝对波幅	刺激诱发
• 正向 • 负向 • 双向（水平/正切） • 不明	• 极低（<20 μV） • 低（20～49 μV） • 中等（50～199 μV） • 高（>200 μV）	• 刺激诱发（SI-） • 自发（Sp-） • 不明

图 16.1　**ACNS 重症 EEG 监测研究术语**的主干词和描述词。ACNS《标准化重症 EEG 术语》，简明版。ACNS，美国临床神经生理学会

□ 中线为著：选取平均参考或头部以外的参考，该型式在中线区的波幅较旁矢状区高 50% 或 50% 以下；

□ 全面性，没有特别差异。

○ 偏侧性（L）——出现于一侧半球或局部的型式，也包括双侧半球同步出现、但明显一侧更突出（双侧不对称）的型式。应特别注明所累及的脑区［即额区（F）、顶区（P）、颞区（T）、枕区（O），如果无法具体定位，则记作半球性］。

■ 仅见于一侧半球的型式应注明"偏侧性（一侧出现）"。

■ 双侧同步、但明显一侧半球更突出的型式，记为"偏侧性（双侧出现，不对称）"。

○ 双侧独立性（BI）——两侧半球不同步出现，或者两侧半球各自独立发放的局部性型式。

■ 注明对称与不对称。

■ 注明两侧半球受累最明显的脑区［即额区（F）、顶区（P）、颞区（T）、枕区（O），如果无法具体定位，则记作半球性］。

○ 多灶性（Mf）——双侧半球受累，并且出现在至少 3 处不相邻区域的型式。

■ 注明对称与不对称。

■ 注明两侧半球受累最明显的脑区［即额区（F）、顶区（P）、颞区（T）、枕区（O），如果无法具体定位，则记作半球性］。

● 主干词 2：型式或型式类别的形态特征。每种型式只能使用下列专有名词中的一种（图 16.2）：

○ 周期性放电（PD）

■ 形态相对一致的波形或放电，间隔几乎相同的时间重复出现（类似 EKG）。

■ 不超过 3 个相位（即跨越基线不超过 2 次），或时限不足 0.5 s、不考虑相位数目的任意波形。

■ 不可用于描述暴发。暴发定义为持续 0.5 s 以上、至少 4 个相位的波形。

■ 波形之间的间期能够度量。

■ 放电间隔在两个周期之间的变异不超过 50%。

○ 节律性 δ 活动（RDA）

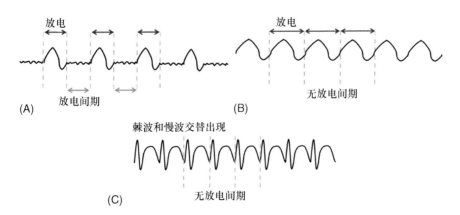

图 16.2　图示 ACNS 主干词 2。（A）周期性放电；（B）节律性 δ 活动；（C）棘慢波节律。ACNS，美国临床神经生理学会

- 　　■　形态、时限相对一致的波形重复出现（类似 SpO$_2$ 监测）。
- 　　■　连续两个波形之间没有间隔。
- 　○　棘慢波或尖慢波（SW）节律
- 　　■　棘波、多棘波或尖波后紧接着一个慢波。
- 　　■　有规律重复出现的型式（SW-SW-SW）。
- 　　■　棘波 / 多棘波 / 尖波成分与慢波之间的关系均匀一致。
- 选择合适的主干词 1 和 2，组合成每种型式的描述语（图 16.1）。例如：
  - 偏侧周期性放电（LPD）（图 16.3）
  - 全面周期性放电（GPD）（图 16.4）
  - 偏侧节律性 δ 活动（lateralized rhythmic delta activity，LRDA）（图 16.5）
  - 全面周期性放电伴三相形态（GPD-TW）（图 S-16.1）

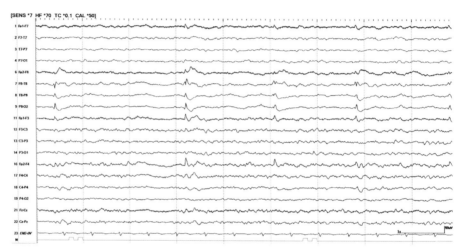

图 16.3　LPD。 62 岁男性，有右顶叶 AVM 引起继发性癫痫病史。一次强直-阵挛发作后长时间意识模糊，可见右侧半球 LPD。AVM，动静脉畸形；LPD，偏侧周期性放电

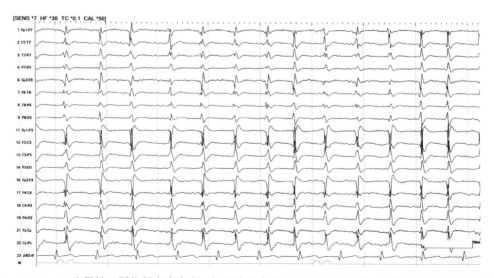

图 16.4　GPD。 42 岁男性，既往硬皮病病史，行肺移植术出现 PEA 心搏骤停。复苏后患者出现肌阵挛抽搐和强直-阵挛性发作。2 天后可见持续 GPD 不伴肌阵挛抽搐。GPD，全面周期性放电；PEA，无脉心电活动

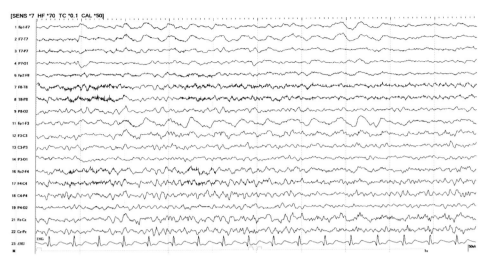

图 16.5 **LRDA**。76 岁女性，因左侧岛叶、额下回缺血性卒中入院，脑电图示左侧半球 LRDA。LRDA，偏侧节律性 δ 活动

- ○ 附加定位信息
  - ■ 对于全面性（G）：注明额区、中线区、枕区为著，还是无特别差异的全面性。
  - ■ 对于偏侧性（L）、双侧独立性（BI）或多灶性（Mf）：注明受累的脑区，即额区（F）、顶区（P）、颞区（T）、枕区（O）。

B. 描述词

- 描述词可加到主干词 1、2，是对其进一步的描述，包括频率、波幅、出现率、时限、相位数、锐度、极性、是否为刺激诱发、演变或波动，以及叠加（＋）描述词（图 16.1）。
- 频率指某个型式的典型重复次数，分为 < 0.5 次 / 秒、0.5 次 / 秒、1 次 / 秒、1.5 次 / 秒，依此类推，最大 4 次 / 秒。
- 波幅指某个型式的绝对高度，应在 10-20 系统的标准双极纵联中，看上去最明显的通道上测量波峰到波谷的高度（即正向波峰到负向波峰，而非波峰到基线的距离）。
  - ○ 绝对波幅：对于 PD 而言，指的是波幅最高的成分；对于 SW 而言，指的是棘 / 尖慢波。也适用于 RDA。
    - ■ 极低＝小于 20 μV
    - ■ 低＝ 20 ～ 49 μV
    - ■ 中＝ 50 ～ 199 μV
    - ■ 高＝大于 200 μV
  - ○ 相对波幅：仅用于 PD，波幅最高成分与放电之间典型背景的波幅之比（和绝对波幅一样，在同一通道和导联组合下测量）：
    - ■ 分为≤ 2、大于 2
- 出现率指某一型式占该次记录的百分比，分为：
  - ○ 连续＝占该次或该段记录的 90% 以上
  - ○ 大量＝占该次或该段记录的 50% ～ 89%
  - ○ 频发＝占该次或该段记录的 10% ～ 49%
  - ○ 偶发＝占该次或该段记录的 1% ～ 9%

- ○ 罕见＝占该次或该段记录的不足 1%
- 时限指某一型式出现一次的典型时限，不论这个型式是偶尔还是频繁出现。
  - ○ 极长＝1 h 以上
  - ○ 长＝5 ～ 59 min
  - ○ 中等＝1 ～ 4.9 min
  - ○ 短暂＝10 ～ 59 s
  - ○ 极短暂＝不足 10 s
- 相位数：指典型放电跨越基线的次数（仅用于 PD 和 SW，不用于 RDA）。
- 锐度（仅用于 PD 和 SW，不用于 RDA）
  - ○ 棘波＝时限小于 70 ms
  - ○ 尖波＝时限 70 ～ 200 ms
  - ○ 尖样慢波——用于时限大于 200 ms 但波形尖锐的 θ 或 δ 波（波形的一侧斜率陡峭）
  - ○ 钝波——波形光滑或呈正弦样
- 典型放电优势相位的极性（用于 PD 和 SW，不用于 RDA）
  - ○ 正向——在参考导联波峰向下
  - ○ 负向——在参考导联波峰向上
  - ○ 双向（水平方向／正切）
  - ○ 不明
- 刺激诱发（stimulus induced，SI）：唤醒刺激可重复诱发出的脑电型式。
  - ○ 举例：吸痰刺激后出现的 GPD 伴三相形态，称为 SI-GPD-TW（图 S-16.2）。
- 演变或波动：随时间变化的型式。
  - ○ 演变：每种特定型式在频率、形态或位置方面出现至少 2 次明确、连续的变化，持续至少 3 个周期。这些特定型式在下一种型式出现之前，不应持续超过 5 min。
    - ■ 频率演变：至少 2 次、每次至少 0.5 次／秒的连续变化（例如从 1 次／秒演变为 1.5 次／秒再到 2 次／秒）。
    - ■ 形态演变：至少 2 次连续变化，形成新生形态。
    - ■ 位置演变：连续传播到至少 2 个不同的标准 10-20 电极位置（或连续传播到 2 个电极位置之外）。
  - ○ 波动：频率变化≥ 3 次、每次相距不超过 1 min（每次至少变化 0.5 次／秒），形态变化≥ 3 次，或者位置变化≥ 3 次（每次至少传播 1 个标准电极间距），但不能归类为演变。
- 叠加（＋）描述词
  - ○ 叠加描述词是为了把形态看上去更像发作、与癫痫发作关联更密切的型式区分出来。
  - ○ 包括以下可叠加在 PD 或 RDA（不适用于 SW）上的特征：
    - ■ PD 可叠加＋ F（快活动）、＋ R（节律性或类节律性 δ 活动）、＋ FR（上述活动合并出现）。
    - ■ RDA 可叠加＋ F（快活动）、＋ S（尖波、棘波或尖样慢波）、＋ FS（上述活动合并出现）。
    - ■ 举例：LPD 合并仅与 LPD 相关、不见于背景 EEG 的高频活动，称为 LPD ＋ F（图 S-16.3）。

■ 举例：LRDA 叠加尖样慢波，称为 LRDA ＋ S（图 S-16.4）。

- 次要描述词
  ○ 类－：描述节律性或周期性型式。定义为大多数（＞ 50%）相邻周期的长度在 25% ～ 50% 之间变动。仅限计算机定量分析判定，肉眼读图时不可用。
  ○ 突然出现或逐渐出现：突然出现指一个型式在 3 s 内从没有到出现完全。逐渐出现指出现过程在 3 s 以上。
  ○ 三相形态：波形有 2 或 3 个相位，后一个相位均比前一个长，正向相位波幅最高。如为双相，则极性为正-负；如为三相，则极性为负-正-负（仅限于 PD 和 SW）。
  ○ 前向后延迟或后向前延迟：定义为从最靠前部位到最靠后部位延迟 100 ms 以上，在双极纵联和参考导联组合上均可见。

C.　ACNS 标准化术语的判读者间可靠性

- 一些研究评估了标准化术语的判读者间可靠性。
- 在第一个单中心研究中，五位经过委员会认证的判读者评估了 2005 年 ACNS 术语的可靠性[4]。
  ○ 主干词 1 的判读者间一致性（IRA）为中等（$\kappa = 0.49$），主干词 2 的一致性一般（$\kappa = 0.39$）。描述词的一致性为差到一般。
  ○ 此研究发表后，ACNS 术语修订了许多次，并创建了带有认证测试的在线培训模块。
- 后来一项多中心研究[5]评估了修订版标准术语的 IRA。重症脑电图监测研究协作组（Critical Care EEG Monitoring Research Consortium，CCEMRC）的 16 位成员审查了在线培训模块，并完成由 10 秒 EEG 示例组成的测试题目。
  ○ 主干词 1 和 2 达到了"几乎完美"的一致性（κ 值分别为 0.87 和 0.92）。
  ○ 波幅的描述词可靠性良好，而频率的描述词可靠性为中等到一般。
  ○ 对于"叠加（＋）"描述词，IRA 差异较大：快活动（＋ F）和节律性活动（＋ R）描述词的一致性中等，而尖波/棘波（＋ S）描述词的一致性微弱。
- 一项规模最大的评估 2012 版标准术语的 IRA 的研究邀请了 49 人判读 EEG。测试之前，参加者通过一套训练幻灯片来复习，这套幻灯片由美国临床神经生理学会（ACNS）发表的 10 ～ 60 秒 EEG 示例[6]组成。
  ○ 识别癫痫发作、主干词 1 和 2 以及一些描述词如＋ S（尖波）、锐度、绝对波幅、频率、相位数的一致性为"几乎完美"（$\kappa = 0.8 \sim 1.0$）。
  ○ 描述词＋ F（快活动）和＋ R（节律性活动）的一致性为"可靠"（$\kappa = 0.6 \sim 0.8$），三相形态的一致性为"中等"（$\kappa = 0.4 \sim 0.6$），演变的一致性为"一般"（$\kappa = 0.2 \sim 0.4$）。
- 近期一项研究专门关注 GPD 相关的 IRA[8]。11 名临床神经生理学家通过了 CCEMRC 标准术语认证测试之后，给含有 GPD 的连续 120 秒 EEG 的几个变量打分。
  ○ 出现 GPD 的 IRA 非常好（$\kappa = 0.81$）；然而，识别三相波仅为"一般"（$\kappa = 0.33$）。
- 近期另一项研究专门评估识别 PD[9]。8 位 EEG 学术专家（其中 4 位通过了 CCEMRC 标准术语认证测试）为共计 30 段、每段 1 h 的 EEG 标记 PD。7 人独立评估一名患者的 EEG。
  ○ 识别 PD 的 IRA 仅"一般"（$\kappa = 0.38$）。

　　○　通过 CCEMRC 标准化术语认证测试的人员，PD 的检出率明显提高，这说明 ACNS 术语结构化培训很重要，如此才能用共同的语言描述复杂的 EEG 型式。

Ⅲ.　仍需思考、有待解决的问题

A.　在危重症患者中遇到的周期性和节律性型式的患病率和预后意义是什么？

- 要辨析哪些型式、哪些临床情境与正在发生的神经元损伤相关，这样才能知道哪些需要治疗。
- 需要进行大规模多中心研究，以更好地了解危重症患者周期性和节律性型式的临床意义。CCEMRC 设计了一个集中式数据库，允许跨机构使用标准化术语共享信息，并能生成每日临床报告[10]。
- 一项使用标准化术语、集中式数据库（资料来自 3 家机构）的大型研究表明，各机构 cEEG 检出的节律性和周期性型式（39% ～ 46%）、癫痫电发作（13% ～ 15%）的百分比明显近似[7]。
- 这项多中心研究还检验了特定型式与癫痫发作之间的关系。关键发现有：
  - ○　LPD 和 LRDA 与癫痫发作相关，并且有叠加特征的相关性更高。
  - ○　GPD ＋与癫痫发作相关，无叠加特征的 GPD 与癫痫发作没有相关性。
  - ○　LPD、LRDA 和 GPD 这些型式频率越高，与癫痫发作关系越密切。
  - ○　LPD 和 GPD 出现率越高，癫痫发作的风险越大。
  - ○　全面节律性 δ 活动（generalized rhythmic delta activity，GRDA）与癫痫发作无关。

B.　ACNS 标准化术语的现状如何？

- 现在已经明确，使用 ACNS 标准化术语的数据库以及培训模块能提高 IRA，所以学术界汇总各家机构数据、以便更好地理解危重症患者的各种 EEG 型式的意义，条件已经成熟。
- 鉴于主干词 1、2 和许多描述词的判读者间可靠性很高，收集数据有助于明确在实践中使用这套术语，会不会影响临床决策，进而影响患者结局。
- 标准化术语尽管已增删数次，仍然继续修正，以进一步增强临床和科研上的实用性。

补充图片

下列图片请扫描二维码观看：

图 S-16.1　GPD–TW
图 S-16.2　SI–GPD–TW
图 S-16.3　LPD ＋ F
图 S-16.4　LRDA ＋ S

参考文献

1. Hirsch LJ, Brenner RP, Drislane FW, et al. The ACNS subcommittee on research terminology for continuous EEG monitoring: proposed standardized terminology for rhythmic and periodic EEG patterns encountered in critically ill patients. *J Clin Neurophysiol.* 2005;22(2):128–135.
2. Hirsch LJ. ACNS Standardized EEG research terminology and patterns encountered in critically ill patients: July 2009 version Report of the American Clinical Neurophysiology Society Critical Care. In: Hirsch LJ, Brenner RP, eds. *Atlas of EEG in Critical Care.* West Sussex: Wiley-Blackwell; 2010:315–327.
3. Hirsch LJ, LaRoche SM, Gaspard N, et al. American Clinical Neurophysiology Society's standardized critical care EEG terminology: 2012 version. *J Clin Neurophysiol.* 2013;30(1):1–27.
4. Gerber PA, Chapman KE, Chung SS, et al. Interobserver agreement in the interpretation of EEG patterns in critically Ill adults. *J Clin Neurophysiol.* 2008;25(5):241–249.
5. Mani R, Arif H, Hirsch LJ, et al. Interrater reliability of ICU EEG research terminology. *J Clin Neurophysiol.* 2012;29(3):203–212.
6. Gaspard N, Hirsch LJ, Laroche SM, et al. Interrater agreement for critical care EEG terminology. *Epilepsia.* 2014;55(9):1366–1373.
7. Ruiz AR, Vlachy J, Lee JW, et al. Association of periodic and rhythmic electroencephalographic patterns with seizures in critically ill patients. *JAMA Neurol.* 2016;E1–E8.
8. Foreman B, Mahulikar A, Tadi P, et al. Generalized periodic discharges and "triphasic waves": A blinded evaluation of inter-rater agreement and clinical significance. *Clin Neurophysiol.* 2016;127(2):1073–1080.
9. Halford JJ, Shiau D, Desrochers JA, et al. Inter-rater agreement on identification of electrographic seizures and periodic discharges in ICU EEG recordings. *Clin Neurophysiol.* 2015;126(9):1661–1669.
10. Lee JW, LaRoche S, Choi H, et al. Development and validation of a critical care EEG monitoring database for standardized clinical reporting and multicenter collaborative research. *J Clin Neurophysiol.* 2016;33(2):133–140.

第17章

背景活动

（Kevin F. Haas）

（张哲　译）

本章内容

- 危重症患者 EEG 背景描述的标准化术语
- EEG 背景活动谱系
- EEG 背景评估的关键组成

关键点

- 使用标准化术语，规范报告频率、波幅、反应性和睡眠状态转换，对危重症患者的 EEG 判读最为有用。
- 危重症患者出现意识状态变化，评估 EEG 背景活动是临床查体的重要补充。
- EEG 反应性提示预后，因此很重要，所有脑病患者记录 EEG 期间都应评估。
- 本章使用美国临床神经生理学会（ACNS）《标准化重症 EEG 术语》[1] 的定义。

I. 背景

A. 监测 EEG 背景活动为何重要？
- EEG 背景活动通常对病因学不特异，然而是监测全脑功能变化的实时窗口。
- 某些情况下，EEG 背景活动提供重要的预后信息。

B. 描述 ICU EEG 背景活动的术语
- 对称性
  - 比较左右半球的 EEG 背景，并判断为对称、轻度不对称（参考导联下，波幅不对称 < 50%，或频率不对称 0.5～1 Hz），或明显不对称（波幅不对称 ≥ 50% 或频率不对称 > 1 Hz）。
- 缺口节律
  - 注明存在或不存在。

- 后头部优势节律
    - 注明存在或不存在
    - 记录精确到 0.5 Hz 的频率，对睁闭眼有无反应性
- 优势背景节律
    - δ、θ 或 α。如果 2 或 3 个频带优势相同，每个频带都要记录。
- 变异度
    - 根据背景频率和波幅有无变化，记录为有 / 无或不明。
- 反应性
    - 记录刺激引起的脑电活动改变，包括波幅或频率的变化、活动衰减等。注明刺激性质和（或）强度。肌电活动、眨眼伪差不算反应性。
- 波幅（电压）
    - 记录为正常、低［大多数或所有电活动在双极纵联（longitudinal-bipolar，LB）波幅< 20 μV］或抑制（所有电活动波幅< 10 μV）。
- 一过性睡眠
    - 记录为正常（K- 综合波和睡眠纺锤均出现且正常）、出现但不正常［上述 2 种特征至少出现 1 种，但不正常和（或）不对称］，或未见。
- 连续性
    - 连续
    - 近连续：偶见衰减或抑制（不超过记录总长的 10%）
        - 衰减定义为波幅 10 μV 以上、背景波幅的 50% 以下。
    - 不连续：衰减或抑制占记录总长的 10% ～ 49%。
    - 暴发–衰减 / 暴发–抑制：衰减或抑制占记录总长的 50% 以上。
    - 抑制：记录全长均为抑制（波幅< 10 μV）。

Ⅱ.　基础知识

A.　EEG 背景活动谱系
- 虽然 EEG 背景减慢的型式无病因特异性，但可用于评估脑功能障碍的严重程度[2]。
- 随着脑病越来越严重，脑电变化看上去类似麻醉深度增加[2-4]。
    - 去同步化或出现"快活动"（图 17.1）。
    - 节律性和波幅增加，特别是 δ 活动（图 17.2）。
    - 频率更慢和更快的波混合出现；δ 活动随着脑病加重而增加（图 17.3）。
    - 暴发–抑制，其中抑制时间随脑病加重而持续更久（图 17.4）。
    - 抑制或 EEG 等电位。
    - 大脑电活动中止（electrocerebral inactivity，ECI）定义为不存在大于 2 μV 的 EEG 活动，如果满足合适的 EEG 记录技术标准（包括体温正常、未使用镇静药物），这提示脑死亡。ECI 也可见于麻醉或镇静药物中毒及严重低体温。
- 对于危重症患者，上述变化可用于指导广泛性大脑功能受损的严重程度分级，分为轻度、中度、重度、极重度。
- ICU 连续 EEG 监测能评估背景活动随时间发生的变化，描绘记录期间改善或恶化的轨迹。

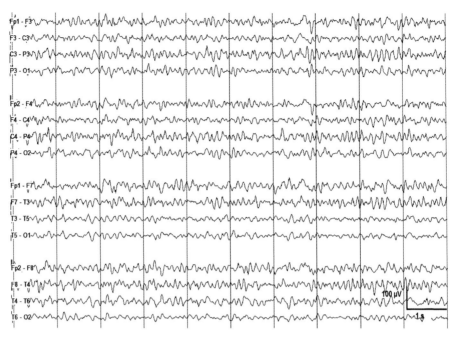

图 17.1　α、θ 活动全面去同步化，混有 δ 活动，见于轻度脑病

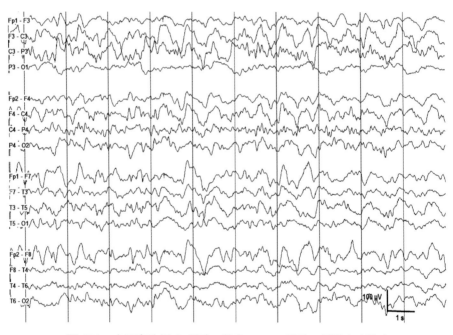

图 17.2　全面高波幅 δ 活动，混有 α、θ 活动，见于中度脑病

- 弥漫性多形态 δ 活动通常由累及皮质下白质的结构性异常引起[5]。
- 此外，不对称的背景减慢提示存在偏侧或局灶性大脑功能障碍。
- 掌握镇静药物（特别是静脉用麻醉药如丙泊酚、咪达唑仑、戊巴比妥）的特点并如实记录，至关重要，因为这些药物可能增加背景减慢的严重程度，判读 EEG 结果时应加以考虑。

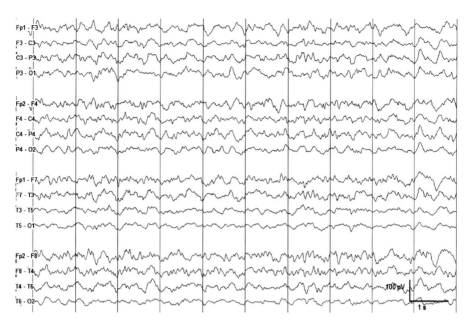

图 17.3　全面性 θ、δ 活动混合出现伴少量快活动，见于中度脑病。 注意：额区为著的快活动多见于使用镇静药时

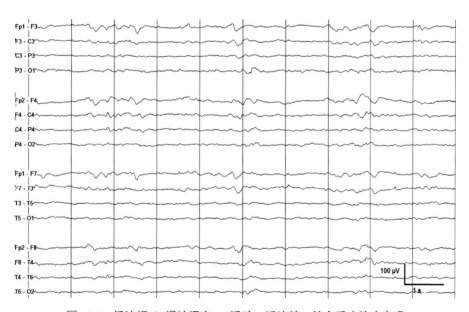

图 17.4　低波幅 δ 慢波混有 θ 活动，近连续，符合重度脑病表现

B.　EEG 波幅

- 头皮 EEG 测量的是皮质锥体神经元产生的、垂直于头皮记录部位的电场分量。
- 通常测量标准双极纵联中的波峰到波谷的电压差，得到 EEG 波幅。
- 正常 EEG 波幅范围为 20 ~ 200 μV。
  - 低波幅：双极纵联上的大部分或全部活动的波幅小于 20 μV。
  - 抑制：所有活动波幅不足 10 μV。
- 皮质功能障碍通常表现为 EEG 信号波幅减低（电压衰减）。
- 全面性抑制是大脑功能极重度障碍的标志，通常难以恢复、预后不佳。注意：低温和麻醉镇静引起的全面性 EEG 抑制是可逆的。

- 高波幅 δ 活动的反应性大多存在，与潜在可逆的病理状态相关[3]。
- 无反应性的低波幅 δ 活动提示大脑功能障碍更严重[3]。

C. EEG 反应性

- 对猫的研究表明，EEG 对外界刺激有反应需要完整的网状激活系统、丘脑-丘脑皮质连接[6]。
- 每例 ICU EEG 监测，应至少每 24 小时评估一次 EEG 背景反应性。
- 检查昏迷患者的反应性时，要对刺激分级。从听觉刺激开始（拍手、呼唤或大声喊患者名字）；如果没有反应，则进一步施加躯体感觉或伤害性刺激［按摩胸骨或鼻挠痒（用棉签或棉絮轻挠鼻尖、鼻孔——译者注）］。
- 有反应未必都能临床唤醒。
- 现在还没有普遍接受的 EEG 反应性定义，但任何明确与刺激相关的 EEG 变化，通常都应被认可。
  ○ 许多不同变化可能都会包含在内，如背景活动的波幅和（或）频率的增减（图 17.5）。
- EEG 反应性是重要的预后指标。
  ○ 颅脑外伤（TBI）患者 24 h 内 EEG 有反应，高度提示远期全脑神经功能恢复良好[7]。
  ○ 对于 α 昏迷和纺锤昏迷这类 EEG 型式，背景活动对刺激的反应性保留，是功能恢复的积极预测因素，相反如果缺乏反应性，则提示预后不好[8-9]。
  ○ 一项探讨伴有三相波（TW）脑病患者的研究表明，EEG 无反应是死亡的独立预测因素[10]。
  ○ 对于心搏骤停后接受目标体温管理的患者，反应性也是估计预后的重要因素（见第 11 章）。

D. 评价脑病患者的睡眠和睡眠-觉醒转换

- 应记录睡眠纺锤、K- 综合波是否存在。

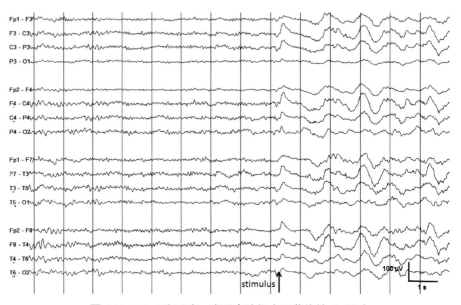

图 17.5　EEG 有反应，出现高波幅全面节律性 δ 活动

- 危重症合并脑病的患者中，睡眠障碍很常见，但其病理生理机制尚不清楚。
- 麻醉剂（丙泊酚、戊巴比妥、咪达唑仑）可诱导出现睡眠样状态，出现 K- 综合波和睡眠纺锤[11]。
- 非缺氧缺血性脑病患者中，K- 综合波保留是独立于病因的提示预后良好的标志[12]。
- 癫痫持续状态后接受连续 EEG 监测的患者中，出现 II 期睡眠型式与病情完全恢复相关[13]。
- 内源性唤醒系统本质是双稳态结构，意思是在睡眠和清醒状态之间转换，没有明确的中间型式[11]。
  - 通常而言，状态转换发生于有内源或外源性刺激之时，也就是唤醒型式。
  - 这也可能是一些脑病患者的循环交替型式的基础（图 S-17.1）[14]。

III. 仍需思考、有待解决的问题

A. EEG 背景活动减慢的严重程度分级

- 如果有一种定义明确的分级系统，评估危重症患者连续 EEG 背景活动减慢的程度及其与脑病的相关性，会很有用处。
- 此分级系统应当建立在美国临床神经生理学会（ACNS）标准化术语的基础之上，这样评价者间可靠性能进一步提高。

B. 评估频率和波幅的定量 EEG

- 目前尚不清楚定量 EEG 是否有助于区分脑病和昏迷的病因。

C. 危重症患者的睡眠障碍

- 如果能更好地理解脑病患者正常睡眠结构破坏的病理生理学机制，可能带来医疗照护的改变，促进神经功能恢复。
- 睡眠状态改变可能在循环交替型式中起作用，这种型式大约就是脑病和昏迷患者的睡眠状态转换。

补充图片

下列图片请扫描二维码观看：

图 S-17.1 循环交替型式

参考文献

1. Hirsch LJ, LaRoche SM, Gaspard N, et al. American Clinical Neurophysiology Society's standardized critical care EEG terminology: 2012 version. *J Clinical Neurophys*. 2013;30(1):22–27.
2. Young GB, The EEG in coma. *J Clin Neurophys*. 2000;17(5):473–485.
3. Sutter R, Kaplan PW, Valenca M, De Marchis M. EEG for diagnosis and prognosis of acute

nonhypoxic encephalopathy: history and current evidence. *J Clinical Neurophys.* 2015;32:456–464.

4. Stockard JJ, Bickford RG. The neurophysiology of anesthesia. In: Gordon E, ed. *The Neurophysiology of Anesthesia.* Amsterdam: Excerpta Medica; 1975:3–46.

5. Gloor P, Ball G, Schaul N. Brain lesions that produce delta waves in the EEG. *Neurology.* 1977;27:326–333.

6. Mauzzi G, Magoun HW. Brain stem reticular formation in the activation of the EEG. *Electroencephalogr Clin Neurophysiol.* 1949;1:455–473.

7. Gutling E, Gonser A, Imhof H, Landis T. EEG reactivity in the prognosis of severe head injury. *Neurology.* 1995;45:915–918.

8. Kaplan PW, Genoud D, Ho TW, Jallon P. Etiology, neurological correlations, and prognosis in alpha coma. *Clinical Neurophysiol.* 1999;110:205–213.

9. Kaplan PW, Genoud D, Ho TW, Jallon P. Clinical correlates and prognosis in early spindle coma. *Clinical Neurophysiol.* 2000;111:584–590.

10. Sutter R, Stevens RD, Kaplan PW. Significance of triphasic waves in patients with acute encephalopathy: a nine-year cohort study. *Clin Neurophysiol.* 2013;124:1952–1958.

11. Voss L, Slegh J. Monitoring consciousness: the current state of EEG-based depth of anaesthesia monitors. *Best Pract Res Clin Anaesthesiol.* 2007;21(3):313–327.

12. Sutter R, Barnes B, Leyva A, et al. Electroencephalographic sleep elements and outcome in acute encephalopathic patients: a 4-year cohort study. *Eur J Neurology.* 2014;21:1268–1275.

13. Alvarez V, Drislane FW, Westover MB, et al. Characteristics and role in outcome prediction of continuous EEG after status epilepticus: a prospective observational cohort. *Epilepsia.* 2015;56(6):933–941.

14. Kassab MY, Farooq MU, Diaz-Arrastia R, Van Ness PC. The clinical significance of EEG cyclic alternating pattern during coma. *J Clin Neurophysiol.* 2007;24: 425–428.

第18章

偏侧周期性放电

（Jessica W. Templer，Elizabeth E. Gerard）

（张哲 译）

本章内容

- 偏侧周期性放电（LPD）的流行病学、病因和自然病程
- 标准化定义和亚型
- LPD 与临床和亚临床癫痫发作的关系
- LPD 对于预后的意义

关键点

- 偏侧周期性放电（LPD）是形态刻板、重复出现、间期均匀的放电，在一侧半球最为显著。
- LPD 因为与疱疹病毒性脑炎关系密切而为人所熟知，但最常见的病因是缺血性卒中。
- LPD 与癫痫发作风险增加有关。
- LPD 的临床意义、如何处置尚存争议，对昏迷患者而言尤其如此。许多专家认为 LPD 是"发作期-发作间期连续体"的一种类型，反映不稳定、潜在致痫的状态。

I. 背景

A. 流行病学和自然病程

- 据报道，连续 EEG 记录到的偏侧周期性放电（LPD）出现率在 6.2%～8.6% 之间[1-3]。
- Rai 等[27] 在印度完成的一项研究纳入了 99 例神经内科、神经外科危重症患者，他们均存在意识障碍、高度怀疑非惊厥性癫痫发作（NCS），其中 LPD 占 47%，临床诊断为癫痫持续状态的多达 22%。
- LPD 最常见于存在局灶神经功能缺损的患者，也与不同程度的意识改变有相关性。
  - 在 3 项大型系列研究中，10%～35% 的 LPD 患者处于昏迷状态[4-6]，主要病因是皮质或皮质下的急性器质性病变。
  - 一项病例对照研究纳入存在 LPD 且不伴急性脑损伤的患者，发现 87% 的患者有

意识障碍。因此，对于不伴急性脑损伤的患者，LPD 是意识水平减低的独立预测因素[3]。

B. 病因

- LPD 通常与累及皮质的急性器质性病变有关。
- 成人患者最常见的病因是缺血性卒中。其他常见病因还有病毒性或自身免疫性脑炎、脑肿瘤、颅内出血和缺氧性脑病。
- 在儿科患者中，感染性病因可能更常见，而新生儿的 LPD 通常与卒中和缺氧缺血性脑病（HIE）相关。
- LPD 也可见于克-雅病（CJD）、蛛网膜下腔出血、脱髓鞘疾病、可逆性后部脑病综合征（PRES）、偏头痛、线粒体脑病伴乳酸酸中毒和卒中样发作（mitochondrial encephalopathy with lactic acidosis and stroke-like episodes，MELAS）、进行性肌阵挛性癫痫晚期和神经梅毒。
- 与器质性疾病合并出现的代谢异常也许会在 LPD 的产生过程中起作用，但并非必需。
  - 在早期的研究中，尿毒症、电解质紊乱和酗酒史是常见的 LPD 临床相关因素[4]，但近年的大型系列研究中结论并不一致[3, 7]。
- 通常认为 LPD 是急性神经损伤后的一过性现象，一般在数天至数周内消失。
- LPD 也可以是癫痫相关的慢性表现，这一点不太常见。
  - 1996 年，Pohlmann-Eden 等报道了既往有器质性病灶和局部性癫痫患者中的慢性 LPD[8]，近年 Orta 等也观察到了这一结果[6]。
  - 一项研究纳入存在 LPD 且没有急性或进行性脑损伤证据的成人和儿童患者，发现大多数患者有陈旧脑损伤和癫痫病史。然而，这类患者仅占所有 LPD 人群的 26%[3]。
  - 此外，样本量更大的系列研究显示，有癫痫病史的 LPD 患者仅占 5%～29%[5,7,9]。

Ⅱ. 基础知识

A. EEG 特征

- LPD 是不相邻、重复出现、形态一致的放电，通常以 0.5～3 Hz 均匀的间隔，周期性重复发放（图 18.1）。
- 一定要同步记录 EKG，以区分 LPD 与心电伪差或搏动伪差，这一点很重要。
- LPD 通常广泛地偏侧分布于一侧半球，但可能在任何局部或半球区域最明显。
  - 每个放电的电场范围通常很广泛，可累及矢状旁区和颞区，但也可能比较局限。
  - 尤其当 LPD 在额区或枕区波幅最大之时，它也可波及对侧半球［判读为"LPD（双侧不对称）"，参见第 16 章］[4]（图 S-18.1）。
  - LPD 一般与其他反映该侧大脑功能障碍的 EEG 表现（局部性慢波、后头部优势节律消失）同时出现。
  - 对侧半球也许不受影响、也许出现脑病表现，这取决于患者的临床状态。
- 正如传统描述，LPD 的单一放电形态一般为癫痫样。
  - LPD 通常为波幅 50～300 μV 的尖波或尖慢综合波。
  - 美国临床神经生理学会（ACNS）《标准化重症 EEG 术语》将 LPD 定义为所有周

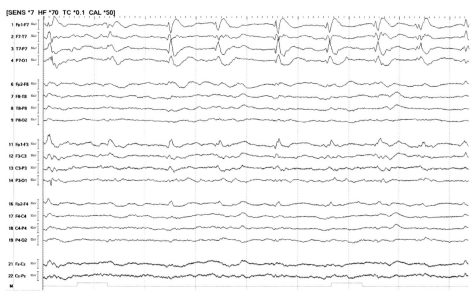

图 18.1　**主因突破性癫痫发作入院的颞叶癫痫患者的 LPD**。患者 69 岁男性，既往颞叶癫痫、左枕叶缺血性卒中和高血压病史。患者在家中呼之不应，就医途中出现强直-阵挛性惊厥。入院时，患者处于左侧半球起源的非惊厥性癫痫持续状态，同一区域也有间隔出现的 LPD。LPD，偏侧周期性放电

期性放电，无论形态如何、时限多久（例如周期固定、反复出现的 δ 钝波也归为 LPD）。

B.　神经影像表现

- LPD 最常见于存在皮质病变或皮质下灰质和白质病变（64%），也可见于只有皮质下白质病变，罕见于孤立的皮质下灰质病变[6, 10]的情况。
- 然而有研究表明，1/4 至 1/3 的 LPD 患者没有神经影像上的结构异常[5, 7]。

C.　与癫痫发作的相关性

- 大多数 LPD 患者会出现临床癫痫发作。
  - Snodgrass 等于 1989 年报道，147 例 LPD 患者中，90% 出现临床癫痫发作[7]；癫痫发作最常在检出 LPD 之前、或者与之同时出现。
  - 一篇综述复习了 16 项回顾性研究，均为包含 LPD 的 EEG 记录。综述表明，存在临床癫痫发作的占 47% ～ 100%[8]。不过，因为临床癫痫病史是常见的 EEG 指征，所以这些回顾性研究可能存在选择偏倚。
  - 一项纳入 82 例 LPD 患者的研究中，70% 有临床癫痫发作；癫痫发作更常见于合并卒中和脑肿瘤的 LPD 患者，较少见于感染或其他病因[6]。
  - 一项纳入 130 例 LPD 患者的研究显示，50% 的患者在病程急性期出现临床癫痫发作；临床癫痫发作的发病率与 LPD 潜在病因无关[5]。
  - 局部运动性发作是最常见的与 LPD 相关的发作类型[4-5, 7]。
- 连续 EEG 监测时，LPD 与 NCS 高度相关。
  - Claassen 等证实，长程 EEG 监测中 LPD 与 NCS 显著相关；连续 EEG 监测期间发现癫痫发作的患者，40% 也有 LPD；只有 11% 未见癫痫发作的患者合并 LPD[11]。
  - 该研究还显示，LPD 通常与 EEG 开始记录 24 h 之后出现的癫痫发作有关。因此，

有 LPD 的患者应考虑监测 24 h 以上。

- 在迄今样本量最大的关于周期性型式的研究中，Ruiz 等发现 802 份有 LPD 的连续 EEG 记录中，44% 也有癫痫电发作，其中大部分为非惊厥性发作。所有周期性或节律性型式中，LPD 与癫痫发作的相关性最高[12]。
- 同一研究还发现，LPD 的频率与癫痫发作风险有关：1.5 Hz 以下的 LPD，有 40% 合并癫痫发作；而 1.5 ～ 2 Hz 之间的 LPD，有 50% 发生癫痫发作；2 Hz 及以上的 LPD 有 66% 出现。

D.　预后

- 使用常规和连续 EEG 的数项研究都发现，LPD 与高死亡率相关，范围为 24% ～ 53% 不等[8-9]。
- 两项儿科的研究发现，大约 1/4 的患儿中，LPD 与死亡相关[13-14]。
- 一项研究[6]复习了 79 例 LPD 患者，发现恢复功能独立的患者仅占 21.5%，54.4% 的患者日常生活仍然依赖照料，24% 的患者死亡。
  - 在此研究中，病因为肿瘤的 LPD 患者比病因为血管病的患者预后更差。
  - 出现临床癫痫发作的 LPD 患者预后比没有临床癫痫发作的 LPD 患者预后更好[6]，早期的系列研究没有观察到这一现象[5]。
- 现已证明，LPD 是不同患者群体中预后不良（中至重度残疾或死亡）的独立预测因子。
  - 一项针对精神状态改变患者的病例对照研究匹配了年龄、性别和病因，发现常规 EEG 观察到 LPD 与严重残疾或死亡相关。随后住院期间能独立生活的 LPD 患者仅占 31.9%[15]。
  - 现已证明，LPD 是蛛网膜下腔出血[16]、颅内出血[17]、内科 ICU[18]患者预后不良的独立预测因子。
  - 对于非急性或进行性病变的患者，LPD 也与出院时结局较差相关[3]。
  - 既往有癫痫病史的成人、急性感染的儿童 LPD 患者，预后往往比其他病因要好。
- LPD 与继发性癫痫
  - LPD 有罹患继发性癫痫的风险。文献报道，LPD 患者出现继发性癫痫的可能性为 10% ～ 56% 不等[5, 19]。
  - 既往无癫痫病史的 ICU LPD 患者中，如果发现癫痫电发作，出院后有 49% 的 LPD 患者会出现癫痫发作。然而，对于 EEG 未见癫痫电发作的 LPD 患者，出院后癫痫发作的风险为 17%[9]。

E.　LPD 的亚型

- LPD plus
  - "LPD plus" 一词最早由 Reiher 等提出，用于描述叠加有节律性放电（通常为低电压快活动）的 LPD。
  - 根据 ACNS 术语，LPD plus（LPD+）现被定义为"更像发作"的型式，包括 LPD 叠加快活动（F）、节律性活动（R）以及快节律性活动（FR）（图 18.2）。
  - Ruiz 等完成的大型系列研究显示，有 37% 的 LPD 是 LPD+（802 例记录中有 293 例）。相比于无叠加的 LPD，LPD+ 与癫痫发作的相关性更强（58% *vs.* 36%，OR 2.00，95%CI 1.44 ～ 2.78）[12]。

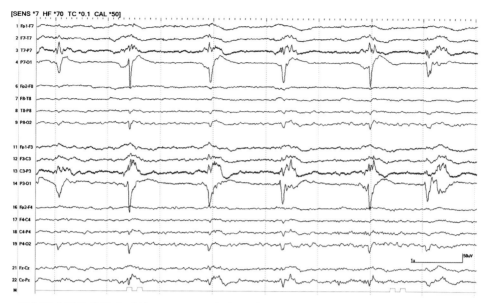

图 18.2 部分运动性发作结束后的 LPD＋F。患者 42 岁男性，既往有 CNS 血管炎伴左顶枕叶癫痫病史。患者因尿路感染、右上肢阵挛发作就诊于外院。转至我院后，患者存在频繁的右眉、右唇阵挛发作。临床癫痫发作结束后，EEG 示左侧半球 LPD 叠加快活动（以左顶枕区为著）。CNS，中枢神经系统；LPD＋F，偏侧周期性放电叠加快活动

- ○ 一项研究发现，出现 LPD 的结局比 LPD+反而更差[15]。这一发现很有意思，但原因尚不清楚。
- ○ 相比于单纯的 LPD，LPD plus 发展为继发性癫痫的风险更高[15]。
- ● 刺激诱发的 LPD
  - ○ Hirsch 等最早描述了 33 例昏睡或昏迷患者的刺激诱发的节律性、周期性或发作性放电（SIRPID）现象[20]。
    - ■ 33 例患者中有 9 例存在刺激诱发的 LPD（stimulus-induced LPD，SI-LPD），其中 5 例（55%）在病程急性期存在癫痫电发作或临床发作或癫痫持续状态。
  - ○ Ruiz 等发现，刺激诱发和自发的 LPD 与癫痫发作之间的相关性并无显著差异；然而，此研究的不足之处为，同一记录中刺激诱发的 LPD 和癫痫发作两者都出现的 EEG 记录过少[12]。
  - ○ 将来通过更大规模人群的研究，我们有望对 SI-LPD 病理、预后的意义理解更深，明确它与自发性 LPD 有无差别。

F. 双侧独立性周期性放电

- ● 双侧独立性周期性放电（BIPD）是指双侧半球各自独立产生、不同步的周期性放电（图 18.3 和图 S-18.2）。
- ● BIPD 远比 LPD 少见，因此有关其意义的数据很少。
- ● BIPD 与 LPD 病因相近（卒中、感染、肿瘤）。但是，BIPD 可能更常见于代谢异常、心搏骤停、双侧半球病变[6, 12]。
- ● BIPD 患者合并昏迷的比 LPD 更多（47.8% *vs.* 14%）[6, 21]。
- ● 到目前为止的研究表明，BIPD 患者的癫痫发作比 LPD 少：一项研究报告 29% *vs.* 44%[12]，

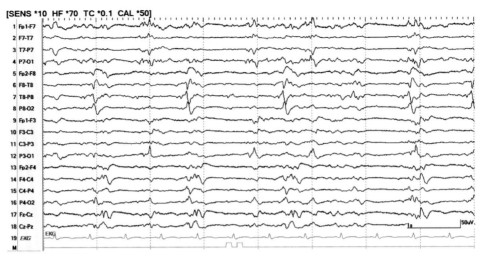

图 18.3　西尼罗病毒性脑炎伴癫痫发作患者的 BIPD。患者 49 岁女性，因西尼罗病毒性脑炎合并癫痫发作入院，既往终末期肾病、肾移植术后病史。右侧半球（以右颞区为著）、左侧半球（以左顶区为著）均可见独立发放的周期性放电。BIPD，双侧独立性周期性放电

另一项研究报告为 43% *vs.* 70%[6]。

　　○　然而，一项关于中枢神经系统（CNS）感染的小样本报道中，4 例 BIPD 患者全部（100%）出现癫痫临床或电发作，而 14 例 LPD 患者中只有 8 例（57%）出现癫痫发作[22]。

● BIPD 患者的死亡率比 LPD 高。

　　○　一项纳入 23 例 BIPD、82 例 LPD 患者的单一研究中，尽管 BIPD 与 LPD 患者的功能结局没有显著差异，但是 BIPD 患者的死亡率比 LPD 高（39% *vs.* 24%）[6]。另一项比较 BIPD 与 LPD 患者死亡率的研究也得到了相同结果（50% *vs.* 30.2%）[13]。

　　○　病例对照研究也观察到了 BIPD 死亡率增加这一现象：BIPD 患者死亡率 100%（4/4），而 LPD 患者死亡率 42.6%（20/47）[15]。

　　○　随访表明，在出院后平均 2～2.5 年，BIPD 患者大多遗留中等程度残疾［改良Rankin 量表（modified Rankin Scale，mRS）= 3］，而 LPD 患者遗留轻度残疾（mRS = 2）[13]。

Ⅲ.　仍需思考、有待解决的问题

A.　危重症患者 LPD 的发病率是多少？

● 现有 LPD 研究均为回顾性，并且基本来自间断的 EEG 记录。

● 未来通过前瞻性研究，对未经选择的重症患者进行连续 EEG 监测，我们将会进一步了解 LPD 真实患病率、与癫痫发作的关系及其预后。

B.　LPD 代表一种发作型式吗？

● LPD 的病理生理学意义是什么，对它的管理应积极到什么程度，现在仍有争议。

● 一般认为，如果 LPD 与临床症状有关联，那么它就是发作。

　　○　在 LPD 对侧出现的局部阵挛性癫痫发作［包括部分性发作持续状态（epilepsia

partialis continua，EPC）] 是发作性 LPD 的常见表现，很好辨认。

- 对于 EPC，如果单个放电与肌电图（electromyography，EMG）记录的阵挛活动存在锁时关系，则认为 LPD 为发作性（图 18.4）。
- 然而，只有 LPD 与运动症状相关时才把它当作"发作"，这种常规做法可能过于简单化。
  - 一项研究比较了发作性 LPD（定义为存在相关的运动症状）与"非发作性"LPD 的部位。
  - LPD 在运动皮质附近的中央区最显著时，出现发作性 LPD 的可能性增高 11 倍。因此，见于发作性 LPD 病例的运动症状其实是 LPD 部位的反映[23]。
- 反过来说，如果 LPD 位于非运动区皮质（顶、颞、枕区或额极），则临床症状轻微。这类患者的 LPD 也许与微小的临床症状或主观感觉相关，如眼球偏斜、偏瘫、失语、偏盲或感觉异常。
- 对于意识水平变化或昏迷的患者，识别 LPD 相关的临床症状尤其困难。
  - 一项病例系列研究描述了 7 例反复意识模糊的老年患者，表现为言语不利、幻视，这些症状在时间上与 LPD 相关[24]。
  - 上述 LPD 多以后头部（颞枕区）为著。予抗癫痫药物（ASD）治疗后，LPD 和临床症状均消失。

- LPD 与 PET 显示的局部葡萄糖代谢增加相关，与单光子发射 CT（single photon emission CT，SPECT）显示的脑血流灌注增加相关（图 S-18.3）[25-26]。
- 有人认为，这些代谢变化说明 LPD 是一类部分性癫痫持续状态；而其他人则解释为 LPD 是标志物，反映了发作期–发作间期连续体的不稳定的病理生理状态。

C.　LPD 患者如何恰当管理？

- 如何恰当管理 LPD 尚无共识。对于伴有这种脑电型式的昏迷患者，也没有资料说明干预能否改善预后。

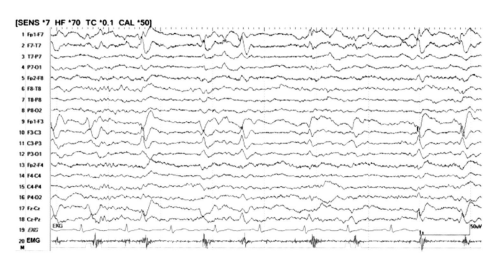

图 18.4　与右下肢阵挛动作相关的发作性 LPD。一例 66 岁左侧额颞叶间变星形细胞瘤患者，因部分性发作持续状态入院。左半球 LPD（左额、中央区为著）与肌电图（EMG）（底部）描记的右下肢阵挛动作存在锁时关系。LPD，偏侧周期性放电

- 临床情况不同，LPD 的临床意义可能也不同。制订治疗计划时应考虑到这一点。
- 所有 LPD 患者均应完善神经影像学检查，并且应纠正代谢异常，治疗其他可逆的全身性疾病。在连续 EEG 监测下，LPD 患者存在局灶性病变的可能性比只有癫痫发作的患者高 10 倍以上[9]。
- 由于 LPD 与亚临床癫痫发作有关，对这类患者推荐做长程 EEG 监测，最好 24 h 以上。
- 预防性使用 ASD
  - 由于 LPD 与癫痫发作密切相关，大多数 LPD 患者应至少在病程急性期给予预防性 ASD 治疗。
  - 因为 LPD 合并癫痫发作的患者中，有相当一部分会发展为癫痫，所以抗癫痫药物也许值得在出院后继续服用一段时间。
- 消除 LPD
  - 如果没有明确的与之相关的临床发作，通常不会为了消除 LPD 而升级 ASD 治疗。
  - 支持保守治疗的依据是，即使不予特别治疗，LPD 一般也会在数日至数周内自行消失。
  - 另一方面，LPD 与 PET、SPECT 所见局灶性高代谢相关，这一点则支持治疗应当更积极。
  - 给予小剂量苯二氮䓬类药物或负荷量 ASD 后，如果 LPD 消失、并且临床症状（神经功能局灶缺损或意识模糊）改善，说明 LPD 是一种发作，那么下一步强烈建议使用 ASD。
  - 如无癫痫发作，通常不予静脉输注麻醉剂治疗 LPD，因为麻醉剂可能与致残率增加相关，并且会影响患者临床状态的评估。
- 未来有必要开展前瞻性对照研究，明确治疗 LPD 患者（特别是昏迷患者）的正确方法。

补充图片

下列图片请扫描二维码观看：

图 S-18.1　因临床癫痫发作入院的男性患者 LPD（双侧不对称），该患者患肺腺癌、多发脑转移

图 S-18.2　抗 GAD 抗体自身免疫性脑炎患者的双侧独立性周期性放电，与左下肢的肌阵挛性抽搐有锁时关系

图 S-18.3　SPECT 示 LPD 对应区域的局部高灌注

参考文献

1. Gaspard N, Manganas L, Rampal N, et al. Similarity of lateralized rhythmic delta activity to periodic lateralized epileptiform discharges in critically ill patients. *JAMA Neurol.* 2013;70(10):1288–1295.
2. Sen-Gupta I, Schuele SU, Macken MP, et al. "Ictal" lateralized periodic discharges. *Epilepsy Behav.* 2014;36:165–170.
3. Sainju RK, Manganas LN, Gilmore EJ, et al. Clinical correlates and prognostic significance of lateralized periodic discharges in patients without acute or progressive brain injury: a case—control study. *J Clin Neurophysiol.* 2015;32(6):495–500.

4. Chatrian GE, Shaw CM, Leffman H. The significance of periodic lateralized epileptiform discharges in EEG: an electrographic, clinical and pathological study. *Electroencephalogr Clin Neurophysiol.* 1964;17:177–193.

5. Garcia-Morales I, García MT, Galan-Dávila L, et al. Periodic lateralized epileptiform discharges. *J Clin Neurophysiol.* 2002;19(2):172–177.

6. Orta DS, Chiappa KH, Quiroz AZ, et al. Prognostic implications of periodic epileptiform discharges. *Arch Neurol.* 2009;66(8):985–991.

7. Snodgrass SM, Tsuburaya K, Ajmone-Marsan C. Clinical significance of periodic lateralized epileptiform discharges: relationship with status epilepticus. *J Clin Neurophysiol.* 1989;6(2):159–172.

8. Pohlmann-Eden B, Hoch DB, Cochius JI, Chiappa KH. Periodic lateralized epileptiform discharges: a critical review. *J Clin Neurophysiol.* 1996;13(6):519–530.

9. Punia V, Garcia CG, Hantus S. Epilepsy & Behavior. Incidence of recurrent seizures following hospital discharge in patients with LPDs (PLEDs) and nonconvulsive seizures recorded on continuous EEG in the critical care setting. *Epilepsy Behav.* 2015;49:250–254.

10. Gurer G, Yemisci M, Saygi S, Ciger A. Structural lesions in periodic lateralized epileptiform discharges (PLEDs). *Clin EEG Neurosci.* 2004;35(2):88–93.

11. Claassen J, Mayer SA, Kowalski RG, et al. Detection of electrographic seizures with continuous EEG monitoring in critically ill patients. *Neurology.* 2004;62:1743–1748.

12. Ruiz AR, Vlachy J, Lee JW, et al. Association of periodic and rhythmic electroencephalographic patterns with seizures in critically ill patients. *JAMA Neurol.* 2017;74(2):181–188.

13. Kate MP, Dash GK, Radhakrishnan A. Long-term outcome and prognosis of patients with emergent periodic lateralized epileptiform discharges (ePLEDs). *Seizure.* 2012;21(6):450–456.

14. Chen KS, Kuo MF, Wang HS, Huang SC. Periodic lateralized epileptiform discharges of pediatric patients in Taiwan. *Pediatr Neurol.* 2003;28(2):100–103.

15. Pedersen GL, Rasmussen SB, Gyllenborg J, et al. Prognostic value of periodic electroencephalographic discharges for neurological patients with profound disturbances of consciousness. *Clin Neurophysiol.* 2013;124(1):44–51.

16. Claassen J, Hirsch LJ, Frontera JA, et al. Prognostic significance of continuous EEG monitoring in patients with poor-grade subarachnoid hemorrhage. *Neurocrit Care.* 2006;4(2):103–112.

17. Claassen J, Jetté N, Chum F, et al. Electrographic seizures and periodic discharges after intracerebral hemorrhage. *Neurology.* 2007;69(13):1356–1365.

18. Oddo M, Carrera E, Claassen J, et al. Continuous electroencephalography in the medical intensive care unit. *Crit Care Med.* 2009;37(6):2051–2056.

19. Walsh JM, Brenner RP. Periodic lateralized epileptiform discharges—long-term outcome in adults. *Epilepsia.* 1987;28(5):533–536.

20. Hirsch LJ, Claassen J, Mayer SA, Emerson RG. Stimulus-induced rhythmic, periodic, or ictal discharges (SIRPIDs): a common EEG phenomenon in the critically ill. *Epilepsia.* 2004;45(2):109–123.

21. De la Paz D, Brenner RP. Bilateral independent periodic lateralized epileptiform discharges: clinical significance. *Arch Neurol.* 1981;38:713–715.

22. Carrera E, Claassen J, Oddo M, et al. Continuous electroencephalographic monitoring in critically ill patients with central nervous system infections. *Arch Neurol.* 2008;65(12):1612–1618.

23. Sen-Gupta I, Schuele SU, Macken MP, et al. "Ictal" lateralized periodic discharges. *Epilepsy Behav.* 2014;36:165–170.

24. Terzano MG, Parrino L, Mazzucchi A, Moretti G. Confusional states with periodic lateralized epileptiform discharges (PLEDs): a peculiar epileptic syndrome in the elderly. *Epilepsia.* 1986;27(4):446–457.

25. Handforth A, Cheng JT, Mandelkern MA, Treiman DM. Markedly increased mesiotemporal lobe metabolism in a case with PLEDs: further evidence that PLEDs are a manifestation of partial status epilepticus. *Epilepsia.* 1994;35(4):876–881.

26. Assal F, Papazyan JP, Slosman DO, et al. SPECT in periodic lateralized epileptiform discharges (PLEDs): a form of partial status epilepticus? *Seizure.* 2001;10(4):260–264.

27. Rai V, Jetli S, Rai N, Padma M V, Tripathi M. Continuous EEG predictors of outcome in patients with altered sensorium. *Seizure.* 2013;22(8):656–661.

第19章

全面周期性放电

（Joshua Martin，Brandon Foreman）

（张哲　译）

本章内容

- 定义和 EEG 特征
- 全面周期性放电（GPD）的病理生理学及其与癫痫发作的关系
- 病因和预后

关键点

- 全面周期性放电（GPD）是两侧半球对称、形态相似、以可量化的和近似规则的间隔重复出现的放电。
- GPD 占所有连续 EEG（cEEG）研究的 5% ~ 10%，并与多种疾病过程相关：急性和慢性退行性大脑疾病、中毒-代谢性和缺氧-缺血性脑病、药物中毒。
- GPD［尤其是频率 2 Hz 或以上，或具有"叠加（plus）"特征的 GPD］与局部和全面性非惊厥性癫痫发作相关，有时 GPD 代表一种发作性节律。
- GPD 即使看上去明显呈"三相"，也很难仅仅根据形态，将伴癫痫发作的 GPD 与单纯的中毒-代谢性脑病所致 GPD 区分开。
- 病因和背景特点是预测 GPD 患者预后的重要因素。

I. 背景

- 全面周期性放电（GPD）过去称为全面周期性"癫痫样"放电，代表异常同步化、双侧半球性的大脑活动，并且一定与大脑功能障碍相关。
- 大约在 1950 年，GPD 首次用于描述亚急性硬化性全脑炎（SSPE）患者的 EEG；GPD 伴三相形态也在同一时间见于肝昏迷患者的报道。
- 起初报道 GPD 罕见（占常规及门诊 EEG 记录的 < 1%），如今观察到占连续 EEG 记录的 5% ~ 10%[1-2]。
- 据报道，GPD 见于多种不同病因（表 19.1），尽管不特异，但与癫痫发作相关。

表 19.1 GPD 的常见病因	
病因种类	**GPD 病因**
神经血管性	<ul><li>缺血缺氧性脑病</li><li>急性缺血性卒中</li></ul>
炎性或感染性	<ul><li>脓毒症</li><li>疱疹病毒性脑炎</li><li>亚急性硬化性全脑炎</li><li>伴抗甲状腺抗体的激素反应性脑病，即桥本脑病</li><li>系统性红斑狼疮（儿童）</li></ul>
外伤性	<ul><li>颅脑外伤</li></ul>
系统性疾病	<ul><li>肝性脑病</li><li>尿毒症或肾衰竭</li><li>低钠血症、高钠血症</li><li>低血糖症</li><li>甲状腺功能减退</li></ul>
癫痫	<ul><li>癫痫脑病</li><li>癫痫持续状态终末期</li></ul>
神经退行性	<ul><li>克-雅病</li><li>阿尔茨海默病</li></ul>
药物中毒性	<ul><li>巴比妥类、苯二氮䓬类药物、丙泊酚撤药</li><li>苯环利定（PCP）、氯胺酮</li><li>巴氯芬</li><li>锂剂</li><li>萘普生</li><li>头孢吡肟及其他头孢类抗生素</li><li>噻加宾（儿童）</li><li>环孢素（儿童）</li></ul>

GPD，全面周期性放电

Ⅱ. 基础知识

A. EEG 特征与相关术语

- 美国临床神经生理学会（ACNS）的标准化重症 EEG 命名法根据定位、形态和发作间期描述 GPD（图 19.1）[3]。
  - GPD 首先是主干词 1——位置（全面性），其次为主干词 2——型式类型（周期性放电）。
    - "全面性"指双侧出现、双侧同步的活动。
    - 可附加"额区为著"或"枕区为著"等描述词。
    - "周期性放电"要求形态相似的波形重复出现，放电间隔可量化、并且近似规则。
    - 每个放电的时限必须小于 0.5 s，并且相位数不能大于 3，这两点非常重要。
    - 放电间隔变化超过 50%，可称为"准周期性"放电。
- "三相形态"是次要描述词，用于描述极性为负-正-负三相的 GPD，其中正相最为明显，

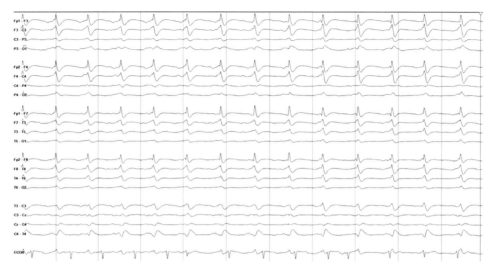

图 19.1　心搏骤停后的 GPD。患者 64 岁男性，心搏骤停。图为时长 11 s 的 cEEG 示例，特征是额区为著的全面周期性放电，放电间隔 0.5～1 s（1～1.5 Hz）。放电没有变化，出现于抑制的背景中。放电呈锐波，负极性明显，并以相似形态重复。[双极导联组合。设置：高频滤波 70 Hz，低频滤波 1 Hz，带通（陷波）滤波 60 Hz。]。cEEG，连续脑电图；GPD，全面周期性放电

以额区为著；有时表现出前向后或后向前延迟。

- ○ 即使是同一患者的同一次记录，用来辨认三相形态的特征也可能发生变化，使得目标识别有难度。
- ○ 一项 11 名连续 EEG（cEEG）判读者参与的研究专门检验 GPD 的判读者间一致性，结果非常好（0.81），而描述词三相形态的一致性仅为一般（0.33）[4]。
- ○ 传统上认为 GPD 伴三相形态与中毒-代谢性脑病相关[5]，因而与癫痫发作不甚相关。
- ○ 但是，最近的一项研究显示，单纯的中毒-代谢性脑病其实更常看到不伴三相形态的 GPD[4]。
- GPD 病因不同，放电间隔内的背景型式也可能不同，但通常为 δ 或 θ 频带内的慢波，有时也可以表现为皮质活动抑制的背景（不连续）。
  - ○ 多数 GPD 患者（约 55%）在 cEEG 检查开始时即处于昏迷状态[1, 4]。
  - ○ 背景对于预后评估可能很重要，尤其对于幸存的心搏骤停患者[6]：
    - ■ 288 例心搏骤停后患者有 47 例出现癫痫持续状态，包括 0.5 Hz 以上的 GPD。
    - ■ 结局良好的幸存者 cEEG 出现 GPD 或癫痫持续状态之前，背景连续，结局仍差的患者则不然（100% *vs.* 62%；P = 0.02）。
  - ○ 暴发与 GPD 不同。根据定义，暴发持续 0.5 s 或更长，有 3 个以上相位。在衰减或抑制的背景之上出现暴发——即使是周期性出现——则称为"暴发-抑制"。
- GPD 常与其他周期性放电型式并存。一项纳入 200 例 GPD 患者的病例对照研究中，GPD 患者有 22% 合并偏侧周期性放电，11% 也有双侧独立性周期性放电（各自的对照组分别仅有 10% 和 2%）[1]。

B.　病理生理学

- 20 世纪 60 年代的一项经典研究发现，19 例弥漫性皮质、皮质下灰质受损的脑病患者中，18 例有双侧同步发作性放电（即 GPD）。

- ○ 仅有白质疾病的患者均无上述放电。
  - ○ 尽管相当不确定，根据尸检提示，GPD 是异常的广泛信号，由受损的皮质下–皮质网络产生，同时由于不应期较长，造成间隔使放电互不相连[7]。
- 近年，有学者比较了 8 例心搏骤停后出现 GPD 的患者与模拟皮质锥体细胞和抑制性中间神经元的计算模型[8]。
  - ○ 谷氨酸能突触易受缺氧–缺血性损伤。根据计算，GPD 是由输入到抑制性中间神经元的谷氨酸能突触选择性减少而产生。
  - ○ 锥体神经元去抑制后出现去极化，之后超极化，再恢复到基线膜电位，从而产生周期性。模拟出来的放电高度近似患者缺氧后的 EEG。
  - ○ 尽管该模型没有皮质下输入，但丘脑–皮质或其他皮质下网络可能也有同步放电，产生对称或全面性波形。

C. GPD 与癫痫发作

- GPD 与癫痫发作有关。
  - ○ 两项早期 GPD 病例系列研究报道，32% 的患者观察到癫痫持续状态[9-10]，不过研究未设对照组。其中一项研究中，有 1/3 的患者在 SSPE 的情况下出现肌阵挛性癫痫发作[9]。
  - ○ 一项回顾性病例对照队列研究根据年龄、神经科查体和病因，为 200 例 cEEG 发现 GPD 的患者按 1：1 匹配对照患者[1]。
    - GPD 患者比没有 GPD 的对照更常出现癫痫发作（分别为 46% *vs.* 34%；*P* = 0.014）。
    - 27% 的 GPD 患者出现非惊厥性癫痫发作，非 GPD 患者仅有 8%（*P* < 0.001）；22% 的 GPD 患者发生非惊厥性癫痫持续状态，非 GPD 患者仅有 7%（*P* < 0.001）。
    - 23% 的 GPD 患者在 cEEG 监测启动 24 h 后出现非惊厥性癫痫发作；实际上，12 例癫痫电发作患者中，10 例是在 cEEG 启动超过 48 h 后出现癫痫发作。
    - GPD 患者既可出现局部性发作（46.4%），也可以有全面性发作（66.1%）。
- 据报道，71% 的患儿在 GPD 形成后的 48 h 内，出现非惊厥性癫痫发作；15 人中有 9 人存在局部性发作[11]。
- GPD 如有"叠加"特征、波形更尖锐或频率更高，cEEG 监测发现癫痫发作的可能性也就越大。
  - ○ 一项大型回顾性研究连续入组了 4772 例接受 cEEG 监测的患者[2]，发现有"叠加"特征的 GPD 在 cEEG 监测期内出现癫痫发作的比值比（odds ratio，OR）为 2.1（CI 1.2 ～ 3.6；*P* = 0.02）。
  - ○ 同一研究中，频率 2 Hz 或更快的 GPD 在 cEEG 监测期内出现癫痫发作的 OR 为 3.3（CI 1.8 ～ 5.9；*P* = 0.04）。
  - ○ 一项研究评估 GPD 的判读者间一致性，cEEG 专家不接触临床信息，盲法判读含有 GPD 的 cEEG[4]。
    - 判读者发现，放电形态尖锐［OR 2.5（CI 1.4 ～ 5.6）］、有"叠加"特征（叠加快活动或节律性活动）［OR 3.25（1.0 ～ 12.0）］与癫痫发作有关。
    - GPD 伴三相形态与不伴三相形态，二者与癫痫发作的相关性相等［25% *vs.* 26%；无显著性意义（NS）］。

- 在某些情况下，GPD 代表一种发作性节律。
  - 236 例内科 ICU 患者中，8% 出现非惊厥性癫痫持续状态。这 19 例中，4 例发作节律为 1 ～ 2 Hz 的 GPD[12]。
  - 头孢类抗生素诱导的非惊厥性癫痫持续状态可表现为 1 ～ 2 Hz GPD，通常伴三相形态。
  - 其他学者在各种不同病因中，也观察到了相似的发作性 GPD[13]。
  - 与肌阵挛锁时的 GPD 可见于心搏骤停后，应判为发作（图 19.2）。然而，GPD 通常和肌阵挛不同时出现。
  - 连续输注麻醉剂治疗难治性癫痫持续状态（三线治疗），撤药后可能出现 GPD，称为麻醉剂撤药相关的新发 GPD（de novo GPD related to anesthetic withdrawal，GRAW），即使频率高达 4 Hz，也不可判定为发作节律（图 19.3）。
  - GPD 多见于脑病患者，特别是在已知有严重的中毒或代谢异常的情况下，很难确定 GPD 本质上是不是发作性。这时应考虑试验性抗癫痫药物治疗。
    - 一项回顾性系列研究纳入了 64 例 GPD 伴三相形态患者，53 例使用苯二氮䓬类药物的患者中有 10 例（19%）有明确的反应，45 例使用非镇静类抗癫痫药物的患者中有 19 例（42%）有阳性反应[14]。
    - 意识状态改善或正常 cEEG 特征的恢复（例如睡眠节律、后头部优势节律）可能立即出现，但一般会延迟到 2 h 后出现。

D.   GPD 与病因

- GPD 没有特异性，无法根据形态区分病因。
  - 总的来说，中毒-代谢性脑病是 GPD 最常见的原因（图 19.4）；一项纳入 200 例 GPD 患者的病例对照研究中，一半以上（56%）患中毒-代谢性脑病，其中 35% 出现脓毒症[1]。
  - 根据三相形态和前向后延迟等特征，并不能可靠区分中毒-代谢性脑病和急性脑损伤[4]。
  - GPD 见于 10% ～ 20% 的心搏骤停幸存者中[15-16]。

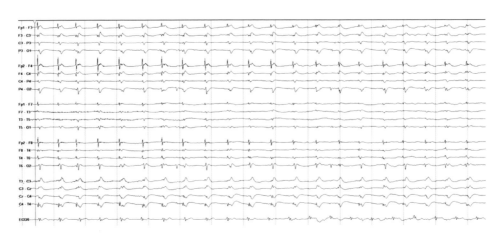

图 19.2　呼吸骤停后 GPD 合并肌阵挛。患者 32 岁男性，呼吸骤停后出现周期性肌阵挛性抽搐，伴有 EEG 放电。图为给予肌松剂后记录的 14 秒 cEEG 示例，显示 EEG 放电起源于皮质。这些放电以额区为著，频率 1.5 Hz［双极导联组合。设置：高频滤波 70 Hz，低频滤波 1 Hz，带通（陷波）滤波 60 Hz］。GPD，全面周期性放电

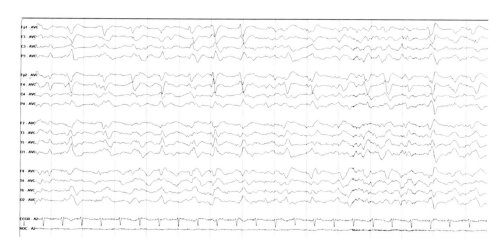

图 19.3　麻醉剂撤药情况下的 GPD。患者 40 岁女性，因超难治性局部性癫痫持续状态入院，需予戊巴比妥治疗。图为戊巴比妥撤药后记录的 14 秒 cEEG 示例。cEEG 示麻醉剂撤药相关的新发 GPD。这种放电有强弱波动的特点，有时呈偏侧性而非全面性，频率 1.5 ～ 2 Hz。注意第 6 秒左右的放电形态，是典型的 GPD 伴三相形态，其中第二相最明显、正向，以及前向后延迟［平均导联组合。设置：高频滤波 70 Hz，低频滤波 1 Hz，带通（陷波）滤波 60 Hz］。cEEG，连续脑电图；GPD，全面周期性放电

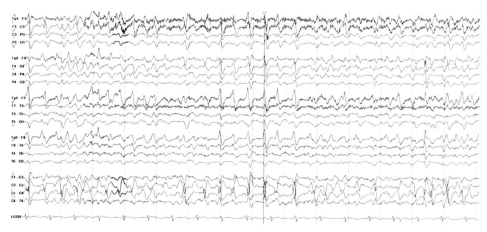

图 19.4　继发于头孢吡肟中毒的 GPD。患者 54 岁女性，因使用头孢吡肟治疗肺炎后精神状态改变而入院。图为 14 秒 cEEG 示例，显示频率 2 Hz、额区为著的 GPD，强弱不定、出现时间非常短暂。停用头孢吡肟后，上述放电消失，意识逐渐恢复到基线水平［双极导联组合。设置：高频滤波 70 Hz，低频滤波 1 Hz，带通（陷波）滤波 60 Hz］。cEEG，连续脑电图；GPD，全面周期性放电

- ○　表 19.1 列出了已报道的 GPD 相关病因。
- ●　SSPE 现在已很少见到，是一种进展性、退行性麻疹后脑炎，尤其与周期性长间隔弥漫性放电有相关性，典型形态呈多相，放电间隔 4 ～ 30 s。
  - ○　不过若按照 ACNS 标准化术语，最好将上述放电判定为暴发-抑制而非 GPD[3]。
- ●　GPD 常与克-雅病（CJD）和其他朊蛋白病有关。
  - ○　据报道，GPD 见于 60% ～ 70% 的散发性或医源性 CJD，极少见于遗传性朊蛋白病。GPD 不曾出现在变异型（牛）CJD 中。
  - ○　慢频率的 GPD（约 1 Hz）在起病后 12 ～ 15 周出现[17]，有时一开始呈偏侧性，之后变得更加对称。

- ○ 肌阵挛一般不与 GPD 锁时，并且癫痫发作很少见。
- ○ 虽然 GPD 是 WHO 临床诊断 CJD 标准的一部分，但有报道称，免疫介导性脑炎也可出现非常相似的 GPD，不过 CJD 是进展性、致死性疾病，免疫介导性脑炎可治[18-19]。

E. GPD 与预后

- ● GPD 不是不良结局的独立相关因素。
  - ○ 总体上，GPD 患者死亡率为 30% ～ 47%。
  - ○ GPD 的结局很大程度上取决于背后的病因。一项病例系列显示，缺氧后 GPD 患者死亡率 90%，而原发性脑损伤患者死亡率 38%。另一项病例研究中，缺氧、脓毒症、CJD 相关的 GPD 患者 30 天死亡率 53%，而 SSPE（一种慢性退行性疾病）相关的 GPD 仅 20%。
  - ○ 将 GPD 患者与年龄、病因、神经科查体相匹配的对照组比较时，结局无差异。GPD 患者死亡率 41%，而对照组 34.5%（NS）。在 GPD 及其匹配的对照组中，都有近 1/5 患者出院时功能独立[1]。
  - ○ GPD 患者预后不良的预测因素包括昏迷、脓毒症、缺氧-缺血性脑病、出现非惊厥性癫痫持续状态[1]。
  - ○ 缺氧-缺血性脑病合并 GPD 的患者死亡率为 65.5%（对照组 79.3%）；其中有 14% 的 GPD 患者意识恢复[1]。
  - ○ 一项研究纳入 47 例心搏骤停后全面性癫痫电发作（包括频率慢至 0.5 Hz 的 GPD）患者，发现 22% 的结局为中等残疾或更好。结局良好的患者都是从连续的背景中演变出 GPD[6]。

Ⅲ. 仍需思考、有待解决的问题

A. 引起 GPD 的病理生理学机制是否都一样？选择性锥体细胞去抑制引起的 GPD，与源自一个发作性病灶、传播开来的 GPD，各有何意义？

B. GPD 应该用抗癫痫药物治疗吗？哪些 GPD 需要治疗？

C. 治疗能否改善结局——特别是心搏骤停后存活的患者？

参考文献

1. Foreman B, Claassen J, Abou Khaled K, et al. Generalized periodic discharges in the critically ill: a case-control study of 200 patients. *Neurology.* 2012;79(19):1951–1960.
2. Rodriguez Ruiz A, Vlachy J, Lee JW, et al. Association of periodic and rhythmic electroencephalographic patterns with seizures in critically ill patients. *JAMA Neurol* [Internet]. 2017;74(2):181–188. http://archneur.jamanetwork.com/article.aspx?doi=10.1001/jamaneurol.2016.4990
3. Hirsch LJ, LaRoche SM, Gaspard N, et al. American Clinical Neurophysiology Society's standardized critical care EEG terminology: 2012 version. *J Clin Neurophysiol.* 2013;30(1):1–27.
4. Foreman B, Mahulikar A, Tadi P, et al. Generalized periodic discharges and "triphasic waves": a blinded evaluation of inter-rater agreement and clinical significance. *Clin Neurophysiol.* 2016;127(2):1073–1080.
5. Boulanger J-M, Deacon C, Lécuyer D, et al. Triphasic waves versus nonconvulsive status epilepticus: EEG distinction. *Can J Neurol Sci.* 2005;33(2):175–180.

6. Ruijter BJ, van Putten MJAM, Hofmeijer J. Generalized epileptiform discharges in postanoxic encephalopathy: Quantitative characterization in relation to outcome. *Epilepsia*. 2015 Nov;56(11):1845–1854.

7. Gloor P, Kalabay O, Giard N. The electroencephalogram in diffuse encephalopathies: electroencephalographic correlates of grey and white matter lesions. *Brain*. 1968;91(4):779–802.

8. Tjepkema-Cloostermans MC, Hindriks R, Hofmeijer J, van Putten MJAM. Generalized periodic discharges after acute cerebral ischemia: Reflection of selective synaptic failure? *Clin Neurophysiol*. 2014;125(2):255–262.

9. Yemisci M, Gurer G, Saygi S, Ciger A. Generalised periodic epileptiform discharges: clinical features, neuroradiological evaluation and prognosis in 37 adult patients. *Seizure*. 2003;12(7):465–472.

10. Husain AM, Mebust KA, Radtke RA. Generalized periodic epileptiform discharges: etiologies, relationship to status epilepticus, and prognosis. *J Clin Neurophysiol Off Publ Am Electroencephalogr Soc*. 1999;16(1):51–58.

11. Akman CI, Riviello JJ. Generalized periodic epileptiform discharges in critically ill children: a continuum of status epilepticus or an epiphenomenon? *J Clin Neurophysiol Off Publ Am Electroencephalogr Soc*. 2011;28(4):366–372.

12. Towne AR, Waterhouse EJ, Boggs JG, et al. Prevalence of nonconvulsive status epilepticus in comatose patients. *Neurology*. 2000;54(2):340–345.

13. Kaya D, Bingol CA. Significance of atypical triphasic waves for diagnosing nonconvulsive status epilepticus. *Epilepsy Behav EB*. 2007;11(4):567–577.

14. O'Rourke D, Chen PM, Gaspard N, et al. Response rates to anticonvulsant trials in patients with triphasic-wave EEG patterns of uncertain significance. *Neurocrit Care*. 2016;24(2):233–239.

15. Ribeiro A, Singh R, Brunnhuber F. Clinical outcome of generalized periodic epileptiform discharges on first EEG in patients with hypoxic encephalopathy postcardiac arrest. *Epilepsy Behav EB*. 2015;49:268–272.

16. Cloostermans MC, van Meulen FB, Eertman CJ, et al. Continuous electroencephalography monitoring for early prediction of neurological outcome in postanoxic patients after cardiac arrest: a prospective cohort study. *Crit Care Med*. 2012;40(10):2867–2875.

17. Levy SR, Chiappa KH, Burke CJ, Young RR. Early evolution and incidence of electroencephalographic abnormalities in Creutzfeldt-Jakob disease. *J Clin Neurophysiol Off Publ Am Electroencephalogr Soc*. 1986;3(1):1–21.

18. Yoo JY, Hirsch LJ. Limbic encephalitis associated with anti-voltage-gated potassium channel complex antibodies mimicking Creutzfeldt-Jakob disease. *JAMA Neurol*. 2014;71(1):79–82.

19. Geschwind MD, Tan KM, Lennon VA, et al. Voltage-gated potassium channel autoimmunity mimicking Creutzfeldt-Jakob disease. *Arch Neurol*. 2008;65(10):1341–1346.

第 20 章

其他周期性和节律性型式

（Nicolas Gaspard）

（孙太欣　译）

本章内容

- 不常见的周期性和节律性型式的定义、发病率、病因、临床意义和死亡率，包括以下：
  - 双侧独立性周期性放电（BIPD）
  - 偏侧节律性 δ 活动（LRDA）
  - 全面节律性 δ 活动（GRDA）
  - 短暂潜在发作期节律性放电［brief potentially ictal rhythmic discharges，B(I)RD］

关键点

- BIPD 是罕见的偏侧周期性放电型式，每侧大脑半球上的放电均独立发生，常提示严重的弥漫性脑损伤，与急性癫痫发作、昏迷和预后不良相关。
- 额区为著的 GRDA 是常见的良性型式，提示弥漫性脑病，或中线区域局灶性脑损伤。
- LRDA 不多见，见于急性脑损伤或癫痫患者，与偏侧周期性放电相似，提示急性癫痫发作的风险很高。
- B(I)RD 罕见，见于急性脑损伤或癫痫的成人危重症患者，提示急性癫痫发作的风险很高。

I. 背景

- 多项大型回顾性多中心研究表明，在危重症连续 EEG（cEEG）记录中，周期性和节律性型式的患病率为 36% ～ 41%[1-2]。
- 美国临床神经生理学会（ACNS）发表有标准化术语，用来描述这些危重症患者的脑电型式[3]。
- 根据这套术语，临床最常见的几种放电类型包括：偏侧周期性放电（LPD；见第 18 章）、全面周期性放电（GPD；见第 19 章）、BIPD、GRDA、LRDA。

- B(I)RD 罕见，多出现于新生儿，直到最近才在成人危重症患者中报道[4]。
- 鉴于上述型式与继发癫痫发作风险以及预后有明确关联，因此，认识这些型式十分重要。

Ⅱ.　基础知识

A.　双侧独立性周期性放电（图 20.1，图 S-20.1 和图 S-20.5）

BIPD 是以近似规则、可量化的间隔出现，形态相对一致，但是双侧半球不同步放电。

- BIPD 是相对罕见的现象，据报道，见于 2.6% ～ 3.5% 接受 cEEG 监测的患者[2, 5]。
- BIPD 提示有重度弥漫性或多灶性脑损伤。一项纳入 18 例患者的系列研究发现，缺氧性脑损伤、癫痫发作性疾病、中枢神经系统（CNS）感染是最常见的原因[6]。
- 根据这项研究，72% 的患者处于昏迷状态，67% 出现癫痫临床发作，其中全面性和局部性癫痫发作的频率相当。
- 位于顶枕区的 BIPD 也可见于可逆性后部脑病综合征（PRES）患者，常与癫痫发作相关。
- 据报道，接受 cEEG 监测的患者中，高达 43% 的 BIPD 患者出现癫痫电发作或临床发作[2, 7]。
- BIPD 死亡率高于其他包括 LPD 在内的周期性型式，这可能是因为背后的疾病过于严重。根据报道，BIPD 死亡率为 39% ～ 100%。尤其是心搏骤停后昏迷的患者，出现 BIPD 一定与神经功能无恢复以及死亡相关[8]。

B.　全面节律性 δ 活动

- 全面节律性 δ 活动（GRDA）定义为双侧出现、双侧同步、对称的 ≤ 4 Hz 节律性活动。通常间断出现，以额区为著（图 20.2）。

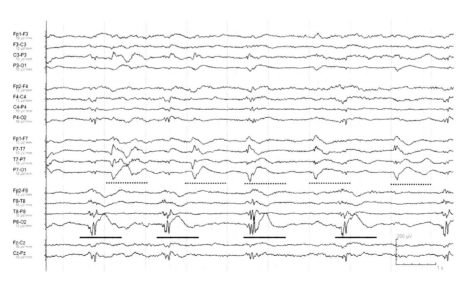

图 20.1　PRES 病例中的 BIPD ＋ F。患者 53 岁男性，因 2 次全面性惊厥发作、急性肾损伤后昏睡入院。EEG 示后头部约 0.5 Hz 的双侧独立性周期性放电（实线和虚线）。后续监测发现各自独立起源于两侧后头部的癫痫电发作。头部 MRI 提示 PRES。BIPD ＋ F，双侧独立性周期性放电叠加快活动；PRES，可逆性后部脑病综合征

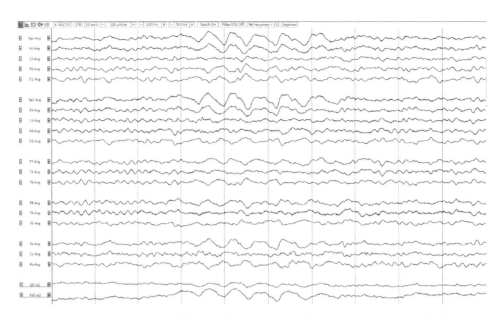

图 20.2   急性内科疾病患者的 GRDA（额区为著）。患者 61 岁女性，患尿路感染、脓毒症和轻度肾衰竭。EEG 示非常短暂的 2 Hz、对称、额区为著的节律性 δ 活动。GRDA，全面节律性 δ 活动

- 该型式又常称作额叶为著的间断节律性 δ 活动（frontally predominant intermittent rhythmic delta activity，FIRDA），尽管 FIRDA 也包括额叶为著的 LRDA（见本章后面部分）。
- 它是急性期患者最常见的节律性型式之一，占 cEEG 记录的 8% ～ 19%[2, 9]。
- 额叶为著的间断 GRAD 最初认为是由大脑深部中线区域损伤和颅内压增高引起，但现在多认为由代谢性脑病（图 S-20.2）或器质性脑损伤所致[10-11]，也可见于全面性癫痫或神经退行性疾病。
- 在很多抗 -N- 甲基 -D- 天冬氨酸受体脑炎患者，可见长达几小时而没有明显演变过程的 GRDA（见第 9 章）
- 大多数患者都表现出某种程度的脑病，但常较轻。
- 和其他脑病的周期性、节律性放电如全面周期性放电相比，GRDA 一般比较良性，预后较好[9]。
- 一项大型、多中心研究纳入 1513 例周期性或节律性活动的危重患者，发现即使频率在 2 Hz 以上或伴有尖波形态，GRDA 也与癫痫发作风险增加无关[2]。

C. 偏侧节律性 δ 活动

- 偏侧节律性 δ 活动（LRDA）（图 20.3）定义为偏侧或单侧的 ≤ 4 Hz 节律性活动。LRDA 类似于颞叶癫痫患者的颞区间断节律性 δ 活动（temporal intermittent rhythmic delta activity，TIRDA），但 LRDA 在任何脑区都一样常见。
  - 来自同步颅内脑电记录的证据表明，颅内周期性放电或暴发可与头皮 EEG 记录到的 LRDA 锁时[12]。
- 根据 ACNS 指南，任何定义为节律性的型式，必须规律地重复至少 6 个周期。例如，1 Hz 节律持续 6 s，或者 2 Hz 节律持续 3 s。
- LRDA 的两个最常见病因为急性脑损伤或慢性癫痫发作性疾病。皮质或皮质旁白质和（或）深部灰质结构损伤最常见。

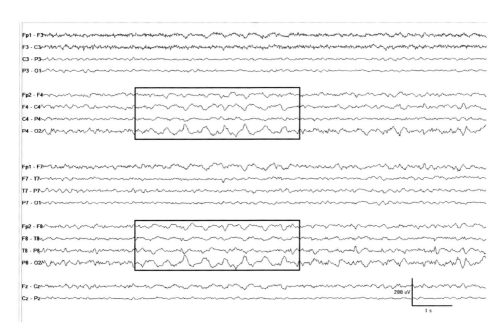

图 20.3 颅内出血合并癫痫发作患者的 LRDA。患者 72 岁女性，患右侧颞顶叶出血。EEG 示右侧颞顶区（框内）非常短暂的 LRDA 伴尖波形态（根据 ACNS 术语，缩写为 LRDA + S）。进一步监测发现起源于右侧颞顶区的癫痫电发作。LRDA，偏侧节律性 δ 活动；ACNS，美国临床神经生理学会

- 大多数患者都有中等程度的意识下降和神经功能局灶缺损。
- Gaspard 等首先描述了 LRDA 的临床和 EEG 表现[13]。
  - LRDA 占 cEEG 记录的 4.7%，常与颅内出血（图 S-20.3）和蛛网膜下腔出血相关。
  - 高达 63% 的 LRDA 患者出现急性癫痫发作，其中 47% 在 cEEG 监测时出现癫痫电发作。
  - LRDA 与 LPD 常合并存在于多达 44% 的患者中。这两种型式同时出现时，急性癫痫发作的风险进一步升高至 84%。
  - 典型的 LRDA 频率为 1 ～ 3 Hz，并且非常短暂。
    - 一半以上的 LRDA 持续不足 10 s，几乎都不超过 1 min。
    - 相反，LPD 通常频率更低（≤ 1 Hz）、持续更久（数分钟到数小时）。
    - LRDA 与 LPD 尽管形态不同，但是临床意义相近。

D. 短暂潜在发作期节律性放电

- 短暂潜在发作期节律性放电［B(I)RD］是一种非常短暂（< 10 s，大多< 4 s）、4 Hz 以上的局部或全面性节律性放电（图 20.4）。
- B(I)RD 一词起初用于新生儿，又称短暂节律性放电（brief rhythmic discharge，BRD）[14]。
- B(I)RD 占接受 cEEG 监测的危重症患者的 2%[4]。
- 多数 B(I)RD 患者都存在急性脑损伤或慢性癫痫发作性疾病（图 S-20.4）。
- 75% 的患者有癫痫发作，其中多为非惊厥性。在几乎所有病例中，B(I)RD 在癫痫电发作之前出现。

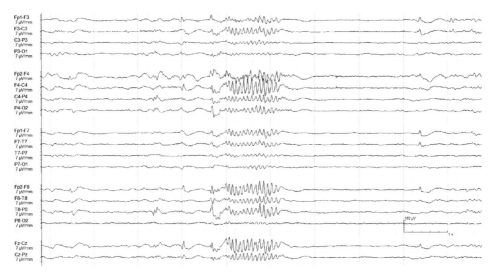

图 20.4   **B(I)RD**。患者 19 岁男性，患局灶性皮质发育不良伴新发难治性惊厥性癫痫持续状态。EEG 示非常短暂、波形锐利的节律性 α 活动，以右额区为著，同时合并散发性癫痫样放电。进一步监测发现同一区域内频繁的癫痫电发作。B(I)RD，短暂潜在发作期节律性放电

Ⅲ.   仍需思考、有待解决的问题

- 本章所讲的周期性和节律性放电，仅仅是潜在脑损伤严重程度的反映，还是会进一步增加脑损伤，目前尚不清楚。需进一步的研究，利用多模式监测和其他神经元损伤的标志物，来确定这些型式是否有害、是否需要积极干预。
- 因为 BIPD、LRDA、B(I)RD 与癫痫电发作关系密切，可以根据这些型式的多寡，提前对癫痫电发作进行风险分层，调整 cEEG 监测时长，从而优化人力和技术资源配置。
- 这些型式与短期内急性症状性癫痫发作之间的联系已经非常清楚，但尚不清楚与长期迟发性癫痫发作的联系、引起癫痫的风险多大。需要进一步开展观察性研究来明确，并确定能否把这些型式当作癫痫发生的早期生物标志物。

补充图片

下列图片请扫描二维码观看：

图 S-20.1   继发于多发卒中病灶的 BIPD
图 S-20.2   72 岁意识模糊、肾衰竭患者的 GRDA
图 S-20.3   左额脑实质出血、癫痫发作的男性患者的 LRDA
图 S-20.4   因全面惊厥性癫痫持续状态入院患者的 B(I)RD
图 S-20.5   子宫内膜腺癌、脓毒症患者的 BIPD

参考文献

1. Lee JW, LaRoche S, Choi H, et al. Development and feasibility testing of a critical care EEG monitoring database for standardized clinical reporting and multicenter collaborative research. *J Clin Neurophysiol.* 2016;33(2):133–140.
2. Rodriguez Ruiz A, Vlachy J, Lee JW, et al. Association of periodic and rhythmic electroencephalographic patterns with seizures in critically ill patients. *JAMA Neurol.* 2017;74(2):181–188.
3. Hirsch LJ, Laroche SM, Gaspard N, et al. American Clinical Neurophysiology Society's standardized critical care EEG terminology: 2012 version. *J Clin Neurophysiol.* 2013;30(1):1–27.
4. Yoo JY, Rampal N, Petroff OA, et al. Brief potentially ictal rhythmic discharges in critically ill adults. *JAMA Neurol.* 2014;71(4):454–462.
5. Claassen J, Mayer SA, Kowalski RG, et al. Detection of electrographic seizures with continuous EEG monitoring in critically ill patients. *Neurology.* 2004;62(10):1743–1748.
6. de la Paz D, Brenner RP. Bilateral independent periodic lateralized epileptiform discharges. Clinical significance. *Arch Neurol.* 1981;38(11):713–715.
7. Orta DS, Chiappa KH, Quiroz AZ, et al. Prognostic implications of periodic epileptiform discharges. *Arch Neurol.* 2009;66(8):985–991.
8. San-Juan OD, Costello DJ. Periodic epileptiform discharges in hypoxic encephalopathy: BiPLEDs and GPEDs as a poor prognosis for survival. *Seizure.* 2009;18(5):365–368.
9. Accolla EA, Kaplan PW, Maeder-Ingvar M, et al. Clinical correlates of frontal intermittent rhythmic delta activity (FIRDA). *Clin Neurophysiol.* 2010;122(1):27–31.
10. Cordeau JP. Monorhythmic frontal delta activity in the human electroencephalogram: a study of 100 cases. *Electroencephalogr Clin Neurophysiol.* 1959;11:733–746.
11. Sutter R, Stevens RD, Kaplan PW. Clinical and imaging correlates of EEG patterns in hospitalized patients with encephalopathy. *J Neurol.* 2013;260(4):1087–1098. doi:10.1007/s00415-012-6766-1
12. Waziri A, Claassen J, Arif H, et al. Transcortical multi-contact depth electrode for neurophysiological monitoring in patients with acute brain injury. *Ann Neurol.* 2009;66(3):366–377.
13. Gaspard N, Manganas L, Rampal N, et al. Similarity of lateralized rhythmic delta activity to periodic lateralized epileptiform discharges in critically ill patients. *JAMA Neurol.* 2013;70(10):1288–1295.
14. Oliveira AJ, Nunes ML, Haertel LM, et al. Duration of rhythmic EEG patterns in neonates: new evidence for clinical and prognostic significance of brief rhythmic discharges. *Clin Neurophysiol.* 2000;111(9):1646–1653.

第 21 章

发作期–发作间期连续体

（Suzette M. LaRoche，Valia Rodríguez）

（秦晓筱　译）

关键点

- 危重症患者的许多 EEG 型式介于发作间期到发作期之间的"谱系"中。这类型式称为"发作期–发作间期连续体（IIC）"。
- 如何治疗处于 IIC 中的 EEG 型式，尚无共识，多数情况下需个体化。
- 某种 EEG 型式临床意义如何，患者的病史能提供重要线索，因此做管理决策时，决不可不充分考虑病史。
- 如果某种存疑的 EEG 型式出现时，总伴随患者的临床或功能状态下降，那么应予积极干预。
- 将 EEG 型式与其他反映脑功能的方法（包括神经功能影像、血清标志物、多模式监测参数）相结合，有助于确定哪种 EEG 型式为恶性、需要治疗。

I. 背景

A. 定义

- 危重症患者常见节律性和周期性 EEG 型式。
- 其中有许多都疑似是发作期活动，但未达到癫痫电发作的诊断标准。
- 满足非惊厥性癫痫发作（NCS）或非惊厥性癫痫持续状态（NCSE）诊断标准的 EEG 型式，不属于发作期–发作间期连续体（IIC）的范畴。
  - 符合 NCS 或 NCSE 诊断标准的 EEG 型式不属于 IIC，但是反之则不然，有些属于

IIC 的型式也可能是发作期活动。

- 举例：与对侧面部和上肢的阵挛活动有锁时关系的偏侧周期性放电（LPD）（图 S-21.1）。
- 此类 IIC 型式是否应积极治疗，目前缺乏共识。

- 以下是 NCS 以及 NCSE 的定义。
  - NCS 的历史定义：任何持续 ≥ 10 s 且符合以下标准之一的型式[1]：
    - 反复出现的 ≥ 3 Hz 棘波、尖波、棘慢波。
    - < 3 Hz 节律性放电，并且出现时逐渐增多、中止时逐渐减少、中止后出现慢波或电压衰减。
    - 反复出现的 < 3 Hz 棘波、尖波、棘慢波，给予抗癫痫药物（ASD）后 EEG 和临床状态明显改善。
  - 无已知癫痫脑病患者的 NCS 萨尔茨堡诊断标准[2]：
    - > 2.5 Hz 的癫痫样放电（epileptic discharge，ED），或
    - ≤ 2.5 Hz 的 ED（或 > 0.5 Hz 的节律性 δ / θ 活动），以及下列之一：
      - 与上述 EEG 型式锁时的微小的发作期临床表现，或
      - 典型的时空演变（即出现时逐渐增多、中止时逐渐减少，频率变化超过 1 Hz，放电部位泛化）。
      - 给予 ASD 后，EEG 和临床均改善。
  - 【重要提示】周期性放电（periodic discharge，PD）经常能被苯二氮䓬类（benzodiazepine，BZD）药物消除，如果给药后 EEG 背景或临床体征无改善，这种情况判定为"可能的发作期放电"。
- 显而易见的发作期型式不算 IIC，同理一些明显的发作间期型式也不算。
  - ≤ 1 Hz 的周期性放电（PD）

B.　IIC 范畴内的 EEG 活动谱系

- 证据显示，许多节律性和周期性型式与癫痫发作相关（图 21.1）[3]。然而，这些型式本身是否应比照发作期型式予以治疗，仅凭相关性并不能回答这个问题。

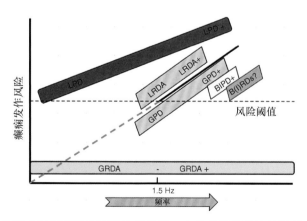

图 21.1　周期性、节律性型式与癫痫发作风险的相关性。水平虚线指有统计学意义的癫痫发作风险阈值，对角线指频率大于 1.5 Hz 或伴有其他叠加特征的癫痫发作风险。"＋"指叠加特征；BIPD，双侧独立性周期性放电；B(I)RD，短暂潜在发作期节律性放电；GPD，全面周期性放电；GRDA，全面节律性 δ 活动；LPD，偏侧周期性放电；LRDA，偏侧节律性 δ 活动

- 过去认为其中一些型式不是发作［例如额区为著的间断节律性 δ 活动（FIRDA）］，而另一些则倾向于认为是发作（例如 LPD，尤其与运动症状有锁时关系时）。
- 不同的型式经常互相转化，因而难以确定某一型式对应何种临床意义，这使问题变得复杂。
- 我们常假定 IIC 型式越像发作，神经元受损程度越大。然而，现在并不清楚神经元受损与这些 EEG 型式有无因果关系。
- 某一型式的频率、持续时间同神经元受损程度之间的关系也不清楚（譬如频率更快、持续更久的型式会不会合并更严重的损伤？）。

C. 支持治疗 IIC 的论点：该型式可能代表 NCS/NCSE

- 根据已发表的研究，NCS 患者死亡率为 27% ～ 100%，部分取决于背后的病因[4]。
- 全面惊厥性癫痫持续状态（GCSE）后出现 NCS 和 NCSE 的患者，死亡率比没有 NCS/NCSE 者明显增高[5]。
- NCS 患者发作持续越久、诊断越延误，死亡率越高[6]。

D. 反对治疗 IIC 的论点：该型式可能不代表 NCS/NCSE

- 治疗终点不明确
  - 治疗应到该型式中止还是临床改善？（须知给予 BZD 后，许多周期性型式会一过性消失。）
  - 尽管患者病情可能碰巧随时间推移而改善，使人误以为试验性治疗有效，但这种型式如果本质上不是发作，那么对治疗就不会有直接反应。
  - 另一方面，癫痫发作如果持续过久，未必会在 ASD 刚启动时显效，那么假如用了第一种药后未获"改善"，是否应换另一种药？然后再来一种？
  - 有时很难评定临床有无改善，因为背后的神经系统疾病过重和（或）出于其他目的而使用的镇静药影响评估。
- 已知多种节律性或周期性型式与中毒代谢性疾病相关，这时如果使用 ASD 可能只会加重病情。
  - 举例：头孢吡肟（图 S-21.2）和巴氯芬中毒、肝性脑病、麻醉剂过快减停。
- 治疗相关的副作用可能比发作本身造成的危害更大。
  - 静脉输注 BZD 与死亡率增加相关，尤其是老年患者。

Ⅱ.　基础知识

A. IIC 范畴内的型式

- 全面周期性放电（GPD）
  - GPD 应治疗的证据：
    - 一项 37 例常规 EEG 发现 GPD 患者的研究中，89% 在 48 h 内出现癫痫临床发作[7]。
    - 另一项研究评估了 200 例 GPD 患者，表明各种类型癫痫发作（包括 NCS/NCSE）的发病率均增加，预后也更差[8]。
    - 频率 > 1.5 Hz 或叠加快活动的 GPD 更可能合并癫痫发作[3]。实际上，GPD 本身（包括 GPD 伴三相形态）可能都是一种发作期型式（图 21.2）。

- 蛛网膜下腔出血（SAH）、颅内出血（ICH）、心搏骤停（cardiac arrest，CA）的患者出现 GPD，同时背景低电压、没有变异性，则预后差[9]。

○ GPD 不应治疗的证据：

- 多种中毒代谢性疾病（如麻醉剂撤药过程）都与 GPD 和全面节律性 δ 活动（GRDA）相关（图 21.3）。
- 长间隔（≥ 5 s）和短间隔（约 1 s）的 GPD 常见于亚急性硬化性全脑炎（SSPE）和克-雅病（CJD），它们都没有癫痫临床发作。
- 尽管资料显示 GPD 与癫痫发作和预后不良间存在相关性，但 GPD 本身是否为发作期型式和（或）导致不良预后，仍缺少证据。

○ GPD 伴三相形态

- 应治疗的论据：严重的代谢性疾病，尤其是重度肝性脑病，癫痫发作的风险增加。
- 不应治疗的论据：三相形态显然与严重的代谢或中毒性病因有关，不大像是发作期型式（图 S-21.3）。并且，BZD 本来就能中止周期性放电（尤其是伴三相

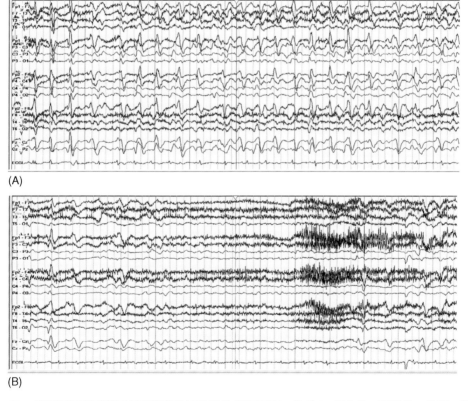

(A)

(B)

图 21.2 GPD 伴三相形态对苯二氮䓬类药物试验性治疗有反应。患者 85 岁女性，因发热、咳痰、意识模糊入院，既往无癫痫发作史。胸部 X 线片示双肺渗出，因此按照肺炎治疗。患者入院后第 5 天肺部情况好转，然而意识仍无改善，于是请了神经科会诊。脑 MRI 示大脑轻度萎缩，cEEG 发现 2 Hz GPD 伴三相形态（**A**）。因为患者并无明显的急性代谢异常，所以予苯二氮䓬类药物试验性治疗。劳拉西泮给药 5 min 内，GPD 几乎消失，同时背景改善、呈弥漫性 θ 活动（**B**），并且患者开始遵嘱运动。cEEG，连续脑电图；GPD，全面周期性放电

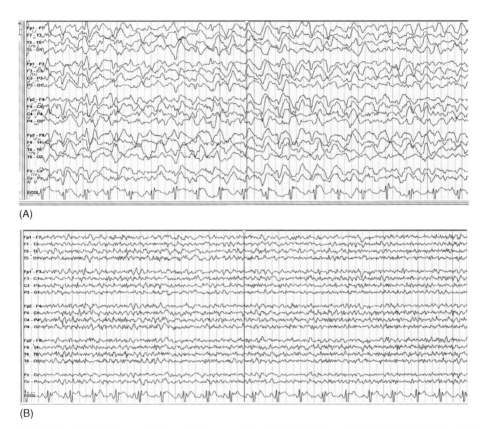

图 21.3   继发于麻醉剂撤药的 IIC 型式。患者 44 岁女性，因呼吸急促、意识障碍被送至急诊，疑似娱乐性药物吸食过量，既往没有癫痫发作史。患者因呼吸窘迫，行气管插管、丙泊酚镇静。2 天后由于在丙泊酚减量过程中出现持续性脑病，请神经科会诊。患者头部 CT 无明显异常，cEEG 示全面节律性 δ 活动叠加尖波活动（GRDA ＋ S）（**A**）。鉴于该患者存在麻醉剂撤药诱因，又无癫痫发作的危险因素，因此未予 ASD 治疗，而是继续 cEEG 监测。丙泊酚在 24 h 内完全减停，GRDA 随之消失，背景转为弥漫性 α 活动伴有 θ 慢波（**B**），此时患者成功拔管，意识水平恢复至基线。cEEG，连续脑电图；IIC，发作期–发作间期连续体

形态的），给人造成该型式是发作的错误印象，从而毫无必要地使用 ASD、甚至持续输注麻醉剂。

- ■ 　**【注意】**近期一项研究表明，GPD 伴三相形态与不伴三相形态，二者与癫痫发作的相关性相等。不伴三相形态的 GPD 同中毒代谢性疾病的相关性甚至比 GPD 伴三相形态更强。因此，有无三相形态既"预测"不了癫痫发作风险，也估计不了合并中毒代谢性疾病的可能性[10]。

- ● LPD 伴叠加特征（LPD-plus）
  - ○ Reiher 最初将其称为 PLED 叠加节律性放电（短暂或长时程）[11]。
    - ■ 　一项系列研究纳入 84 例 LPD 患者，其中 50 例符合 LPD-plus 的诊断标准。
    - ■ 　相比于单纯的 LPD，LPD-plus 的癫痫电发作发病率大大增加。
  - ○ 根据目前的美国临床神经生理学会（ACNS）EEG 监测术语，"plus"叠加描述词表示 PD 叠加快活动或节律性活动，使该型式"看上去更像发作"。
  - ○ 一项大型多中心研究表明，LPD 伴叠加特征或放电频率越高，越可能合并癫痫发作[3]。
  - ○ 仍需更多有关 PD "plus"、癫痫发作和结局之间关系的数据。

- 偏侧节律性 δ 活动（LRDA）
  - 和 LPD 一样，LRDA 与癫痫发作高度相关，尤其当频率 > 2 Hz、伴叠加特征时[3]。
- 刺激诱发的节律性、周期性或发作性放电（SIRPID）
  - 见于 10% ~ 34% 接受 EEG 监测的患者[3, 12-13]
  - 支持治疗的证据：
    - SIRPID 与 27% ~ 51% 患者的癫痫发作相关。
    - 病例报道显示，ASD 治疗可以对 SIRPID 产生效果[14]。
  - 反对积极治疗的证据：
    - 病例报道称，单光子发射 CT（SPECT）成像提示 SIRPID 发生时脑血流量无增加[15-16]，其中包括一位在放电时出现力弱的患者[15]。
    - 一项大型系列研究表明，SIRPID 与非刺激诱发的周期性、节律性放电比较，二者癫痫发作风险没有显著差异[3]。
  - SIRPID 的病理生理机制是否和其他周期性、节律性型式不同，目前还不清楚，也没有关于 SIRPID 治疗的指南。不过，多数专家建议，刺激诱发性型式与自发性型式的治疗一样。

B.　作为神经元损伤标志物的 PD：与预后差的相关性

- 一项系列研究显示，蛛网膜下腔出血（SAH）后最初 24 h 内出现的 LPD、GPD、双侧独立性周期性放电（BIPD）、NCSE 都是预后不良 [3 个月改良 Rankin 量表（mRS）评分 4 ~ 6 分] 的独立预测因素[9]。
- 在非外伤性 ICH 患者中，PD 更常见于出血量大、距皮质表面 1 mm 内的出血，有任何类型 PD 的 ICH 患者，50% 预后差[17]。
- 除此之外，PD 患者预后比 NCS/NCSE 患者还差。这可能是因为 NCS/NCSE 患者有治疗，而 PD 患者没有。
- 心搏骤停（CA）后出现 SIRPID 与 3 个月结局差相关。CA 后 SIRPID 患者也更有可能合并 EEG 背景不连续——也提示预后差。如果低温治疗期间出现 SIRPID，则死亡率增高[18]。
- 研究表明，相比于最终存活的患者，SIRPID 更常见于院内死亡患者。然而，校正 EEG 反应性、年龄、缺氧性脑损伤等因素后，SIRPID 并非死亡率增加的独立相关因素[12]。

C.　作为神经元损伤原因的 LPD

- LPD 与局灶性脑代谢和脑血流改变相关，而这些改变也是癫痫临床发作和电发作的特征。因此有可能 LPD 同样会导致神经元损伤，类似癫痫发作。
- 功能神经影像：
  - 首个关于 PET 所见改变与 LPD 相关性的研究是一篇单一病例报道。患者为 71 岁老年人，左侧丘脑 ICH 后出现 GCSE[19]。
    - GCSE 中止后，仍有持续的左颞区 LPD，不伴临床症状。
    - PET 显示，LPD 发放期间左颞区高代谢，LPD 消失后高代谢也恢复。
  - 一项小型系列研究纳入 18 例患者，观察 LPD 对应的 SPECT 所见改变。其中 17 例在 LPD 相应的区域内出现局部脑血流量增加[20]。
    - 3 例在 LPD 消失后复查了 SPECT，结果显示脑血流量均恢复正常。

- 脑微透析
  - 脑微透析通过测量神经元损伤特定标志物，帮助判断 IIC 范畴内的脑电型式是否会引起继发脑损伤[21]。
  - 例如，一项研究纳入 34 例重度颅脑外伤（TBI）患者行连续 EEG（cEEG）监测，其中 21 例（61.8%）发现癫痫电发作或 PD。
    - 相比于没有癫痫样活动的时期，反映神经元代谢异常的证据（葡萄糖减低、乳酸：丙酮酸比值增高）在癫痫发作或 PD 期间升高。
    - 外伤后脑组织出现的连续发放的 PD，虽然未满足癫痫发作的诊断标准，但是其代谢改变与之类似，提示 PD 的意义与癫痫发作相同。

D. 发作期–发作间期连续体的管理流程（图 21.4）

- 临床病史和体征
  - 收集完整的临床病史，包括复习所有用药，再怎么强调也不为过。神经生理学家

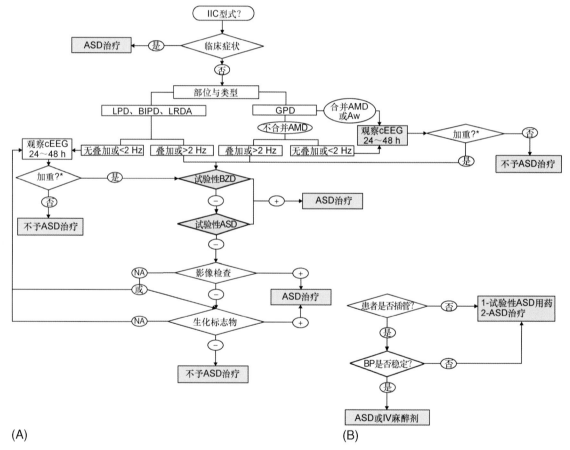

(A)　　　　　　　　　　　　　　　　　　　　　　　(B)

图 21.4　IIC 治疗流程。（**A**）初始治疗方案应考虑相关临床事件、IIC 的部位和类型、是否合并急性代谢性疾病和（或）麻醉剂撤药，以及对 BZD 或 ASD 试验性治疗有无反应。神经影像、反映损伤的神经生理学标志物等辅助检查，可提供额外证据、指导决策。（**B**）治疗的积极程度应取决于患者的临床状态，并权衡镇静类药物可能引起的并发症。AMD，急性代谢性疾病；ASD，抗癫痫药物；Aw，麻醉剂撤药；BIPD，双侧独立性周期性放电；BP，血压；BZD，苯二氮䓬类药物；cEEG，连续 EEG；GPD，全面周期性放电；IIC，发作期–发作间期连续体；IV，静脉注射；LPD，偏侧周期性放电；LRDA，偏侧节律性 δ 活动；NA，无法获得（not available）。* 指临床状态或 EEG 变差

要和临床团队密切沟通。

- 以下情况应考虑给予 IIC 患者药物试验性治疗：
  - 既往有癫痫病史，或近期有癫痫临床发作（图 21.5）。
  - 癫痫发作风险较高的急性器质性损伤（SAH、ICH、TBI）。
  - 癫痫发作或癫痫持续状态可促使进一步恶化的全身性或神经系统疾病。
  - 可疑的 IIC 型式出现时，同时有临床或功能状态下降［如意识变差、颅内压（ICP）升高或其他生理参数变差］。
  - 出现与 PD 或 LRDA 锁时的局部性运动症状（如肌阵挛或阵挛动作、眼震、面部抽搐、节律性眨眼）（图 21.6）。

【注意】研究表明，判断是否有锁时的临床症状，关键是 PD 的部位（PD 若位于运动区，则更有可能出现局部性运动体征）。因此，出现临床症状可能只是有定位意义，未必意味着病情更差。

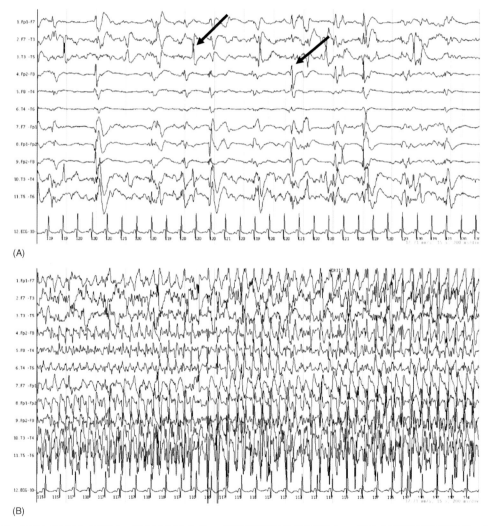

图 21.5　**BIPD 演变成 NCSE**。患者 24 岁女性。因脑膜瘤复发接受手术，术后 1 周出现脑膜脑炎。患者意识开始变差，并出现一次全面性强直-阵挛发作。（**A**）临床发作后 cEEG 一开始是 1 ～ 2 Hz 的 BIPD，以左侧半球为著。（**B**）随后演变成连续性癫痫电发作，符合 NCSE。在苯妥英的基础上加用咪达唑仑，NCSE 中止。BIPD，双侧独立性周期性放电；cEEG，连续 EEG；NCSE，非惊厥性癫痫持续状态

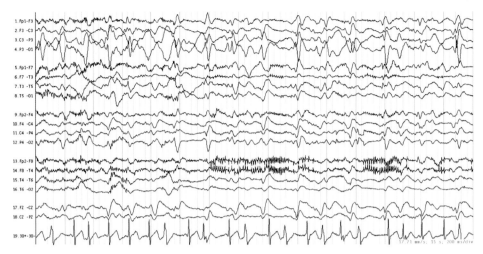

图 21.6　**有临床相关症状的 LPD（发作期 LPD）**。患者 83 岁男性，因颅脑外伤后精神状态波动、间断激越入院。cEEG 示 1 Hz 偏侧周期性放电，以左侧半球为著，与右侧面部抽动锁时。给予患者苯妥英治疗，但患者最终因脓毒性休克、多脏器衰竭不幸去世。cEE，连续 EEG；LPD，偏侧周期性放电

- 评估 IIC 的频率、形态和时程
  - 有以下情形，考虑试验性用药：
    - PD ＋、PD 频率＞ 2 Hz、LRDA
  - 有以下情形，暂不干预，而是继续监测 cEEG 24 ～ 48 h，观察 EEG 是否恶化：
    - 急性中毒–代谢性疾病时出现的 GPD（伴或不伴三相形态）。已知此类疾病与 IIC 相关，尤其是没有癫痫发作病史及癫痫发作危险因素的情况下（图 21.7）。
    - PD 频率＜ 2 Hz、不伴"叠加"特征（即单纯的 PD）——可以考虑予 ASD 预防癫痫发作，而非为了消除 PD。
- 经验性用药
  - BZD 试验性治疗：
    - 连续给予小剂量短效 BZD，以减少潜在的镇静作用。例如，咪达唑仑每次 1 mg，间断给药。
    - 临床和 EEG 评估需在两次给药间隔进行。
    - 如果可疑的 EEG 型式消失、临床好转或出现药物副作用（即呼吸抑制、低血压）、已达到药物最大剂量（如咪达唑仑 0.2 mg/kg），应停止试验性用药。
    - 如果可疑的 EEG 型式消失，并且临床也随之改善，则认为对发作期型式的试验呈阳性。
  - ASD 诊断性试验：
    - 即使 BZD 试验结果模棱两可，也不能排除发作期型式。
    - 如果 BZD 试验呈阴性、但临床仍然强烈怀疑是发作期型式，可进一步静脉给予 ASD 试验性治疗，评价临床和 EEG 变化。
    - 危重症患者的临床改善可能比较缓慢、滞后。试验性 ASD 治疗从开始到宣布无效，期间应等待 24 ～ 48 h，并维持足够剂量。
  - 如果 BZD 和 ASD 诊断性试验结果均模棱两可，可根据患者病情，选用另一种 ASD，或升级到静脉输注麻醉剂。医师应时刻把握可能的 NCSE 潜在死亡风险，

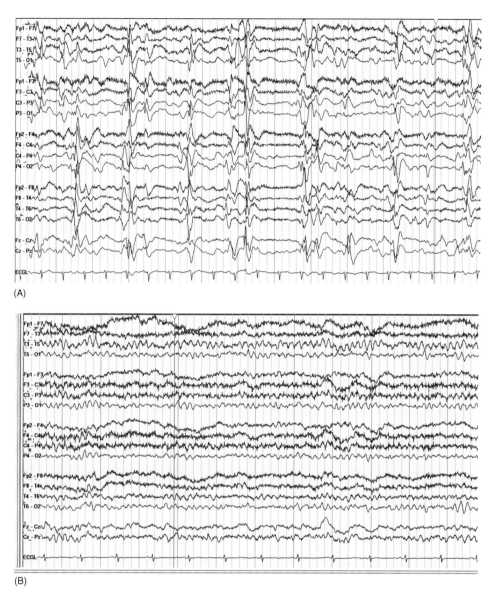

图 21.7　巴氯芬中毒后 PD，左右交替发放。患者 60 岁女性，因巴氯芬服用过量后出现意识模糊、嗜睡入院，既往多发性硬化病史多年。患者入院后给予支持治疗，意识逐渐恢复到基线状态。住院第 3 天的常规 EEG 示 1 Hz GPD 叠加快活动（**A**）。因为已知存在巴氯芬中毒，并且没有明确的发作期活动，所以未加用 ASD 治疗，同时继续 cEEG 监测。2 天后 GPD 消失，患者意识状态好转（**B**）。ASD，抗癫痫药物；cEEG，连续 EEG；GPD，全面周期性放电；PD，周期性放电

以及静脉用 ASD 和麻醉剂的不良反应，在二者之间权衡利弊。
- ○ cEEG 应持续监测，以评价对治疗的反应。
- ● 神经影像
  - ○ cEEG 应结合 PET、SPECT、弥散加权成像（diffusion-weighted imaging，DWI）等神经影像指标，评估神经元损伤程度[22]。
  - ○ 可疑 EEG 型式对应的部位出现脑代谢增加、脑血流灌注增多，提示有发作期特征，治疗可以更积极。

- 单一病例报道通过 PET、SPECT、DWI 等检查，分别发现 PD 对应部位有高代谢、血流量增多、弥散受限等现象。正是根据这些发现，治疗变得更积极，使得临床状态好转、PD 消失、MRI 恢复正常。
- 影像检查也有助于判断什么情况下要避免过度的 ASD 治疗。例如，一项研究通过 SPECT 发现 SIRPID 患者的对应脑区核素摄取减低，促使临床团队降低治疗强度[15]。

Ⅲ. 仍需思考、有待解决的问题

A. 利用神经生理参数判断 IIC 是否为恶性

- TBI 患者 ICP 升高和癫痫电发作相关，提示如果此时 IIC 与 ICP 升高相关（没有其他明显病因），那么也应考虑干预。
- 脑微透析测量的脑代谢产物是否是继发性神经元损伤的可靠标志物？能否根据微透析改变指导治疗决策？需要更多的研究回答这些问题。
- 功能神经影像辅助判断 EEG 型式是否为"发作样"，很有研究前景，但需要更大样本的研究。
- 头皮 EEG 表现为 IIC 的型式，若用皮质内深部电极监测，也许就能检出癫痫发作，但这种"仅能被深部电极发现的"癫痫发作的临床意义如何，仍不清楚。

B. 如何更好地理解 IIC

- 标准化术语：
  - 使用一套确切定义哪些 EEG 型式属于 IIC 范畴的分类规范，将有利于推广协作、改进治疗流程。
  - ACNS《标准化重症 EEG 术语》详细描述了各种节律性和周期性型式，然而现在还没有正式定义哪些型式属于 IIC。
- 标准化治疗方案：
  - 建立一套条理清晰的 IIC 管理方法，将有助于系统化评估这些方法的疗效。
- 多中心数据库：
  - 多中心数据收集虽然耗时，但能从各类患者那里快速取得大量不同的 EEG 型式及其对应的临床结局。

补充图片

下列图片请扫描二维码观看：

图 S-21.1　发作期 LPD 与面部阵挛性运动相关

图 S-21.2　细菌性脑膜炎、头孢吡肟中毒合并 LPD

图 S-21.3　肝性脑病患者的 GPD 伴三相形态

参考文献

1. Chong DJ, Hirsch LJ. Which EEG patterns warrant treatment in the critically ill? Reviewing the evidence for treatment of periodic epileptiform discharges and related patterns. *J Clin Neurophysiol*. 2005;22(2):79–91.
2. Beniczky S, Hirsch LJ, Kaplan PW, et al. Unified EEG terminology and criteria for nonconvulsive status epilepticus. *Epilepsia*. 2013;54:28–29.
3. Rodriguez Ruiz A, Vlachy J, Lee JW, et al. Association of periodic and rhythmic electroencephalographic patterns with seizures in critically ill patients. *JAMA Neurol*. 2017;74(2):181–188.
4. Drislane FW. Nonconvulsive status epilepticus: morbidity and consequences. In: Drislane FW. *Status Epilepticus: A Clinical Perspective*. Humana Press; 2005:245–262.
5. DeLorenzo RJ, Waterhouse EJ, Towne AR, et al. Persistent nonconvulsive status epilepticus after the control of convulsive status epilepticus. *Epilepsia*. 1998;39(8):833–840.
6. Young GB, Jordan KG, Doig GS. An assessment of nonconvulsive seizures in the intensive care unit using continuous EEG monitoring: an investigation of variables associated with mortality. *Neurology*. 1996;47(1):83–89.
7. Yemisci M, Gurer G, Saygi S, Ciger A. Generalised periodic epileptiform discharges: clinical features, neuroradiological evaluation and prognosis in 37 adult patients. *Seizure*. 2003;12(7):465–472.
8. Foreman B, Claassen J, Abou Khaled K, et al. Generalized periodic discharges in the critically ill: a case-control study of 200 patients. *Neurology*. 2012;79(19):1951–1960.
9. Claassen J, Hirsch LJ, Frontera JA, et al. Prognostic significance of continuous EEG monitoring in patients with poor-grade subarachnoid hemorrhage. *Neurocrit Care*. 2006;4(2):103–112.
10. Foreman B, Mahulikar A, Tadi P, et al. Generalized periodic discharges and "triphasic waves": a blinded evaluation of inter-rater agreement and clinical significance. *Clin Neurophysiol*. 2016;127(2):1073–1080.
11. Reiher J, Rivest J, Grand'Maison F, Leduc CP. Periodic lateralized epileptiform discharges with transitional rhythmic discharges: association with seizures. *Electroencephalogr Clin Neurophysiol*. 1991;78(1):12–17.
12. Braksick SA, Burkholder DB, Tsetsou S, et al. Associated factors and prognostic implications of stimulus-induced rhythmic, periodic, or ictal discharges. *JAMA Neurol*. 2016;73(5):585–590.
13. Hirsch LJ, Claassen J, Mayer SA, Emerson RG. Stimulus-induced rhythmic, periodic, or ictal discharges (SIRPIDs): a common EEG phenomenon in the critically ill. *Epilepsia*. 2004;45(2):109–123.
14. Kaplan PW, Duckworth J. Confusion and SIRPIDs regress with parental lorazepam. *Epileptic Disord*. 2011;13(3):291–294.
15. Zeiler SR, Turtzo LC, Kaplan PW. SPECT-negative SIRPIDs argues against treatment as seizures. *J Clin Neurophysiol*. 2011;28(5):493–496.
16. Smith CC, Tatum WO, Gupta V, et al. SPECT-negative SIRPIDs: less aggressive neurointensive care? *J Clin Neurophysiol*. 2014;31(3):e6–e10.
17. Claassen J, Jette N, Chum F, et al. Electrographic seizures and periodic discharges after intracerebral hemorrhage. *Neurology*. 2007;69(13):1356–1365.
18. Alvarez V, Oddo M, Rossetti AO. Stimulus-induced rhythmic, periodic or ictal discharges (SIRPIDs) in comatose survivors of cardiac arrest: characteristics and prognostic value. *Clin Neurophysiol*. 2013;124(1):204–208.
19. Handforth A, Cheng JT, Mandelkern MA, Treiman DM. Markedly increased mesiotemporal lobe metabolism in a case with PLEDs: further evidence that PLEDs are a manifestation of partial status epilepticus. *Epilepsia*. 1994;35(4):876–881.
20. Assal F, Papazyan JP, Slosman DO, et al. SPECT in periodic lateralized epileptiform discharges (PLEDs): a form of partial status epilepticus? *Seizure*. 2001;10(4):260–265.
21. Vespa P, Tubi M, Claassen J, et al. Metabolic crisis occurs with seizures and periodic discharges after brain trauma. *Ann Neurol*. 2016;79(4):579–590.
22. Claassen J. How I treat patients with EEG patterns on the ictal-interictal continuum in the neuro ICU. *Neurocrit Care*. 2009;11(3):437–444.

延伸阅读

DeGiorgio CM, Correale JD, Gott PS, et al. Serum neuron-specific enolase in human status epilepticus. *Neurology*. 1995;45(6):1134–1137.

Ong C, Gilmore E, Claassen J, et al. Impact of prolonged periodic epileptiform discharges on coma prognosis. *Neurocrit Care*. 2012;17(1):39–44.

Sivaraju A, Gilmore EJ. Understanding and managing the ictal-interictal continuum. *Curr Treat Options Neurol*. 2016;18(2):8.

Vespa PM, Miller C, McArthur D, et al. Nonconvulsive electrographic seizures after traumatic brain injury result in a delayed, prolonged increase in intracranial pressure and metabolic crisis. *Crit Care Med*. 2007;35(12):2830–2836.

Vespa PM, O'Phelan K, Shah M, et al. Acute seizures after intracerebral hemorrhage: a factor in progressive midline shift and outcome. *Neurology*. 2003;60(9):1441–1446.

第22章

非惊厥性癫痫持续状态

（Hiba Arif Haider，Frank W. Drislane）

（孙太欣　译）

本章内容

- 癫痫持续状态（SE）和非惊厥性癫痫持续状态（NCSE）的定义
- 临床表现
- 病因、危险因素及与预后的关系
- 诊断：连续 EEG（cEEG）的指征和监测时长

关键点

- 任何患者经历癫痫临床发作后，在 20 ～ 30 min 内仍未恢复，应考虑为可能的非惊厥性癫痫持续状态（NCSE）。
- 患者卒中或其他急性脑损伤后，如果病情没有如预期那样稳定或改善，应怀疑 NCSE。
- EEG 对诊断至关重要，但 NCSE 的 EEG 表现多种多样，常存在争议，所以描述应精确、解读应结合临床情况。
- EEG 是诊断 NCSE 所必需的，并且能指导恰当的治疗，以及预防、检测和治疗复发。

I. 背景

A. 癫痫持续状态

- Gastaut 经典操作性定义："持续时间足够长或复发间隔足够短的癫痫性发作，从而产生不变的、持续的癫痫状态"[1]。
- 后来，国际抗癫痫联盟（ILAE）和美国癫痫基金会（Epilepsy Foundation of America, EFA）癫痫持续状态工作组给出概念性定义："癫痫发作活动持续 30 min，或在一系列癫痫性发作的发作间期，神经功能超过 30 min 未恢复"。
  - 该定义依据实验研究的发现：当稳态机制失效 30 min 后，神经元损伤的风险增加[2]。
- 对临床医生来说，旧定义存在问题。临床医生的目标是在神经元可能受损之前，尽早、积极地治疗癫痫持续状态（SE）。并且人们还认识到，癫痫发作的类型和病因不同，发作后出现死亡风险、病理生理改变的时间也不同。

- 2015 年，ILAE 将 SE 定义为"由于终止癫痫发作的机制失灵，或有了新的致痫机制，导致异常久（时间点 t1 后）的癫痫发作，依不同的发作类型和持续时间，可以导致长期后果（时间点 t2 后），包括神经元死亡、神经元损伤、神经网络改变"[3]。
    - 根据癫痫发作是否为全面惊厥性 SE、合并意识障碍的局部性 SE、失神性 SE，上述时间点有所不同。
    - 该定义认识到癫痫发作类型不同，治疗 SE 的紧迫程度就不同，并区分了伴或不伴运动症状的 SE［即非惊厥性癫痫持续状态（NCSE）］。然而，它并没有专门给 NCSE 确立治疗方法。

B.   非惊厥性癫痫持续状态

- 最初定义为"不伴惊厥的间断或持续的痫性活动，持续至少 30 min，且发作间期未恢复"。EEG 是诊断的关键，但有时候判读有难度，或者有争议[4]。
- 后来 ILAE 建议，将满足 NCSE 标准所需的发作时间缩短到 5 ～ 10 min，以强调应及时给予临床处理[3, 5-6]。之所以这样定义，是假设单次发作持续 5 min 以上，则很可能持续或复发，因此在功能上可代表 SE。
- NCSE 在昏迷患者中的患病率为 5% ～ 48%，至少占所有 SE 的 1/3。
- NCSE 通常随全面惊厥性癫痫持续状态（GCSE）之后出现，在惊厥中止后，EEG 仍然可见癫痫样放电。
    - 164 例患者的临床 SE 表面上得到控制后，42% 癫痫发作放电仍在持续，14% 为 NCSE[7]。
- 一项研究纳入了 236 例既往没有临床癫痫发作病史的昏迷患者，其中 8% 通过短程常规 EEG 发现 NCSE[8]。
- 神经科 ICU 接受连续 EEG 监测的患者中，19% 存在癫痫发作，其中 92% 完全为非惊厥性[9]。

Ⅱ. 基础知识

A.   临床表现

- 继发性全面性 NCSE 可以见于既往没有癫痫病史的患者中，尽管不少患者在住院急性期出现过临床癫痫发作或 GCSE，但是依然经常漏诊。
- 继发性全面性 NCSE 是最常见的 NCSE 类型，这类住院患者往往情况差，意识模糊、昏睡、昏迷。
- 全面性 NCSE 很少是"失神 SE"。真正的失神 SE 见于遗传性全面性癫痫综合征患者（图 22.1）。大多数"全面性"NCSE 实为继发性全面性，尽管在起始时 EEG 可能显示全面性或部分性放电（图 22.2 和图 22.3）[10]。
- 一项研究分析了接受 cEEG 监测的患者，发现 NCSE 通常难以察觉，诊断延误时长中位数为 48 h。
- NCSE 发作时大多没有任何运动症状，但可能表现为：
    - **阴性症状**：精神状态、认知或行为受累，感知觉改变（听觉、视觉、躯体感觉或精神性），遗忘，情感或语言改变（缄默、紧张、错语、失语），意识模糊。

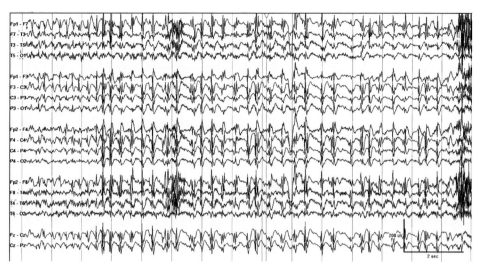

图 22.1 **失神 SE**。患者 65 岁男性，近期出现较长时间意识模糊、愣神发作，因全面性惊厥入院。患者既往在青少年期有癫痫病史，据称控制良好、已停药。cEEG 示全面性 3 ～ 4 Hz 棘慢波和多棘慢波放电，持续数分钟，临床表现为动作中止、手部和口部自动症、意识模糊。予劳拉西泮 2 mg IV、丙戊酸钠负荷量 IV 后，EEG 呈轻微弥漫性慢波，伴大量 β 活动，意识模糊好转。cEEG，连续 EEG；SE，癫痫持续状态；IV，静脉注射

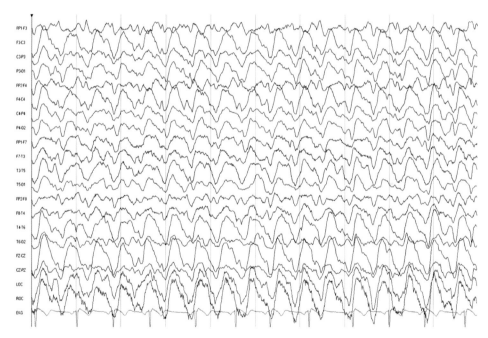

图 22.2 **继发性全面性 NCSE**。患者 31 岁女性，结肠癌转移，因木僵入院。早些时候的 EEG 示仅在右侧半球出现节律性 1.5 ～ 2.0 Hz δ 慢波。数小时后，EEG 示全面性 1.5 Hz 尖慢波放电，提示全面性 NCSE。予劳拉西泮 4 mg IV，EEG 示所有节律性活动和尖波活动消失，患者临床反应改善。NCSE，非惊厥性癫痫持续状态。（来源：From Drislane FW，Kaplan PW，Herman ST. Nonconvulsive status epilepticus. In：DL Schomer，F Lopes da Silva，eds. Niedermeyer's Electroencephalography，6th ed. Philadelphia，PA：Lippincott Williams & Wilkins；2010：595-643.）

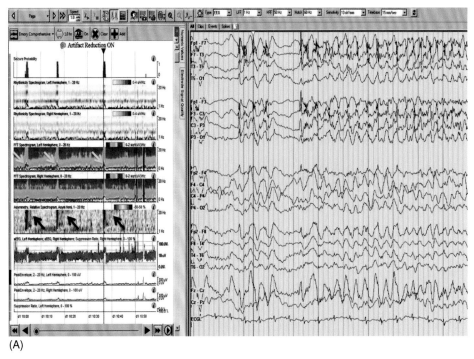

(A)

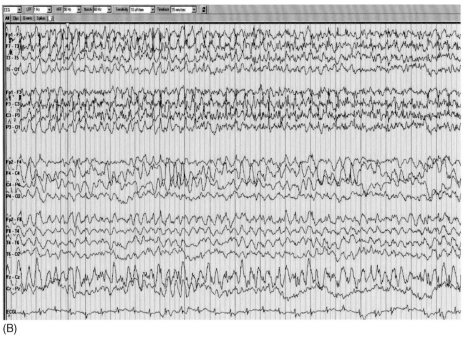

(B)

图 22.3 部分性 NCSE。患者 37 岁男性，因左侧 MCA 动脉瘤破裂、蛛网膜下腔出血（Hunt-Hess 分级 1 级）入院。患者行动脉瘤夹闭术后，意识水平下降、进行性嗜睡。EEG 示左前颞叶起源的部分性非惊厥性发作，发作间期临床症状未恢复（**A** 和 **B**）；定量 EEG（**A** 插图）示 1 h 内有 3 次部分性发作（白箭头）。发作中止后即刻，左侧半球快活动相对衰减（**C**），定量 EEG 可见右侧半球功率相对增加，一目了然（**A** 插图中黑箭头）。MCA，大脑中动脉；NCSE，非惊厥性癫痫持续状态

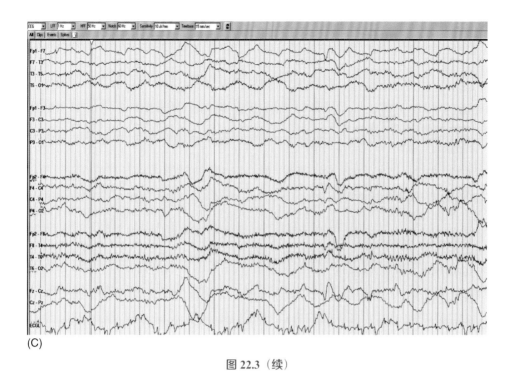

(C)

图 22.3（续）

- ○ **阳性症状**：一个或多个肌群节律性抽搐，自动症，强直性斜视，虹膜震颤，眼震样眼抽搐，口周和眼睑肌痉挛。
- 最近一项研究纳入 626 例接受 cEEG 监测的危重症患者，考察了癫痫发作的临床症候学[11]。启动 cEEG 最常见的两种适应证，识别出癫痫发作的概率不相上下（因持续精神状态改变和特征性临床事件而启动 cEEG，分别为 28.2% *vs.* 31.2%）。因为临床症状而启动 cEEG 监测，多数症状不是癫痫电发作所致（例如肢体肌阵挛 / 震颤、肢体无力、眼球运动异常）——但须谨记，面部和眶周抽搐除外。因面部或眶周抽搐行 cEEG 监测的患者，cEEG 上更容易出现癫痫电发作，这种情况下，78.9% 的患者（*P* = 0.005）最终能发现癫痫电发作。

B. 病因和危险因素

- NCSE 最常见于急性神经损伤的情况，但也可由内科急症、慢性病或用药引起。
  - ○ **急性神经科疾病**：蛛网膜下腔出血、缺血性和出血性卒中（图 S-22.2）、中枢神经系统（CNS）感染或炎性疾病、脑肿瘤、颅脑外伤（TBI）、缺氧性脑病。
  - ○ **内科急症**：脓毒症、代谢异常（包括电解质紊乱或高血糖）、可逆性后部脑病综合征（PRES）、副肿瘤综合征。上述任何一种病情都可能诱发或加重 NCSE，但是，上述病情相关的脑病也有可能掩盖真实病因或误导诊断。
  - ○ **慢性病**：有癫痫基础病是常见病因，常见诱因包括依从性差、饮酒、并发疾病或感染、睡眠剥夺。其他与 NCSE 有关的慢性病还有痴呆、持续性脑病和精神疾病。在老年人中，由 NCSE 引起的"迷糊"可被误诊为药物中毒或痴呆。
  - ○ **药物**：抗精神病药、青霉素类、头孢菌素类（特别是头孢吡肟）、氟喹诺酮类、γ-氨基丁酸（gamma-aminobutyric acid，GABA）激动剂（如巴氯芬、噻加宾），或止痛药、抗癫痫药物（ASD）、镇静剂、麻醉剂突然撤药——尤其是长期治疗后。他克莫司、环孢素、贝伐珠单抗可导致 PRES，这是 NCSE 的另一常见原因。

- 接受 cEEG 监测的 ICU 患者中，以下各病因导致非惊厥性癫痫发作或 NCSE 的发病率均为 20% ～ 30%：
  ○ 脑出血；
  ○ 蛛网膜下腔出血；
  ○ CNS 感染；
  ○ 脑肿瘤；
  ○ 重症 TBI；
  ○ 神经外科术后。
- 类似 NCSE 的疾病：
  ○ 发作后脑病或术后脑病；
  ○ 严重的中毒、代谢和感染性脑病；
  ○ 镇静药物，戒断状态或中毒；
  ○ 高血糖；
  ○ 神经衰弱；
  ○ 抗精神病药恶性综合征和 5- 羟色胺综合征；
  ○ 其他系统性疾病，包括精神病、心血管疾病、自主神经功能障碍、睡眠障碍（如猝睡）、内分泌疾病。

C. cEEG 和诊断

- 连续视频 EEG 对诊断、监测治疗反应至关重要。
- 一般来说，任何行为或精神状态的波动或无法解释的改变都需完善 EEG，评估是否有 NCSE，尤其是以下情况（表 22.1）：
  ○ 全面性惊厥或 GCSE 中止后。
  ○ 伴或不伴已知急性脑损伤的危重症患者，出现反应迟钝或昏迷。
- NCSE 的临床体征不特异、轻微，或者没有体征。因此，即使在 ICU 诊断了 NCSE，也需要 cEEG 监测来指导后续治疗、评估治疗反应。
- 有临床症状的发作中止后，14% ～ 20% 的患者仍有 NCSE。所以必须反复回看 cEEG，确保不会出现突破性发作或发作反复。
- NCSE 复发相对常见，尤其是在最初 24 h，以及 ASD 减量时。

表 22.1　ICU 应怀疑 NCSE 的情形
全面性惊厥发作后，"发作后状态"过久
术后觉醒度减低
神经系统急性损伤（如卒中）后，病情比影像病灶"看上去重得多"
伴肌阵挛或眼震的精神状态异常
发作性凝视、失语、自动症、刻板动作
无器质性病变的失语
无法解释的突发行为改变（尤其是老年人）

NCSE，非惊厥性癫痫持续状态

- 如果间断监测 EEG，可能会漏掉发作。一段 EEG 可显示"发作后"脑病、药物效应、孤立或周期性放电（PD），或者某一时刻呈暴发–抑制、另一时刻为非惊厥性发作或 NCSE（图 S-22.3）。
- cEEG 也可能会提供重要的预后信息。

1. cEEG 需监测多久？

- 一项回顾性队列研究纳入 625 例连续入组的成人住院患者的 cEEG 数据，发现常规 30 min EEG 能在 11% 的危重症患者中识别出癫痫发作，接下来的 cEEG 监测在 27% 的患者中检出发作（其中一半出现于监测的最初 1 h）[12]。
- 另一项大型系列报道表明，非昏迷患者中 95% 的（最终能够被发现的）癫痫发作出现在监测的首个 24 h，而昏迷患者该比例为 80%。
- 监测 48 h 后，非昏迷患者能够检测到 98% 的（最终能够被发现的）癫痫发作，而昏迷患者能检测到 87%。
- 因此，无昏迷患者监测 cEEG 24 h，而昏迷、存在 PD 或 ASD 减量期间的患者监测 48 h，是适宜的时长[9]。

2. 诊断 NCSE 的 EEG 统一标准

　　NCSE 的 EEG 特征是频繁癫痫发作，或持续性发作期活动，并符合下列任何一种型式（译者注：满足以下标准的 EEG 应持续 ≥ 10 s）[13-16]。

- **对于无已知癫痫脑病的患者，NCSE 的 EEG 诊断标准：**
  - 频率 > 2.5 Hz 的局部或全面性棘波、尖波或尖慢复合波。
  - 频率 ≤ 2.5 Hz 的局部或全面性棘波、尖波或尖慢复合波，或频率 > 0.5 Hz 的节律性活动，并且满足下列情况中的一种：
    - 试验性给予快速起效的抗惊厥药［通常予一种苯二氮䓬类（BZD）药物］后，EEG 和临床均改善。
    - 出现 EEG 型式的同时，存在细微的临床发作现象。
    - 典型的时空演变，包括起始时的递增变化（波幅增加、频率改变），或型式演变（> 1 Hz 的频率变化或部位改变），或终止时的递减变化（波幅或频率）。
  - **ASD 试验：** 如果临床状态和 EEG 型式均迅速改善（癫痫电发作活动完全中止，并恢复到正常的 EEG 背景活动），那么可以判定患者对 ASD（如劳拉西泮）有快速反应。
    - 注意，所有节律性或周期性型式都能被 BZD 消除，不管它们本质上是否为痫性，所以 ASD 试验后仅 EEG 改善，不足以诊断 NCSE。
    - 反之，ASD 治疗后没有迅速改善，也不能排除 NCSE，因为治疗反应可能模棱两可、延后或被镇静剂减弱。
- **对于慢性癫痫、癫痫脑病 / 综合征的患者，NCSE 的 EEG 诊断标准：**
  - 频繁或持续的全面性棘慢波放电，与基线 EEG 相比，其强度或频率（通常变得更快）存在明显变化。

3. 关于 EEG 标准的争议

- 现行判定癫痫电发作的 EEG 标准本来是按照研究标准、刻意设计得比较严格，然而并非所有 NCSE 患者都能满足，经常"假阴性"。

- 该标准基于孤立的癫痫电发作、而非持续发作的情形制订。
- NCSE 中，一些 EEG 型式并不"典型"，表现为无规律的慢波（没有节律性或癫痫样放电等异常），更像是脑病。
- 对 ASD 的反应可能非常滞后（例如，全面性惊厥后 1 ~ 3 天内可能看不到反应）。
- 一项研究显示，只有 7% 的 NCSE 确诊病例出现 > 3 Hz、刻板的棘慢波活动，61% 的病例不足 2.5 Hz[10]。这些低频的节律性和周期性型式或许仍然为癫痫电发作，尤其是在此之前有癫痫临床发作或 SE。
- 美国临床神经生理学会（ACNS）发表了指南[17-18]，将这些周期性和节律性型式的命名标准化（见第 16 章）。

D.　NCSE 的预后

- NCSE 的致病率（morbidity）
  - 有关单独的 NCSE 长期致病率（独立于引起 NCSE 的急性疾病的致病率），目前资料非常少。
  - NCSE 可加重 TBI 或脑卒中等急症患者的神经元损伤，部分患者在 NCSE 期间出现海马水肿，随后出现海马萎缩。
  - NCSE 后的病理学研究极少，因为致死性的 SE 通常与急重症脑损伤相关，这些脑损伤本身便可造成损害。
  - NCSE 引起的认知障碍，包括记忆和语言障碍，可以持续数月，但并不常见，主要见于持续非常久、病情非常严重的病例。
  - GCSE 的危害更大，故需积极治疗，但单纯的 NCSE 引起持久性损害的证据不多。
- NCSE 的长期预后
  - 主要取决于 SE 的具体类型（根据临床和 EEG 所见），以及病因和诱因。
  - 预后也可能受年龄、合并症、SE 持续时间、癫痫电发作负荷和治疗并发症等影响[19-20]。
  - 单纯部分性 SE 和失神 SE 的致病率极低或不致病。
  - 内科和神经科重症病例，尤其是在 ICU，继发性全面性 NCSE 具有较高的致病、致死率。
  - 病因是最重要的预后因素。
  - 缺氧性脑病或合并多种内科问题（含败血症）的患者预后差。
  - 病因为卒中、肿瘤、外伤、感染、酗酒或药物滥用的患者，结局各不相同。
  - 预后最好的病因是慢性癫痫患者因近期 ASD 减量或依从性差，诱发的突破性癫痫发作。
  - 治疗带来的并发症，尤其是过于积极的治疗，同样也会造成低血压或机械通气时间延长，增加了致病率。

Ⅲ.　仍需思考、有待解决的问题

A.　有争议的 EEG 型式

- 随着 cEEG 的推广，节律性和周期性型式越来越引人瞩目，其中包括 PD、节律性 δ 活动（RDA）、短暂节律性放电（BRD）和刺激诱发的节律性、周期性或发作性放电（SIRPID）。有关讨论详见第 16、18、19、20 和 21 章。
  - 上述型式可能大多不符合 NCSE 标准，但或许仍有导致神经元损伤的可能。"发作期–

发作间期连续体（IIC）"这个词囊括了这些存在争议、或许有害的节律性和周期性型
式。如何处理连续体范畴内的 EEG 型式，现在还没有指南。IIC 的讨论详见第 21 章。

- IIC 范畴内的争议性 EEG 型式的处理步骤[21]：
  - 识别出明确的**发作期**型式：≥ 2.5 Hz 的癫痫样放电以及显然有演变的放电。
  - 排除明确的**发作间期**型式：≤ 1 Hz、无演变的棘慢波放电、PD 和节律性型式，伴随明确的临床相关症状的除外（图 S-22.4）。
    - 介于上述二者之间的任何 EEG 型式均为 IIC。
  - 将 EEG 所见的 IIC 型式与同一患者先前的基线背景和之前肯定的癫痫发作（如果有）进行比较。
  - 将 IIC 型式与其他神经元损伤标志物相结合，如神经元特异性烯醇化酶（NSE）、脑影像、深部电极记录、微透析数据、颅内压变化、脑氧合异常等。
  - 予 BZD 或没有镇静作用的 ASD 来进行诊断试验，终点为临床和 EEG 都改善（图 S-22.1）。
    - 除非辅助检查结果支持，或者 EEG 型式随时间恶化，表明可能存在神经元损伤，否则尽量少用麻醉剂或避免多种 ASD 联用。

B.　三相波

- 根据 ACNS《标准化重症 EEG 术语》，三相波（TW）归入"全面性 PD 伴三相形态"[17]。
- TW 是中到高波幅（100 ～ 300 μV）复合波，多为 1 ～ 2 Hz，第一相不甚突出、低波幅、负向、类似棘波，第二相为缓慢增加的高波幅正向成分，第三相为低波幅、时限较宽的负向慢波。
- TW 通常分布较广，以额区为著，并且大多为刺激诱发。
- 最初认为 TW 与严重的代谢紊乱有关，包括尿毒症、肝功能不全、甲状腺功能减退和药物中毒（图 22.4）。
- 频率高的 TW 可能会与全面性 NCSE 混淆，因为二者形态相同，又都能被 BZD 消除；BZD 试验后 EEG 和临床都改善，则满足 NCSE 诊断；BZD 也可以消除 TW，却不改

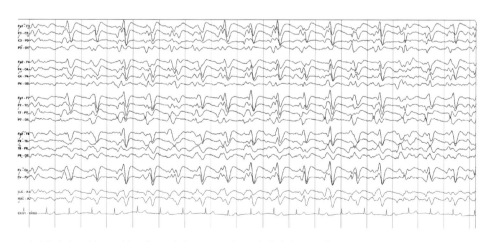

图 22.4　三相波（全面性 PD 伴三相形态）见于一名患癫痫多年、近期改用 VPA 的 57 岁男性患者。患者服 VPA 250 mg、每日 3 次，服药 6 周后因恶心、意识模糊入院，发现血氨升高（110 μmol/L），血清 VPA 浓度在正常范围（75 mg/L），肝功能也正常。停止给予 VPA 后，血氨恢复正常，脑病和 EEG 也随之改善。他最后改用唑尼沙胺。PD，周期性放电；VPA，丙戊酸

善临床症状，这种情况只能定为"可能的" NCSE，不能确诊[16]。

C.　TW 是发作期放电吗？

- 普遍认为 TW 不是发作期型式，但最近一项研究[22]发现，有 TW 与没有 TW 的患者相比，出现癫痫发作的可能性相近（25% *vs.* 26%），并且出乎意料的是，TW 患者中，中毒−代谢性脑病的比例还不及没有 TW 的患者（55% *vs.* 79%，$P < 0.01$）。
- 某些 EEG 形态学标准以及对刺激的反应性，可能有助于区分 TW 和全面性 NCSE[23]。
  - TW 的形态通常比癫痫样放电更宽、更钝，癫痫样放电通常比 TW 频率更快（平均值 2.4 *vs.* 1.8 Hz，$P < 0.001$）、多棘波更多（69% *vs.* 0%）、第一相的时限更短（$P = 0.001$）、形态更尖锐、背景不易减慢。
  - TW 相位倒置相对少见，并且持续更久。
  - 许多 TW 会出现前向后"相位延迟"，但 NCSE 不会。
  - TW 第二相波幅最高是很常见的（40.8% *vs.* 0%；$P = 0.01$）。第二相延迟不会见于全面性 NCSE，但出现在 40.8% 的 TW 患者中。伤害性或听觉刺激能让 TW 增加得更频繁（51%），而对癫痫样放电无影响（$P = 0.008$）。

D.　使用定量 EEG 检测 NCSE

- cEEG 产生大量数据，因此逐页判读原始 EEG 费时费力。
- 尽管 ICU 医护人员能在床旁持续监测许多其他生理参数，然而未经多年训练，判读原始 EEG 并非易事，而且 EEG 专家也不是随叫随到、即刻解读 EEG，尤其是下班后。
- 定量 EEG（QEEG）是潜在的解决之策。QEEG 通过绘制图像，快速检测 EEG 的变化，识别突出于背景活动的节律增强、波幅增高或频率增快的阵发性活动（见第 28 章）。所以 QEEG 有助于减轻 cEEG 判读者的读图负担，并使非神经生理学人员得以在床旁初步、实时解读 cEEG。
- 常见于 ICU 患者群体的 EEG 型式多种多样，有不少所产生的 QEEG 信号类似癫痫发作，包括 PD、睡眠−觉醒状态改变、伪差等（见第 25 章）。因此，原始 EEG 必须始终可及，以鉴别上述情况。
- 综上所述，计算机辅助分析能加快原始 EEG 的判读，并将仔细判读的重点放在最感兴趣的节段，但终究不能取代脑电图专业人员。

补充图片

下列图片请扫描二维码观看：

图 S-22.1　NCSE 的苯二氮䓬试验

图 S-22.2　PRES 患者的局部性癫痫电发作

图 S-22.3　LPD 演变为局部性癫痫电发作

图 S-22.4　表现为发作期 LPD 的 NCSE

参考文献

1. Gastaut H. Classification of status epilepticus. In: Delgado-Escueta AV, Wasterlain CG, Treiman DT, Porter RJ, eds. *Status Epilepticus* (vol. 34 in *Advances in Neurology*); 1983:15–35.
2. Treatment of convulsive status epilepticus. Recommendations of the Epilepsy Foundation of America's Working Group on Status Epilepticus. *JAMA.* 1993;270:854–859.
3. Trinka E, Cock H, Hesdorffer D, et al. A definition and classification of status epilepticus – report of the ILAE Task Force on classification of status epilepticus. *Epilepsia.* 2015;56(10):1515–1523.
4. Drislane FW, Kaplan PW, Herman ST. Nonconvulsive status epilepticus. In: Schomer DL, Lopes da Silva F, eds. *Niedermeyer's Electroencephalography*, 6th ed. Philadelphia, PA: Lippincott Williams & Wilkins; 2010:595–643.
5. Lowenstein DH, Bleck T, Macdonald RL. It's time to revise the definition of status epilepticus. *Epilepsia.* 1999;40:120–122.
6. Brophy GM, Bell R, Claassen J, et al. Guidelines for the evaluation and management of status epilepticus. *Neurocrit Care*. 2012;17(1):3–23.
7. Lorenzo RJ, Waterhouse EJ, Towne AR, et al. Persistent nonconvulsive status epilepticus after the control of convulsive status epilepticus. *Epilepsia.* 1998;39(8):833–840.
8. Towne AR, Waterhouse EJ, Boggs JG, et al. Prevalence of nonconvulsive status epilepticus in comatose patients. *Neurology.* 2000;54:340–345.
9. Claassen J, Mayer SA, Kowalski RG, et al. Detection of electrographic seizures with continuous EEG monitoring in critically ill patients. *Neurology.* 2004;62(10):1743–1748.
10. Granner MA, Lee SI. Nonconvulsive status epilepticus: EEG analysis in a large series. *Epilepsia.* 1994;35:42–47.
11. Schmitt SE. Utility of clinical features for the diagnosis of seizures in the intensive care unit. *J Clin Neurophysiol.* 2017;34:158–161.
12. Westover MB, Shafi MM, Bianchi MT, et al. The probability of seizures during EEG monitoring in critically ill adults. *Clin Neurophysiol*. 2015;126(3):463–471.
13. Sutter R, Kaplan PW. Electroencephalographic criteria for nonconvulsive status epilepticus: synopsis and comprehensive survey. *Epilepsia.* 2012;53(Suppl 3):1–51.
14. Beniczky S, Hirsch LJ, Kaplan PW, et al. Unified EEG terminology and criteria for nonconvulsive status epilepticus. *Epilepsia.* 2013;54(Suppl 6):28–29.
15. Leitinger M, Beniczky S, Rohracher A, et al. Salzburg consensus criteria for non-convulsive status epilepticus—approach to clinical application. *Epilepsy Behav.* 2015;49:158–163.
16. Jirsch J, Hirsch LJ. Nonconvulsive seizures: developing a rational approach to the diagnosis and management in the critically ill population. *Clin Neurophysiol.* 2007;118(8):1660–1670.
17. Hirsch LJ, LaRoche SM, Gaspard N, et al. American Clinical Neurophysiology Society's standardized critical care EEG terminology: 2012 version. *J Clin Neurophysiol*. 2013;30(1):1–27.
18. Tsuchida TN, Wusthoff CJ, Shellhaas RA, et al. American Clinical Neurophysiology Society standardized EEG terminology and categorization for the description of continuous EEG monitoring in neonates: report of the American Clinical Neurophysiology Society critical care monitoring committee. *J Clin Neurophysiol.* 2013;30(2):161–173.
19. Young GB, Jordan KG, Doig GS . An assessment of nonconvulsive seizures in the intensive care unit using continuous EEG monitoring: an investigation of variables associated with mortality. *Neurology.* 1996;47:83–89.
20. Payne ET, Zhao XY, Frndova H, et al. Seizure burden is independently associated with short term outcome in critically ill children. *Brain.* 2014;137(Pt 5):1429–1438.
21. Sivaraju A, Gilmore EJ. Understanding and managing the ictal-interictal continuum in neurocritical care. *Curr Treat Options Neurol.* 2016;18(2):8.
22. Foreman B, Mahulikar A, Tadi P, et al. Generalized periodic discharges and 'triphasic waves': a blinded evaluation of inter-rater agreement and clinical significance. *Clin Neurophysiol.* 2016;127(2):1073–1080.
23. Boulanger JM, Deacon C, Lécuyer D, et al. Triphasic waves versus nonconvulsive status epilepticus: EEG distinction. *Can J Neurol Sci.* 2006;33(2):175–180.

第 23 章

新生儿癫痫发作和癫痫持续状态

（Rawad Obeid，Tammy N. Tsuchida）
（李恭斐　译）

本章内容

- 新生儿连续 EEG 监测的重要性
- 新生儿电发作的特征
- 波幅整合 EEG（amplitude-integrated EEG，aEEG）在识别癫痫发作中的应用

关键点

- 新生儿癫痫发作通常有潜在的病因。
- 新生儿癫痫发作在临床上很难发现，所以强烈推荐连续 EEG（cEEG）监测，特别是对于高风险的患者。
- 通过 EEG 确认临床怀疑的发作，尤为重要。
- 新生儿癫痫发作在 EEG 上有很多不同的型式，有时辨认起来富有挑战性。同样重要的是，不要把伪差误认为癫痫发作。

I. 背景

A. 发病率、病因和分类

- 新生儿癫痫发作的发病率是每 1000 例存活足月儿中 3.5 例。
- 新生儿癫痫发作常常是由某种急性疾病引起，这一点不同于年长儿童的遗传性或特发性病因。
- 缺氧、缺血、出血导致的围生期脑损伤是新生儿癫痫发作的常见病因[1]。
- 出生后癫痫发作的危险因素包括心脏手术后的栓塞性缺血、体外膜肺氧合（ECMO）[2]。
- 新生儿癫痫发作的非获得性病因包括：
  - 遗传性癫痫：如良性家族性新生儿惊厥、癫痫脑病（含 *KCNQ2* 和 *ARX* 突变）。
  - 先天性脑发育异常：如无脑回畸形、局灶性皮质发育不良。
  - 遗传性代谢缺陷：如非酮性高甘氨酸血症、丙酮酸脱氢酶缺乏症。

- 新生儿癫痫发作可以分为临床发作、电发作以及电–临床发作[3-4]。
  - 临床发作是指突发突止的重复、刻板活动这种物理事件。
  - 电发作（也叫非惊厥性发作）在 EEG 上可见发作性改变，没有相应的临床表现。
  - 电–临床发作包含突发、刻板的临床变化，同时伴有 EEG 上的发作。
  - 本章以下内容所用的"癫痫发作 / 发作（seizure）"一词，仅限描述电发作和（或）电–临床发作。

B.　新生儿 EEG 监测指征

- 识别电发作
  - 准确诊断新生儿癫痫发作需要连续 EEG（cEEG）记录。
  - 癫痫发作风险高的临床情况下需要 EEG 监测，比如新生儿出现临床发作或有急性脑损伤[3]。
  - 多达 30% 的有发作风险的新生儿会出现单纯的电发作（没有能提示发作的临床改变）[2-3, 5-6]。
  - 在有发作相关的临床体征（即电–临床发作）的新生儿中，只有一部分发作能观察到与之相关的临床表现，大多数仅为电发作。
  - 因为癫痫发作初始治疗后，58% 的新生儿没有临床表现，所以需要 EEG 优化治疗[7]。
- 确定发作性的行为改变是否为癫痫发作
  - 不少突然发作的运动症状会被误认为是癫痫发作[5]。
  - 下列运动症状提示电–临床发作的可能性更大：双眼向一侧凝视、局灶性阵挛、局灶性强直、全面性肌阵挛活动[5, 8]。
  - EEG 对于自动症的鉴别（吮吸或双腿蹬车动作）尤其有用，因为自动症未必都是电–临床发作[5, 9]。
- 低温治疗
  - 缺氧缺血性脑病（HIE）婴儿在低温治疗期间行 cEEG 监测逐渐成为标准治疗，因为发作可能出现的时间范围可跨越数天，包括复温期间[6]。

C.　EEG 监测的持续时间

- cEEG 应持续监测至少 24 h，因为大多数发作会在此期间出现[3]。每个患儿个体的监测时长，应根据临床判断决定，因为据报道 HIE 新生儿出现癫痫发作的时间范围甚广，最久可达出生后 95 h，低温治疗后的复温期间也可能出现[6]。
- cEEG 记录对于高危新生儿至关重要，比多次复查常规 EEG（30 ～ 60 min）更好，因为发作间期（两次发作之间）可以长达 22 h[10-11]。
- 建议在 EEG 上最后一次发作后继续监测 24 h。

D.　治疗癫痫发作对高危新生儿预后的影响

- 出现电发作和神经发育结局更差相关[12]。
- HIE 新生儿电发作的数量（电发作负荷）与预后呈负相关，并且为剂量依赖性[13]。
- 相比于仅治疗 HIE 新生儿的电–临床发作，同时治疗电发作和电–临床发作能缩短发作时长。
- 该研究还发现，发作持续更久与 MRI 脑损伤更重相关，提示更积极地治疗发作也许会改善预后[14]。

Ⅱ. 基础知识

A. 新生儿癫痫发作的 EEG 特征

注意： 所有 EEG 示例图片采用的新生儿导联组合标准如下：二倍距离，国际 10-20 系统，低频滤波 0.1 ～ 0.5 Hz，高频滤波 70 Hz，灵敏度 7 μV（可调整），纸速 20 秒/页（可调整）。

- 电发作判定标准是突然出现的节律性、具有演变特征的、刻板的 EEG 改变，持续不短于 10 s、峰-峰波幅不低于 2 μV[6]。
- "具有演变特征"是指 EEG 活动的频率、形态或分布随时间而改变。
- 大多数新生儿癫痫发作持续 1 ～ 2 min，形态由棘慢波放电（图 23.1 和图 23.2 A）或

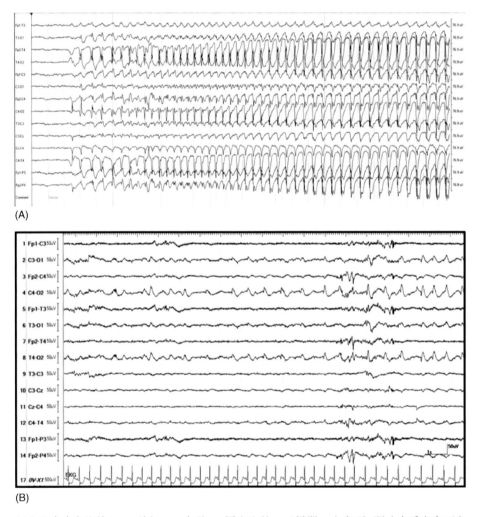

(A)

(B)

图 23.1 新生儿癫痫发作的 EEG 特征。 一名孕 36 周出生的 6 天男婴，患右顶-颞叶皮质发育不良、难治性癫痫发作。右颞区（T4）痫样活动由尖样 δ 慢波演变为棘慢波，波幅增高、频率减慢。右枕、右中央区也有演变的棘慢波放电，右中央区相对不明显（**A**）。一名孕 38 周出生的 5 天男婴，诊断为新生儿戒断综合征、轻-中度缺氧缺血性脑病。可见右枕区（O2）癫痫发作，起始为 δ 活动，随后由成形不良的棘慢波演变为成形的棘慢波放电（**B**）

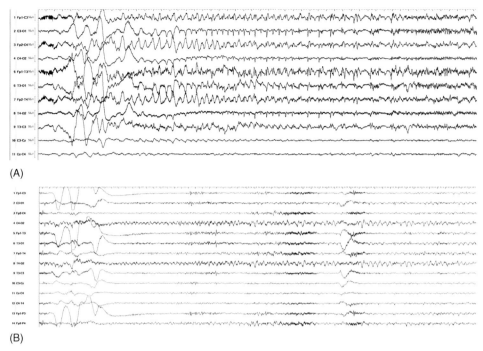

(A)

(B)

图 23.2 治疗后电发作的演变。 一名孕 39 周出生的 23 天男婴,因发作性发绀收入 ICU。EEG 监测发现左侧半球起源的局部性发作,棘慢波放电具有明确的演变特征(**A**)。予左乙拉西坦(开浦兰)20 mg/kg 负荷剂量后,发作活动形态减弱,成为更圆钝的 θ / δ 活动,形态、频率和波幅的演变微乎其微(**B**)

更圆钝的波形(图 23.3)构成。

- 予抗癫痫药物治疗后,形态会变化,发作更难以发现(图 23.2 B)。
- 发作的位置有助于鉴别潜在病因。
  - 局部性发作与新生儿卒中、局灶性出血、皮质发育不良有关。
  - 多灶性发作见于重度或全脑缺氧缺血性损伤的新生儿。
- 短暂节律性放电(BRD)具有发作的特征,但持续不足 10 s。

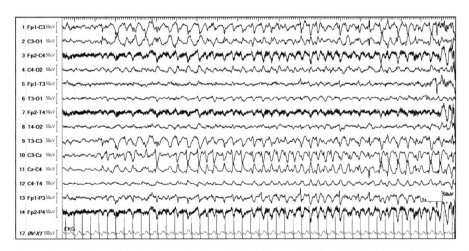

图 23.3 成形不良的棘慢波放电发作。 一名孕 40 周出生的 2 天男婴,诊断为中−重度缺氧缺血性脑病,EEG 如图所示。注意左中央区(Cz、C3)的节律性活动,伴有频率、波幅、形态演变。棘慢波放电成形不良。一些新生儿的发作没有棘慢波放电

- ○ BRD 通常见于新生儿癫痫发作。
- ○ BRD 意义不明，尚不清楚是否需要治疗；然而，BRD 可能和发育异常有关，这一点类似癫痫发作[4]。
- 与大龄婴儿和儿童相似，新生儿也会出现周期性和节律性活动[4]。
  - ○ 如果不确定新生儿的周期性和节律性活动是发作期还是发作间期，就继续 cEEG 监测，因为新生儿的发作负荷往往很高，特别是出现难治性癫痫发作的时候[6, 12]。

B. 新生儿癫痫持续状态

- 新生儿癫痫持续状态有 3 种常见定义[4]：
  1. 1 h 的监测中，癫痫发作占 50% 或以上。
  2. 发作活动持续 30 min 或以上。
  3. 反复 EEG 发作，持续 30 min 或更久，发作之间神经功能没有恢复到基线。
- 定量新生儿反复癫痫发作的另一种有效手段是描述发作负荷。
  - ○ 尚无衡量新生儿发作负荷的统一体系。
  - ○ 有种方法是计算发作期占比，即某一时段内，发作持续时间总和与此时段总时长的比值。

C. EEG 背景

- 背景特点（包括波幅、连续性、变异度）有助于明确癫痫发作的病因。
  - ○ 发作之间（发作间期）背景正常提示脑损伤轻微，或为良性家族性新生儿惊厥[15]。
  - ○ 高波幅暴发 – 抑制背景（图 23.4）高度提示遗传 / 代谢性癫痫脑病[15]（如早期肌阵挛性脑病、早期婴儿癫痫脑病），但是有些癫痫脑病的病因（如 CDKL5）在发病之初，发作间期 EEG 正常。
  - ○ 新生儿卒中导致的癫痫发作可伴有局部性尖波或局部性衰减，这取决于梗死灶大小[16]。
- 有提示癫痫发作意义的背景异常[17-18]：

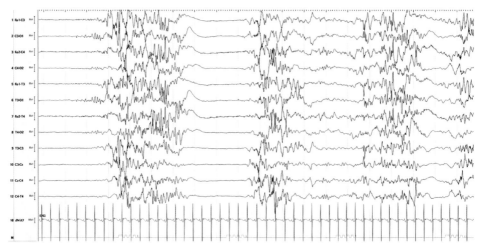

图 23.4　**KCNQ2 突变所致癫痫脑病的足月新生儿的暴发 – 抑制。**一名孕 37 周出生的 4 天男婴，诊断为 KCNQ2 癫痫脑病，生后第一天出现强直发作。EEG 示高波幅暴发 – 抑制型式，表现为异常电活动（高波幅 α、δ、棘波）暴发以及 1 ～ 2 s 抑制，和（或）电活动相对衰减

- ○ 成串的棘慢波放电（图 23.5）；
- ○ 极度不连续，无状态改变；
- ○ 暴发−抑制，无脑电活动。
- 癫痫发作也可见于 EEG 背景正常的新生儿，只是相对少见。
- 重度背景异常和高发作负荷提示可能对抗癫痫药物耐药[19]。

D. 新生儿类似发作的伪差

- 无论是技术性还是生物性来源的伪差，都有可能在 EEG 上造成类似发作的节律活动。
- 与发作的区别在于，这些伪差往往没有演变，而且通常缺少生理学上的电场分布（邻近脑区同步出现的电活动）。
- 同步视频记录、酌情添加 EMG 电极，有助于识别伪差。
- EEG 技术员肩负识别伪差、标记因非大脑电活动引起的 EEG 改变的重任。
- 新生儿 ICU 常见的伪差：
  - ○ 吮吸伪差通常呈尖波、有时为节律性活动，多见于双颞区，但也可以在一侧颞区（图 23.6）。
  - ○ 拍打伪差可形成节律性或周期性活动，或者像电发作。但与发作不同的是，其节律性活动没有变化（图 23.7）。摇晃也可以产生类似的 EEG 伪差（图 23.8）。
  - ○ 脉搏伪差（通常经前囟传导）可形成头顶部节律性活动。
  - ○ 呃逆。
  - ○ 呼吸 / 通气伪差。

E. 波幅整合 EEG

- 波幅整合 EEG（aEEG）代表 1 个（双侧顶区＝ P3-P4）或 2 个通道（双侧中央顶区＝

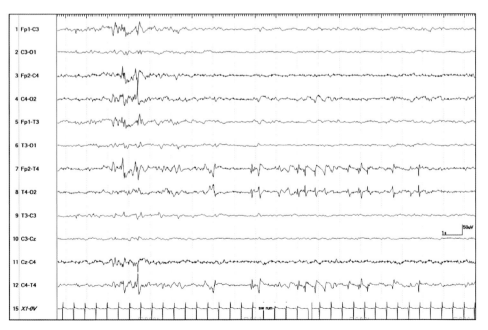

图 23.5　成串的右颞棘慢波放电。 一名孕 41 周出生的 4 天男婴，存在中−重度缺氧缺血性脑损伤。右颞尖慢波放电（T4）成串出现（一次连续出现≥ 3 个棘慢波）

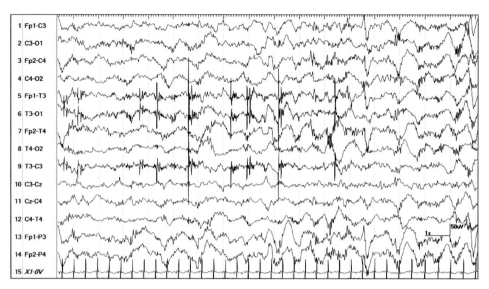

图 23.6 **吮吸伪差。**一例孕 40 周出生的 1 天男婴的 EEG，患儿诊断为轻度缺氧缺血性脑病。注意喂养时左颞（T3）节律性放电。放电持续时间比典型的棘慢波放电偏短，形态更像"针状"。切记不要把这种孤立的波形误认作异常的癫痫样放电

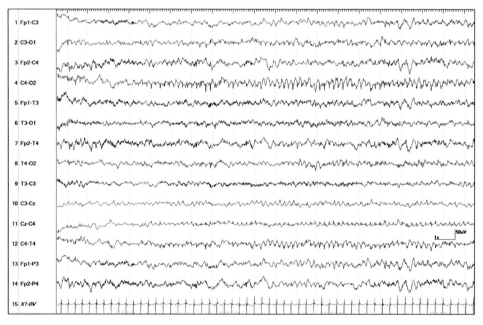

图 23.7 **拍打伪差。**一例孕 40 周出生的 5 周女婴因 ATLE 入院，EEG 有一段类似成形不良的发作。新生儿癫痫发作的频率和形态演变可能较差。然而，考虑到非生理性电场分布（不相邻的区域出现相似的电活动）：右枕（O2）和中央区（C3、Cz、C4），怀疑是伪差。视频记录证实为拍打伪差。ATLE，急性危及生命的事件（acute life-threatening event）

C3-P3、C4-P4）经处理后的常规 EEG 信号。

- 原始 EEG 经过滤波（衰减掉 < 2 Hz 的低频和 > 15 Hz 的高频成分），并将数小时的电活动压缩到一页显示。
- aEEG 上癫痫发作的典型特征是波幅下界骤然上升、形态尖锐，同时波幅上界常常小

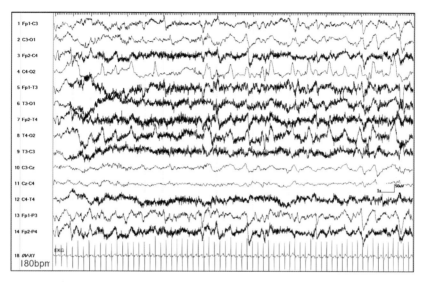

图 23.8　摇晃伪差。一例孕 38 周出生的 12 天男婴，患中–重度缺氧缺血性脑损伤。摇晃伪差造成右枕（O2）类周期性尖样慢 δ 波

幅上升（图 23.9 A）。

- 癫痫持续状态的 aEEG 呈锯齿状（频繁、反复发作）或波幅下界持续抬升（持续发作）（图 23.9 B）。
- aEEG 是一种替代常规 EEG 识别癫痫发作的手段。然而，单通道甚或双通道 aEEG 并不能检出一切发作。

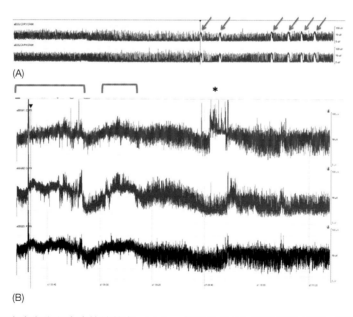

图 23.9　aEEG 所示癫痫发作和癫痫持续状态。（A）一例患儿长 4 h 的双通道 aEEG。蓝线标处是一次癫痫发作。那次之后又有 5 次发作，皆以绿箭头标记。（**B**）另一例是 SE 足月新生儿。aEEG 截取时长 2 h，两条红色竖线之间是 20 min，第 3 个通道 P3P4 用黑色显示。第一个为时 30 min 的发作期内，下界升高、带宽稍窄（绿括号），给予抗癫痫药物后，发作中止了约 7 min，然后又发作了大约 12 min，之后再次中止。左侧身体的运动伪差用星号标记。aEEG，波幅整合 EEG；SE，癫痫持续状态

- ○ 短暂的发作（＜30 s）、局部性发作（特别是位于中央-颞-顶区之外的）、波幅低的发作大多会被 aEEG 遗漏。
- ○ 双通道 aEEG 与同步原始 EEG 结合着看，能检出常规 EEG 所识别出发作的 3/4，而单通道 aEEG 所能检出的发作就更少了。
- ○ 前额电极单通道 aEEG 所能检出的发作最少[3]。
- 伪差和非癫痫发作的运动症状常常造成 aEEG "假阳性"，一定要与电发作区分开来。如果某段记录怀疑是发作，一定要查看原始 EEG 描记[21]。
- 新生儿怀疑有癫痫发作，aEEG 正常并不能完全排除癫痫发作，全导、常规 EEG 监测仍然是金标准[1, 3]。

Ⅲ.　仍需思考、有待解决的问题

- 若能对发作的预测因素了解更深入，就可以把 cEEG 资源配置到最有可能出现发作的人群那里。
- 开展前瞻性研究，明确治疗癫痫发作能否改善预后，十分关键。
- 若要证明推广自动化检测新生儿发作的必要性，还需进一步工作。
- 对于存在发作风险的新生儿，识别发作需要 EEG 监测持续至少多久，有待更好的资料说明。

参考文献

1. Glass H, Shellhaas R, Wusthoff C. Contemporary profile of seizures in neonates: a prospective cohort study. *J Pediatr*. 2016;174:98–103.
2. Clancy R, Sharif U. Electrographic neonatal seizures after infant heart surgery. *Epilepsia*. 2005;46(1):84–90.
3. Shellhaas R, Chang T, Tsuchida T. The American Clinical Neurophisiology Society's guideline on continuous electroencephalography monitoring in neonates. *J Clin Neurophysiol*. 2011;28(6): 611–617.
4. Tsuchida T, Wusthoff C, Shellhaas R. American clinical neurophysiology society standardized EEG terminology and categorization for the description of continuous EEG monitoring in neonates: report of the American Clinical Neurophysiology Society critical care monitoring committee. *J Clin Neurophysiol*. 2013;30(2):161–173.
5. Mizrahi E, Kellaway P. Characterization and classification of neonatal seizures. *Neurology*. 1987;37(12):1837–1844.
6. Boylan G, Kharoshankaya L, Wusthoff C, et al. Seizures and hypothermia: importance of electroencephalographic monitoring and considerations for treatment. *Semin Fetal Neonatal Med*. 2015;20(2):103–108.
7. Scher M, Alvin J, Gaus L, et al. Uncoupling of EEG-clinical neonatal seizures after antiepileptic drug use. *Pediatr Neurol*. 2003;28(4):277–280.
8. Nagarajan L, Palumbo L, Ghosh S. Classification of clinical semiology in epileptic seizures in neonates. *Eur J Paediatr Neurol*. 2012;16:118–125.
9. Pavlidis E, Cantalupo G, Cattani L, et al. Neonatal seizure automatism and human inborn pattern of quadrupedal locomotion. *Gait Posture*. 2016;49:232–234.
10. Wusthoff C, Dlugos D, Gutierrez-Colina A, et al. Electrographic seizures during therapeutic hypothermia for neonatal hypoxic-ischemic encephalopathy. *J Child Neurol*. 2011;26(6): 724–728.
11. Bye A, Flanagan D. Spatial and temporal characteristics of neonatal seizures. *Epilepsia*. 1995;36(10):1009–1016.
12. McBride M, Laroia N, Guillet R. Electrographic seizures in neonates correlate with poor neurodevelopmental outcome. *Neurology*. 2000;55(4):506–513.
13. Kharoshankaya L, Stevenson N, Livingstone V, et al. Seizure burden and neurodevelopmental outcome in neonates with hypoxic–ischemic encephalopathy. *Dev Med Child Neurol*. 2016;58(12):1242–1248.

14. Srinivasakumar P, Zempel J, Trivedi S, et al. Treating EEG seizures in hypoxic ischemic encephalopathy: a randomized controlled trial. *Pediatrics*. 2015;136(5):2014–3777.
15. Yamamoto H, Okumura A, Fukuda M. Epilepsies and epileptic syndromes starting in the neonatal period. *Brain Dev*. 2011;33(3):213–220.
16. Low E, Mathieson S, Stevenson N, et al. Early postnatal EEG features of perinatal arterial ischaemic stroke with seizures. *PLoS One*. 2014;9(7):351–357.
17. Glass H, Wusthoff C, Shellhaas R, et al. Risk factors for EEG seizures in neonates treated with hypothermia: a multicenter cohort study. *Neurology*. 2014;82(14):1239–1244.
18. Clancy R. Interictal sharp EEG transients in neonatal seizures. *J Child Neurol*. 1989;4(1):30–38.
19. Painter M, Scher M, Stein A, et al. Phenobarbital compared with phenytoin for the treatment of neonatal seizures. *N Engl J Med*. 1999;341(7):485–489.
20. Shellhaas R, Soaita A, Clancy R. Sensitivity of amplitude–integrated electroencephalography for neonatal seizure detection. *Pediatrics*. 2007;120(4):770–777.
21. deVries N, Ter Horst H, Bos A. The added value of simultaneous EEG and amplitude—integrated EEG recordings in three newborn infants. *Neonatalogy*. 2007;91(3):212–216.

第 24 章

缺氧后脑病

（Tadeu A. Fantaneanu，Jong Woo Lee）

（张哲　鲁启璇　译）

本章内容

- 缺氧性脑损伤常见的 EEG 型式
- 癫痫发作、癫痫持续状态、肌阵挛
- 反应性的评价

关键点

- 缺氧后脑病最常见于心搏或呼吸骤停之后。严重贫血或低血压也可以引发。
- EEG 可见多种型式，包括全面性慢波、α 或 θ 昏迷、全面周期性放电、癫痫发作、全面性抑制。
- 对缺氧后脑病患者行 EEG 检查，以评估大脑活动，监测有无癫痫发作等可治疗的病情，并且评估预后。由于 EEG 型式可能会随时间推移而改变，因此最好行长程连续 EEG 监测。
- EEG 型式会随时间推移而变化，也取决于用药情况，与是否处于治疗性低温、复温还是正常体温也有关系，因此连续 EEG 监测有助于描述这些背景改变。
- 某些脑电型式的定义、临床意义仍存争议，如肌阵挛性癫痫持续状态。

I. 背景

A. 神经元活动与脑血流存在耦合

- EEG 反映了皮质突触的电活动，对脑血流量（CBF）减少和随之而来的缺氧性损伤极度敏感。
  - EEG 的早期变化包括快活动减少、慢活动增加。
  - 当 CBF 低于每分钟 10 ml/100 g 脑组织时，所有频率的电活动均被抑制。
- 是否进展到细胞坏死和梗死，取决于 CBF 低于一定水平的持续时间。
- 功能受损、但结构完整的脑组织称为"半暗带"，功能有可能改善或恢复。

B.　分级量表与脑电型式分类

- EEG 背景活动可能会频繁变化，这取决于体温［治疗性低温 vs. 正常体温］、是否使用镇静药物及用药剂量、从自主循环恢复到监测所间隔的时间。
- 学者们提出了许多 EEG 分级量表，辅助描述不同类型、不同程度的缺氧后异常，以及与预后的关系。
- 癫痫样型式或癫痫持续状态究竟如何定义，许多研究缺乏一致性。
- 过去的分类方案将 EEG 的背景变化称为一过性"波动（fluctuation）"和"转化（transitions）"，前者持续短暂，而后者指更久、更持续的 EEG 背景变化[1]。
- 本章不使用这些术语；相反，本章会讨论美国临床神经生理学会（ACNS）制订的《标准化重症 EEG 术语》（另见第 16 章）[2]（译者注：2021 版《标准化重症 EEG 术语》有所调整）。

Ⅱ.　基础知识

A.　低电压
- 不同程度的低电压背景型式：
  - 抑制（持续或一过性＜ 10 μV）；
  - 衰减（一段时期内波幅＞ 10 μV，但低于优势背景波幅的 50%）；
  - 低电压活动（持续或一过性＜ 20 μV）。
- 这些型式在 TH 期间最常见，但也可能持续到复温和正常体温阶段。
- 等电位 EEG（又称无脑电活动）定义为不存在波幅超过 2 μV 脑电活动的 EEG，记录参数如下：
  - 记录电极对称放置、间隔 10 cm 以上；
  - 阻抗 100 ～ 10 000 Ω；
  - 正常体温；
  - 不合并代谢异常或中毒（包含使用镇静药物）。

B.　暴发–衰减 / 抑制［伴或不伴相同暴发（identical burst）］
- 不伴相同暴发的暴发–抑制 / 衰减（图 24.1）
  - 该型式定义为抑制或衰减的背景活动占记录总长的 50% 以上，与异质性暴发交替出现。
  - 如在 TH 期间观察到该型式，判读时务必小心，因为镇静、麻醉剂等药物可对 EEG 产生干扰。
  - 临床实践中，TH 方案大多用到小剂量丙泊酚，此药常引起前头部出现 α 活动，而不大会产生暴发–抑制[3]。
- 伴相同暴发的暴发–抑制（图 24.2 A 和 B）
  - 伴相同暴发的暴发–抑制是一种特别的型式，已见于文献报道[4]。
  - 暴发在每次发放的前 500 ms，看上去形态相同。
  - 其特征是暴发和抑制之间切换得更突然，在未予镇静的情况下更易出现。
  - 该型式与弥漫性脑缺血相关，并且预后不良（见第 11 章）。

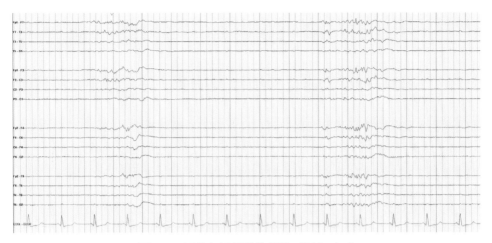

图 24.1 不伴相同暴发的暴发-抑制 / 衰减

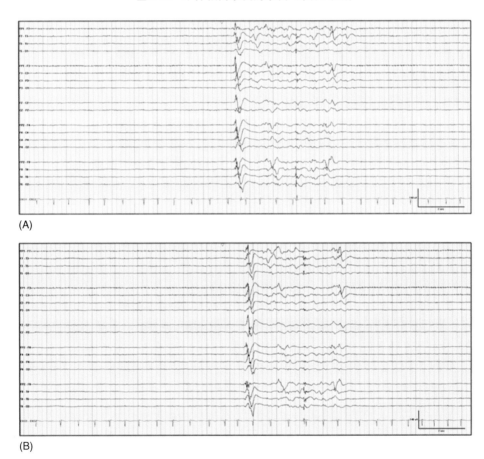

图 24.2 伴相同暴发的暴发-抑制。（A）和（B）为两段连续的 EEG，每页 20 s，显示伴相同暴发的暴发-抑制

C. 潜在癫痫样型式

- 缺氧后的任何阶段都可能出现全面性潜在癫痫样型式，包括：
  - 伴或不伴三相形态的全面周期性放电（GPD）（图 24.3）。
  - 全面节律性 δ 活动叠加尖波活动（generalized rhythmic delta activity with intermixed sharp activity，GRDA ＋ S）。

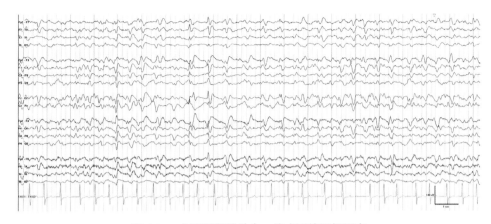

图 24.3 全面周期性放电，伴或不伴三相形态

- ○ 全面性棘慢波（generalized spike-and-wave，GSW）活动。
- 上述型式的频率通常在 0.5 ～ 2 Hz 之间。

这些型式对预后的影响可能有所不同，这取决于它们依存的背景是连续、不连续，还是抑制 / 衰减。

- 缺氧后也可看到双侧独立性周期性放电（BIPD），两侧半球放电不同步，本质上是缺氧性损伤过于弥漫（图 S-24.1）。
- 偏侧周期性放电（LPD）相对不常见；缺氧后脑病（postanoxic encephalopathy，PAE）普遍出现弥漫性脑功能障碍，相比之下，LPD 通常与更为局限的过程有关。
- 刺激诱发的节律性、周期性或发作性放电（SIRPID）常见于危重症患者，在接受连续监测的患者中，可能有 12% ～ 22% 会出现这种放电。
  - ○ 缺氧后脑病的 TH 和正常体温期间，SIRPID 均可出现。
  - ○ 低温期间出现 SIRPID 与预后不良相关，但若在复温后出现，预后相对要好[5]。

D. 癫痫发作与癫痫持续状态
- 非惊厥性癫痫持续状态（NCSE）已有标准化的 EEG 诊断标准[6]：
  - ○ 频率大于 2.5 Hz 的癫痫样放电。
  - ○ 对于 2.5 Hz 及以下的放电，存在以下任何一种情况，也可诊断 NCSE：
    - 明确的时空演变（图 S-24.2 A ～ C）；
    - 临床观察到与该型式相关的微小发作；
    - 静脉注射抗癫痫药物后，患者的 EEG 和临床状态均改善。
- 然而，同一套 NCSE 标准能否用于 PAE 患者，仍存争议。
- 许多研究小组已经把之前提到的型式（GPD、GSW）判为癫痫持续状态，哪怕并不符合上述 NCSE 诊断标准。
- 见于 PAE 的这些 EEG 型式，本质究竟是大脑底物短暂兴奋、最后仍能恢复的过程，还是大脑不可逆性损伤的附带现象，目前尚不清楚。弄清楚这一区别，将对治疗和预后产生重要影响。
- 近期有证据表明，缺氧性损伤患者出现频率低至 0.8 Hz、无演变的 GPD，反映的是有临床意义的 NCSE，因此有必要给予更积极的抗癫痫治疗[7]。

E. 缺氧后多灶性肌阵挛

- 过去，肌阵挛性癫痫持续状态的定义是以临床表现为基础，特点是对刺激敏感的反复、快速、短暂的肌肉抽搐，身体两侧的肌肉都会受累，当然也可能累及面部[8-9]。
- "肌阵挛性癫痫持续状态"这一术语已过时，如今推荐使用"缺氧后早期多灶性肌阵挛（early postanoxic multifocal myoclonus，PAMM）"，因为这种情况与肌阵挛性癫痫、癫痫持续状态都没有关系。
- 目前的定义认为，反复的肌阵挛活动应在缺氧性脑损伤后 24 h 内发生。
  - EEG 可能出现癫痫样放电，如全面性棘波、全面性棘慢波（GSW）/ 多棘慢波放电以及 GPD。如果肌阵挛与 EEG 改变锁时，则称为皮质性肌阵挛（图 24.4）。
  - 在某些情况下，肌阵挛起源于皮质下，不伴 EEG 变化（图 S-24.3）。
- 最近的研究表明，PAMM 可以产生不同的 EEG 型式，预后意义可能不同[10]：
  - 暴发抑制（burst suppression，BS），伴与肌阵挛锁时的高波幅多棘波。
  - 背景连续，伴与肌阵挛锁时的窄棘慢波放电。
  - 没有与肌阵挛相关的癫痫样放电。
- 不要把 PAMM 误诊为 Lance-Adams 综合征，该综合征的肌阵挛活动出现于缺氧缓解之后，与癫痫样放电无关，与良好预后有关。

F. α、θ、纺锤昏迷

- 持续的 α、θ 或纺锤形态的活动，并且缺乏变异度或反应性，分别称为 α 昏迷、θ 昏迷、纺锤昏迷。
- 上述任何一种 EEG 型式在复温或正常体温期间都可出现，并且非 PAE 所特有。
- 上述 EEG 型式的预后不尽相同，取决于是否连续、有无反应性。
- 缺氧性损伤患者中，θ 和纺锤昏迷的预后虽然总体上比 α 昏迷好，但据此估计预后并不可靠[11]。而且这些型式的预后意义在后 TH 时代还未获仔细评估。

G. 慢波与接近正常的 EEG 型式

- 在复温和正常体温期间，能观察到背景活动从抑制、衰减、BS，到不连续、近连续、

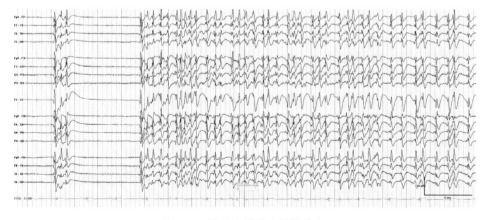

图 24.4 肌阵挛性癫痫持续状态

连续的转变。

- 连续性 EEG 型式有许多种，包括额区间断节律性 δ 活动（FIRDA）、GRDA 和全面性多形态 θ/δ 活动。
- 随着镇静药物减停、患者从昏迷状态苏醒，如果损伤可逆，那么预计可以观察到前-后梯度、后头部优势节律恢复。

H.　EEG 反应性

- EEG 反应性定义为施加外界刺激后，EEG 背景节律的任何频率或波幅变化。
- 检查 EEG 反应性的方式很多，包括被动睁/闭眼、听觉刺激、鼻挠痒，给予甲床、斜方肌、眶上神经深度疼痛刺激，或近年描述的同时压迫双侧乳头（图 S-24.4）[12]。
- 施加刺激后，EEG 可出现波幅减低（图 24.5 A）、波幅增高或频率增快（图 24.5 B）等不同改变。
- 目视判断反应性是主观的，所以容易出错。近年有项研究调查了反应性检测，研究资料来自 59 例昏迷患者的 EEG 片段，发现判读者间一致性至多也仅为中等（66%；相应的 Gwet's AC1 为 53%）。这项研究还测试了几种能改善主观变异度的自动定量

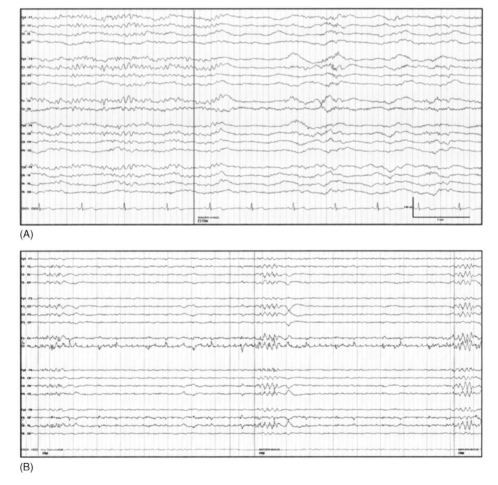

(A)

(B)

图 24.5　**反应性举例。**（**A**）低温治疗期间拍手，引起电压衰减。出院时大脑功能表现分级（cerebral performance category，CPC）1 级。（**B**）波幅增高、形态改变

EEG 测量方法。在测试的 13 种方法中，评估四个频带（δ、θ、α、β）频谱时间对称性的二分类法最为准确（AUC 中位数：0.95），并与专家们的个人意见基本一致（Gwet's AC1：65% ～ 70%），至少和专家间一致性相当（AC1：55%）[13]。

I.　ICU 环境中的伪差

- 重症监护环境下做 EEG 可能会混有环境伪差。
- 为评估低波幅的脑电记录，通常会把灵敏度设得较高，这会放大伪差。
- 伪差可能来自：
  ○ 心肺复苏（cardiopulmonary resuscitation，CPR）时有节奏的胸外按压；
  ○ EKG 或脉搏；
  ○ 静脉输液器滴落的生理盐水等液滴；
  ○ 评价反应性时电极移动；
  ○ 寒战；
  ○ 肌源性或肌阵挛活动，如眼睑跳动；
  ○ 机械通气和血栓泵装置。
- 如果出现以下特征，应怀疑 EEG 改变是伪差：
  ○ 以规律的间隔出现；
  ○ 形态、频率、波幅都没有变化；
  ○ 缺乏合理的神经生理学电场。
- 缺氧后脑病患者连续监测视频脑电图，对于识别伪差来源十分有用。

Ⅲ.　仍需思考、有待解决的问题

A.　EEG 在实践中需要标准化

- EEG 监测方面，最佳的导联组合是什么、记录时长是多久？
- 如何提高 EEG 反应性测试的可靠性？

B.　PAE 各种 EEG 改变的临床意义如何，需要进一步研究明确

- 积极治疗癫痫持续状态和癫痫发作能否改善预后？
  ○ 一项正在欧洲进行的随机试验［心肺复苏后癫痫电发作持续状态的治疗（Treatment of ELectroencephalographic STatus Epilepticus After Cardiopulmonary Resuscitation，TELSTAR）］也许能带来进一步见解。
- PAE 是动态、或许可逆的过程吗？ PAE 是否存在早期脑损伤？这些过程的 EEG 标志是什么？
- 药物对缺氧性脑病的 EEG 监测有何影响，尤其是接受 TH 的患者？

补充图片

下列图片请扫描二维码观看：

图 S-24.1　治疗性低温后的复温期间，出现的多灶性周期性放电
图 S-24.2　GPD 演变为癫痫发作。GPD，全面周期性放电

图 S-24.3　心搏骤停后出现的眼睑肌阵挛
图 S-24.4　EEG 无反应

参考文献

1. Kaplan PW. Electrophysiological prognostication and brain injury from cardiac arrest. *Semin Neurol*. 2006;26(4):403–412.
2. Hirsch LJ, LaRoche SM, Gaspard N, et al. American Clinical Neurophysiology Society's standardized critical care EEG terminology: 2012 version. *J Clin Neurophysiol*. 2013;30(1):1–27.
3. Hindriks R, van Putten MJAM. Meanfield modeling of propofol-induced changes in spontaneous EEG rhythms. *NeuroImage*. 2012;60(4):2323–2334.
4. Hofmeijer J, Tjepkema-Cloostermans MC, van Putten MJ. Burst-suppression with identical bursts: a distinct EEG pattern with poor outcome in postanoxic coma. *Clin Neurophysiol*. 2014;125(5):947–954.
5. Alvarez V, Oddo M, Rossetti AO. Stimulus-induced rhythmic, periodic or ictal discharges (SIRPIDs) in comatose survivors of cardiac arrest: characteristics and prognostic value. *Clin Neurophysiol*. 2013;124(1), 204–208.
6. Beniczky S, Hirsch LJ, Kaplan PW, et al. Unified EEG terminology and criteria for nonconvulsive status epilepticus. *Epilepsia*. 2013;54(Suppl 6):28–29.
7. Koutroumanidis M, Sakellariou D. Low frequency nonevolving generalized periodic epileptiform discharges and the borderland of hypoxic nonconvulsive status epilepticus in comatose patients after cardiac arrest. *Epilep Behav*. 2015;49:255–262.
8. Wijdicks EF, Parisi JE, Sharbrough FW. Prognostic value of myoclonus status in comatose survivors of cardiac arrest. *Ann Neurol*. 1994;35(2):239–243.
9. Young GB, Gilbert JJ, Zochodne DW. The significance of myoclonic status epilepticus in postanoxic coma. *Neurology*. 1990;40(12):1843–1848.
10. Elmer J, Rittenberger JC, Faro J, et al. Clinically distinct electroencephalographic phenotypes of early myoclonus after cardiac arrest. *Ann Neurol*. 2016;175–184.
11. Young GB, Blume WT, Campbell VM, et al. Alpha, theta and alpha-theta coma: a clinical outcome study utilizing serial recordings. *Electroencephalogr Clin Neurophysiol*. 1994;91(2):93–99.
12. Tsetsou S, Novy J, Oddo M, Rossetti AO. EEG reactivity to pain in comatose patients: importance of the stimulus type. *Resuscitation*. 2015;97:34–37.
13. Hermans MC, Westover MB, van Putten MJ, et al. Quantification of EEG reactivity in comatose patients. *Clin Neurophysiol*. 2016;127(1):571–580.

第 25 章

伪差

（Sarah E. Schmitt）

（张哲　杨馨漩　译）

本章内容

- 理解、识别常见的生理性和非生理性伪差
- 掌握去除伪差的技巧，以更好地呈现、判读 EEG

关键点

- 伪差在 ICU 尤其常见，因为电气设备众多，并且患者常有自发活动，或者护理操作时被动活动。
- 伪差根据是患者身体来源还是周围环境来源，分为生理性和非生理性。
- 有时伪差难以和癫痫发作区分，可能会妨碍最佳治疗。
- 尽管有数字化去除肌电（electromyography，EMG）、眼动、心电、瞬目伪差的技术，但去除 ICU 患者 EEG 记录的其他伪差，还需更好的方法。

I. 背景

A. 对伪差的理解

- EEG 的伪差是指电极记录到的非大脑来源的电位。
- 伪差带来两大问题：
  - 伪差可能与异常脑电活动（如癫痫发作、癫痫样放电）类似。
  - 伪差可能掩盖其背后的 EEG 活动。
- 伪差在 ICU 尤其常见。
  - 病房内可能有产生伪差的电气设备。
  - 患者经常在动。
  - EEG 监测过久可能使电极阻抗增大。
  - 病房里常常"人来人往"，探视者、医务人员频繁出入于一室之内。
- 可移动式设备会经常被各类人员挪动、操作。

- ICU 的患者 24 h 内平均被接触 100 次以上，EEG 记录因此很容易受到干扰[1]。
  - 理解、辨别伪差对于正确判读 EEG 十分重要。
  - 随着定量 EEG（QEEG）的广泛应用，识别常见伪差在 QEEG 上的表现，警惕把 QEEG 伪差误认为脑电活动，也很重要。

B.　伪差的两种基本类型
- 生理性伪差——患者身体产生，但非大脑来源。
- 非生理性伪差——来自外界环境。

Ⅱ.　基础知识

A.　生理性伪差
- 眼动伪差
  - 角膜相对于视网膜带正电荷，二者相差 50 ~ 100 μV[2]。
- 这类电位在额区 EEG 导联（如 Fp1、Fp2、F7、F8、F3、F4）最明显。
- 眼球朝向电极转动，产生高波幅正向电位（EEG 向下偏转）。
  - 瞬目伪差：眨眼时，带正电的角膜向上移动（朝向额区电极，尤其是 Fp1/Fp2），EEG 表现为对称的向下偏转。
  - 眼球扑动（eye flutter）伪差：重复眨眼产生的对称性、节律性、额区为著的 δ 波。
  - 外直肌棘波：眼球水平转动时，外直肌活动引起的 < 50 ms 的短暂棘波；F7/F8 最明显。
- 要想解决眼动 / 瞬目伪差：
  - 在外眦（左上外眦、右下外眦）放置电极，以区分眼动。
  - 如果消除瞬目 / 眼球扑动伪差对于鉴别癫痫发作和伪差很重要，可以考虑把眼睛用胶条粘上，或被动闭眼。
- EKG 伪差
  - 由心脏去极化产生的电偶极子所致；耳电极（A1、A2）最明显，旁矢状区 / 中线区电极也可看到。
  - 颈部粗短的患者更明显。
  - 可随呼吸变化。
  - 因为安装起搏器和心律失常的患者在 ICU 中很多，分辨 EKG 伪差有时不那么容易。
- 异位 QRS 波（如室性期前收缩）可能在颞区电极更明显，旁矢状区反而不太明显。
- 起搏器会产生位于 QRS 波之前、幅度可变的棘波，有时也许会与癫痫样活动混淆。
  - 任何重复性的 EEG 异常都应与 EKG 比较，以确定其是否为伪差。
- 脉搏伪差
  - 当电极置于搏动的动脉或组织上时可以出现。
  - QRS 波之后 200 ~ 300 ms 出现的节律性慢波伪差（图 25.1）。
  - 把电极从搏动的动脉或组织上移开，可消除或减少此伪差。
  - 脉搏伪差在 QEEG 上可被误认作弥漫性或局灶性慢波。
- 心搏伪差
  - 由身体细微振动和收缩期脉搏波共同引起。

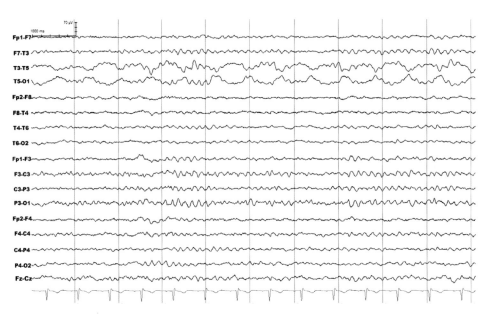

图 25.1   脉搏伪差。T5 电极可见节律性慢波振荡伪差，这是因为电极靠近搏动的动脉所致。慢波振荡与 EKG 上的 QRS 波群锁时

- ○ 产生低波幅、节律性 δ 活动。
- ○ 形态上类似脉搏伪差，但通常更广泛。
- ○ 心搏伪差在 QEEG 上可被误认作弥漫性慢波或半球性慢波，尤其是不对称之时（头朝一侧摆放，便会让伪差在该侧看上去更明显；见图 S-25.1）。
- ● 肌电（EMG）伪差
  - ○ 肌肉活动时出现，面部、下颌、头皮和颈部的肌肉多见（特别是颞肌和额肌）。
  - ○ 通常表现为快活动棘波伪差，可能会与 β 活动混淆（尤其是设置高频滤波时）（图 S-25.9）。
  - ○ 嚼咬气管插管时可以看到节律性 EMG 伪差。
- ● 如果 EMG 伪差过多、不能消除，对于气管插管的昏迷患者，可以考虑给予神经肌肉阻断剂（如维库溴铵），使神经肌肉短暂瘫痪。
- ● 运动伪差
  - ○ 自主和不自主运动可产生各种各样的伪差。
  - ○ 节律性运动可能会产生节律性 EEG 伪差，类似癫痫样放电或局灶性癫痫发作活动（图 S-25.2）。节律性运动伪差常见于：
    - ■ 震颤
    - ■ 阵挛
    - ■ 肌阵挛
  - ○ 然而，癫痫临床发作所产生的运动，可以使脑电图上发作的对侧半球出现节律性运动伪差。此外，局灶运动性癫痫发作有时可能只有节律性运动伪差作为证据，对侧半球几乎没有相应的 EEG 变化。
  - ○ 拍打伪差：通常为 1.5 ～ 3 Hz 后头部为著的半节律性 δ 活动，见于看护者轻拍婴儿或新生儿的背部（图 S-25.3）。

- ○ 按摩胸骨伪差：医生或护士为了评估意识而按摩患者胸骨，所产生的重复、弥漫、高波幅、节律或半节律性伪差。
  - ○ 心肺复苏（CPR）伪差：由 CPR 引起的节律性、1～2 Hz 的高波幅伪差，波形与胸部按压锁时（图 25.2）。CPR 伪差在 QEEG 上可能会被误认为全面性癫痫发作活动（图 S-25.4）。
- 舌动伪差：舌动所产生的伪差，由舌尖相对于舌根的负极性引起。
  - ○ 可见于单侧或双侧，呈正向或负向。
  - ○ 表现为额区为著的慢波暴发，Fp1/Fp2 最明显。
  - ○ 对于清醒的患者，可以嘱其重复念一个单词或短语让舌头运动（例如 "la-la-la"），来重现此伪差。
  - ○ 也可以在颏下的肌肉放置电极，观察有无相同的波形。
- 出汗伪差
  - ○ 在 ICU，最常见于发热患者。
  - ○ 呈慢 δ 活动（通常小于 1 Hz）。
  - ○ 可通过低频滤波减少此伪差。
  - ○ 安放电极之前使头皮干燥，或降低患者体温（如吹风扇、用降温毯），也可以减少此伪差。

B. 非生理性伪差

- 交流电 [60 Hz（译者注：中国为 50 Hz）] 伪差
  - ○ 由 50 或 60 Hz（取决于地域）交流电所致。
  - ○ 在 ICU 通常由靠近患者的电气设备引起：
    - ■ 电动病床；
    - ■ 呼吸机；

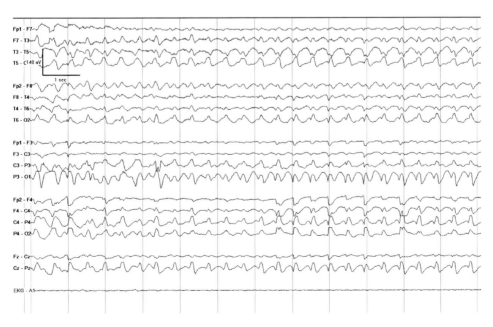

图 25.2　**CPR 伪差。**波形与胸部按压锁时

- ■ 静脉输液泵；
- ■ 透析机；
- ■ 体外膜肺氧合（ECMO）设备；
- ■ 线路绝缘监视仪。
  - ○ 造成 60 Hz 正弦波伪差。
  - ○ 阻抗高的电极最明显。
  - ○ 可通过重新安放高阻抗的电极、把产生干扰的电气设备移开或断电（假如可以），或应用陷波滤波，来减少此伪差。
- ● 电极伪差
  - ○ 通常因为电极阻抗太高导致（电线损坏、电极移位也可能产生相似的伪差）。
  - ○ 表现为波幅、形态多变的尖波或慢波活动。
  - ○ "电极弹跳（electrode pop）"是指由电极阻抗突然改变引起的 EEG 尖波样改变。
  - ○ 电极伪差通常局限于一个电极。
  - ○ 修理或更换电极即可解决问题。
- ● 仪器伪差
  - ○ 电容性伪差：通常由移动输入电缆所致。
  - ○ 静电伪差：由静电释放引起。
- ● 环境伪差
  - ○ 呼吸机伪差
    - ■ 形态、波幅、极性差异很大。
    - ■ 既可以是单一波，也可以是复合波。
    - ■ 使用单独的通道监测呼吸频率，有助于识别此伪差。
- ● 此外，偶发的 α、θ 或 β 频率伪差（额区电极最明显）可能由呼吸机管路中带电荷的水分子随吸气和呼气而运动所引起（图 25.3 和图 S-25.5）；吸痰后这种伪差通常消失。
  - ○ 叩背床伪差
    - ■ 5～6 Hz 节律性活动，见于使用机械叩背床的患者，多个电极都可观察到

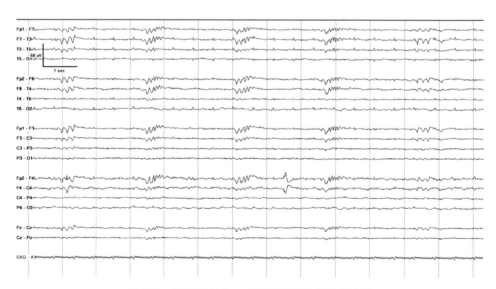

图 25.3　呼吸机伪差，由呼吸机管路中的水引起

（图 25.4）；有些设备可能会在叩击结束时产生短暂的 12 ～ 13 Hz 暴发活动。

- QEEG 上的叩背床伪差，是在设定频率范围内，单一形态、无演变特征的改变，突发突止（图 S-25.1 和图 S-25.6），可能会误认为背景突然变化。
  - 无线电射频伪差：高频、受位置影响的伪差，与包括手机在内的无线电设备活动有关（图 S-25.7）。
  - 连续肾替代治疗（continuous renal replacement therapy，CRRT）伪差：CRRT 设备内的电机旋转所产生的节律性 5 ～ 12 Hz 活动，多个电极均可出现；呈尖波或锯齿样波形。
  - 体外膜肺氧合（ECMO）伪差：ECMO 可产生 1 ～ 3 Hz 节律性方波伪差；使机器远离患者头部，可以减小此伪差。
  - 左心室辅助设备（left ventricular assist device，LVAD）伪差：LVAD 产生夸张的投影心搏伪差，表现为收缩期出现的高波幅 δ 波（图 S-25.8）。

III. 仍需思考、有待解决的问题

A. 伪差与 EEG 误判

- 容易被误判为发作期或癫痫样活动的频率仍不清楚。
- 开发数字化癫痫发作检测方法，以及利用 QEEG 技术快速读图的主要障碍之一，便是伪差。

B. 伪差去除

- 不少软件包都试过数字化去除某种类型的伪差[3]。
  - 现在已经开发出了去除 EMG、眼动、心脏和瞬目伪差的数字化技术，但是这些技术并未普及[4]。

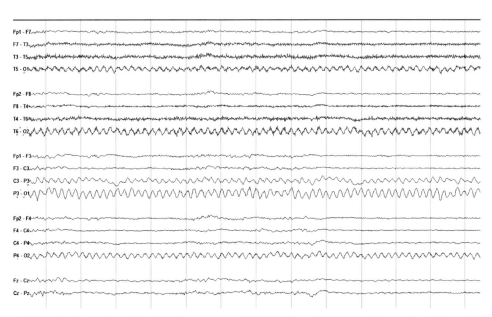

图 25.4 叩背床伪差。 机械叩背装置产生 5 ～ 6 Hz 节律性伪差，多个电极均能记录到，但多以后头部电极为著

○ 目前还没有消除其余大部分伪差的可靠技术，包括运动、电极、环境和设备伪差。

- 现在临床常规还不必去除伪差，但随着伪差去除技术的改进并确认有效，将来也许会用得越来越多。

补充图片

下列图片请扫描二维码观看：

图 S-25.1　投影心搏伪差、叩背床伪差、EKG 伪差

图 S-25.2　肌阵挛伪差

图 S-25.3　拍打伪差

图 S-25.4　QEEG 上的 CPR 伪差

图 S-25.5　QEEG 的呼吸机伪差

图 S-25.6　叩背床伪差

图 S-25.7　使用手机引起的射频伪差

图 S-25.8　LVAD 引起的伪差

图 S-25.9　间断肌源性伪差，在 QEEG 趋势图上类似癫痫发作

参考文献

1. Meriläinen M, Kyngäs H, Ala-Kokko T. 24-hour intensive care: an observational study of an environment and events. *Intensive Crit Care Nurs*. 2010;26(5):246–253.
2. Blum DE. Computer-based electroencephalography: technical basics, basis for new applications, and potential pitfalls. *Electroencephal Clin Neurophys*. 1997;106:118–126.
3. Ille N, Berg P, Scherg M. Artifact correction of the ongoing EEG using spatial filters based on artifact and brain signal topographies. *J Clin Neurophysiol*. 2002;19(2):113–124.
4. Shackman AJ, McMenamin BW, Slagter HA, et al. Electromyogenic artifacts and electroencephalographic inferences. *Brain Topogr*. 2009;22:7–12.

延伸阅读

Lesser RP, Luders H, Dinner DS, et al. An introduction to the basic concepts of polarity and localization. *J Clin Neurophysiol*. 1985;2:45–61.

第 26 章

EEG 判读者间一致性

（Jonathan J. Halford）

（张哲　郑丽娜　译）

本章内容

- 衡量判读者间一致性（interrater agreement，IRA）的方法
- 评价危重症患者常见 EEG 型式的 IRA 的研究
- 影响 IRA 的因素

关键点

- 危重症患者 EEG 异常的类型不同，研究设计的细节不同，判读者间一致性（IRA）也随之不同。
- 研究表明，癫痫发作和全面周期性放电（GPD）的 IRA 为"良好"，而短暂癫痫样活动和偏侧周期性放电的 IRA 由"一般"到"良好"不等。
- 区分 GPD 是否合并三相形态的 IRA 为低至中等。不过，因为无论 GPD 的形态如何，它本就与癫痫发作以及中毒−代谢性脑病相关，所以"三相波"一词可能承载不了更多的临床意义。
- 诸如非惊厥性癫痫持续状态、局部性慢波等 EEG 改变的 IRA 如何，需要进一步的研究来确定。
- 为提高 IRA、使 EEG 判读更加精准，需要开展教育项目。

I. 背景

- EEG 的判读是主观的，不同的 EEG 判读者之间，对于有还是没有异常，意见也不总是一致。
- EEG 判读可能会受到判读者的训练水平、培训地点、性格的影响。
- 研究判读者间一致性（IRA）对于量化 EEG 误读率，明确哪类 EEG 事件的读图分歧最大，十分重要。

A. 一致性评价类型

- IRA 指对于同一组诊断性试验的特征，2 个或 2 个以上的判读者所作独立评估之间的一致程度。
- 判读者内一致性（intrarater agreement）指对于同一组诊断性试验，同一判读者重复读图的一致程度。
- 边际同质性（marginal homogeneity）是指一个判读者所作分级的比例与另一个判读者是否相等。例如，如果 EEG 某特征分为 1 ～ 5 级，如果一些判读者很多判成 1 和 2 级，而另一些很多判为 4 和 5 级，意味着对全体判读者而言，边际同质性很低。

B. IRA 统计学检验

- 阳性一致性百分比（positive percent agreement，PPA）是衡量一致性的简单指标，指两个人判读一组诊断性试验的一致性的百分比。如果研究中的判读者多于 2 个，则可以报告所有判读者两两之间 PPA 的平均值。
- Cohen's kappa 值是衡量两个判读者之间 IRA 的传统统计学检验，考虑到了机遇一致性。该参数的数值介于 0 和 1 之间，不同文献对该数值意义的解读也不同。一种人为划定的常用解读[1]为：
    - 一致性微弱（slight）：小于 0.20；
    - 一致性一般（fair）：0.21 ～ 0.40；
    - 一致性中等（moderate）：0.41 ～ 0.60；
    - 一致性良好（substantial）：0.61 ～ 0.80；
    - 一致性极佳（almost perfect）：0.81 ～ 1.00。
- Fleiss' kappa 值是 Cohen's kappa 值的延伸，适用于 2 个以上的判读者。Cohen's kappa 和 Fleiss' kappa 值用得越来越少，因为当边际同质性较低的时候，这 2 个参数偏低，不准确。
- Gwet's 一致性系数（AC1 和 AC2）检验是衡量 IRA 的新方法，对 2 个和 2 个以上的判读者都适用。如果边际同质性较低，此检验比 Cohen's kappa 和 Fleiss' kappa 值都要好[2-3]。

Ⅱ. 基础知识

A. 不同 EEG 类型的 IRA

1. 癫痫发作

- 误判为癫痫发作，可能导致不当使用抗癫痫药物，包括麻醉剂，如此风险便会显著增加，因为研究表明，即使准确判定癫痫发作，过度积极的治疗也会增加致残、致死率[4]。
- 研究表明，识别癫痫发作的 IRA 为中等到良好。因为 EEG 判读者的主要任务之一是识别癫痫电发作，所以这一结果令人满意。
- ICU 的癫痫发作
    - 在最大的 ICU EEG 癫痫发作识别的 IRA 研究中，8 位经委员会认证的 EEG 专家从 30 段长 1 h 的 EEG 片段里，独立辨认癫痫发作，IRA 为"中等"到"良好"（kappa = 0.58）[5]。

- ○ 早先有项研究要求判读者在长 10 s 的屏幕截图中标记发作，也表明其 IRA 为"中等"（kappa = 0.5）[6]。
- ○ 另一项研究让 5 位经验丰富的 EEG 读图人员判读 50 例成人 ICU 患者 74 天的 EEG，标记 5769 处明确、6263 处可疑的发作，从中研究诊断的准确性、测量 IRA[7]。
  - ■ 平均而言，参考判读者所标记的发作，有 70% 与测试判读者标记的发作重叠［任何重叠敏感度（any-overlap sensitivity，AO-Sn）］。
  - ■ 判读者配对之间的发作持续时间一致性［重叠积分敏感度（overlap-integral sensitivity，OI-Sn）］为 62%，而非发作持续时间一致性［重叠积分特异度（overlap-integral specificity，OI-Sp）］为 99%。
  - ■ 测试判读者的假阳性率（false-positive rate，FPR）为 0.0854/h。
  - ■ 若将发作分为明确和可疑两种类型，可提高特异度和 FPR（对于明确的类型），仅使可疑型的敏感度减低。
  - ■ 对于癫痫持续状态患者，各类标记的敏感度都很高。
- ○ 另一项针对 ICU 患者的研究显示，识别癫痫发作的 IRA 非常高（kappa = 0.88），不过全部 EEG 记录只由两位神经生理医生判读[8]。
- ○ 最后，Gaspard 等[9] 调查了美国临床神经生理学会（ACNS）2012 年版《标准化重症 EEG 术语》[10] 的 IRA。
  - ■ 49 位判读者学习了一套培训幻灯片，之后独立完成网上测试，其中包含 37 例 EEG 病例，每个病例各有 11 道相同的问题（共 407 道题）。
  - ■ 识别癫痫发作的 kappa 值"极佳"（90% ~ 100%）。
  - ■ 其他标准化术语的 IRA 评估结果见下节。
- ● 癫痫监测单元（epilepsy monitoring unit，EMU）的癫痫发作
  - ○ 一项从 EMU 的 EEG 记录中识别癫痫发作的 IRA 研究中，3 位癫痫专家判读了 55 例受试者的 2 h EEG 片段，其中包含 146 次发作，配对 Cohen's kappa IRA 平均值为 0.68，提示一致性良好[11]。

2. 偏侧周期性放电（LPD）

- ● 发现 LPD 对于识别癫痫发作高风险的患者很重要[12]。如果常规 EEG 出现 LPD，一般就需要启动连续 EEG 监测。
- ● 由于 LPD 本身通常无须予抗癫痫药物积极治疗，因此误诊 LPD 不太会对患者造成严重伤害。这未尝不是好事，因为证据表明，检出 LPD 的 IRA 可能低于癫痫发作。
- ● 两项研究评估了检测 LPD 的 IRA，只使用 10 s 长的 EEG 记录截图。
  - ○ IRA 介于"良好"和"高"之间。然而，须注意用短时间的 EEG 截图比判读整个 EEG 记录要容易得多[13-14]。
- ● 两项研究使用常见的至少 30 min 的 EEG 记录，来评价 LPD 的 IRA，此时一致性结果仅为"一般"到"中等"[5,15]。在一项研究中，记录中存在周期性放电（PD）的平均 PPA 约为 50%[5]。
- ● 除了癫痫发作的识别，上文提到的 2012 版《标准化重症 EEG 术语》研究还评估了其他几种标准化术语的 IRA[9]。

- ○ 对于所调查的大多数术语，包括主干词 1（脑电型式的位置，包含全面性和偏侧性）和主干词 2（脑电型式的类型，包含 PD 和节律性 δ 活动），判读者间一致性为"良好"到"极佳"（kappa ＞ 0.6）。
- ○ 其他描述语如锐度、绝对波幅、频率和相位数也显示出"良好的一致性"，＋ F（叠加快活动）和＋ R（叠加节律性活动）亦然（分别为 66% 和 67%）。
- ○ 是否为三相形态为"中等"（58%），是否有演变为"一般"（21%），此二者一致性最差。

3. **全面周期性放电（GPD）/ 三相波**

- GPD 与非惊厥性发作、非惊厥性癫痫持续状态相关[16]。
- 过去把一类具有特定 EEG 特征的 GPD 类型称为"三相波（triphasic waves）"。
  - ○ 这些特征包括对称、前向后相位延迟、睡眠时衰减、刺激后出现。
  - ○ 传统上认为三相波与中毒或代谢性脑病有关。
- 2012 版 ACNS《标准化重症 EEG 术语》的 IRA 评估显示，三相形态的一致性仅为"中等"（58%）[9]。
- Foreman 等的一项研究中，标记 GPD 的 IRA 较高（AC2 = 0.81），但标记 GPD 伴三相形态的 IRA 较低（AC2 = 0.33）[17]。在这项研究中，中毒-代谢性脑病与存在 GPD 有关，但与存在三相形态无关。

4. **一过性癫痫样放电（epileptiform transients，ET）**

- ET 是短暂的 EEG 活动暴发，通常持续不到 1 s，既可以是局灶性的，也可以是全身性的。
- 检出 ET 很重要，因为如果出现 ET，则提示在首次发作后仍会有复发[18-19]，并且支持癫痫（epilepsy）的诊断[20]。
- 由于 ET 形态多样，且与正常背景活动和伪差（即来自肌肉、眼睛、心脏、电极的脑外电位）中的波形相似，检出 ET 远非易事[21]。
- 误诊 ET 可能对患者有害。
  - ○ 把良性正常的一过性 EEG 改变误认为 ET，可导致抗癫痫药物不当使用，给患者误诊为癫痫。
  - ○ 如果未能识别 ET，可能会得出该癫痫患者未患病的错误结论。
- 之前已有许多通过常规 EEG 记录辨认 ET 的 IRA 研究，但结论表明，IRA 仅为一般至中等[21-22]。
  - ○ 这可能是因为对于 EEG 中 ET 形态的描述，尽管有一些大致原则，例如形态锐利、波幅大于 50 μV、后面跟着一个慢波以及背景活动受到干扰，但总归没有精确定义。
- Gilbert 等在一项检出 ET 的 IRA 研究的综述中，发现约 1/3 的 EEG 诊断准确性差异是由于判定 EEG 为异常的阈值是个体化的[22]。
- 近期一项研究纳入了 19 位神经生理学专家的观点，来自 200 例不同患者的 200 段、时长 30 s 的 EEG 上标记了 ET 的位置[15]。
  - ○ 所有神经生理学专家的 IRA 仅为"一般"（AC2 = 0.34），这与早先的研究结果一致。但这些神经生理学专家之中，有相当一部分（不到 9 人）达到了"中等"到"良好"的 IRA（AC2 = 0.5 ～ 0.7），而其余专家的 IRA 较低。

- ○ 这提示也许某些神经生理学专家就是比其他人更擅长这项任务。
- ○ 与较高 IRA 相关的唯一因素便是获得了美国临床神经生理学委员会（American Board of Clinical Neurophysiology，ABCN）的委员会认证，表明此类判读者可能受过更高水平的训练。

B.　培训和委员会认证的效果

- 上文讨论过的研究发现，完成重症 EEG 监测研究协作组开发的 ICU EEG 教学模块、并通过认证测试的 EEG 判读者，比起未经培训认证的判读者，从 ICU EEG 记录中识别出癫痫发作的 IRA 要更高[5]。
- 上文讨论过的另一项研究表明，获得 ABCN 委员会认证的临床神经生理学专家，从常规 EEG 中识别 ET 的表现比未获认证的人更好[15]，提示增加培训有望提高检出 ET 的 IRA。
- 最近关于 ACNS《标准化重症 EEG 术语》的 IRA 研究也强调，判读者的经验水平参差不齐时，训练模块对于提升 IRA 大有益处[9]。

III.　仍需思考、有待解决的问题

- 有几类 EEG 异常尚未评价其 IRA，如局部性慢波、非惊厥性癫痫持续状态。将来对于各种 EEG 诊断发现，需要着重留意 EEG 波形的形态学确定。
- 需要创建面向神经科医师的讲授如何判读 EEG 的教学项目（很可能在网上），以提高准确性。

参考文献

1. Landis JR, Koch GG. The measurement of observer agreement for categorical data. *Biometrics*. 1977;33:159–174.
2. Shankar V, Bangdiwala SI. Observer agreement paradoxes in 2x2 tables: comparison of agreement measures. *BMC Med Res Methodol*. 2014;14:100.
3. Gwet KL. Computing inter-rater reliability and its variance in the presence of high agreement. *Br J Math Stat Psychol*. 2008;61:29–48.
4. Litt B, Wityk RJ, Hertz SH, et al. Nonconvulsive status epilepticus in the critically ill elderly. *Epilepsia*. 1998;39:1194–1202.
5. Halford JJ, Shiau D, Desrochers JA, et al. Inter-rater agreement on identification of electrographic seizures and periodic discharges in ICU EEG recordings. *Clin Neurophysiol*. 2015;126:1661–1669.
6. Ronner HE, Ponten SC, Stam CJ, et al. Inter-observer variability of the EEG diagnosis of seizures in comatose patients. *Seizure*. 2009;18:257–263.
7. Tu B, Young GB, Kokoszka A, et al. Diagnostic accuracy between readers for identifying electrographic seizures in critically ill adults. *Epilepsia Open*. 2017;2:67–75.
8. Kamel H, Betjemann JP, Navi BB, et al. Diagnostic yield of electroencephalography in the medical and surgical intensive care unit. *Neurocritical Care*. 2013;19:336–341.
9. Gaspard N, Hirsch LJ, LaRoche SM, et al. Interrater agreement for critical care EEG terminology. *Epilepsia*. 2014;55(9):1366–1373.
10. Hirsch LJ, LaRoche SM, Gaspard N, et al. American Clinical Neurophysiology Society's standardized critical care EEG terminology: 2012 version. *J Clin Neurophysiol*. 2013;30(1):1–27.
11. Kelly KM, Shiau DS, Kern RT, et al. Assessment of a scalp EEG-based automated seizure detection system. *Clin Neurophysiol*. 2010;121:1832–1843.
12. Baykan B, Kinay D, Gokyigit A, et al. Periodic lateralized epileptiform discharges: association with seizures. *Seizure*. 2000;9:402–406.
13. Gerber PA, Chapman KE, Chung SS, et al. Interobserver agreement in the interpretation of EEG patterns in critically ill adults. *J Clin Neurophysiol*. 2008;25:241–249.
14. Mani R, Arif H, Hirsch LJ, et al. Interrater reliability of ICU EEG research terminology. *J Clin*

Neurophysiol. 2012;29:203–212.

15. Halford JJ, Arain A, Kalamangalam GP, et al. Characteristics of EEG interpreters associated with higher interrater agreement. *J Clin Neurophysiol*. 2017 Mar;34(2):168–173.

16. Foreman B, Claassen J, Abou Khaled K, et al. Generalized periodic discharges in the critically ill: a case-control study of 200 patients. *Neurology*. 2012;79:1951–1960.

17. Foreman B, Mahulikar A, Tadi P, et al. Generalized periodic discharges and 'triphasic waves': a blinded evaluation of inter-rater agreement and clinical significance. *Clin Neurophysiol*. 2016;127:1073–1080.

18. van Donselaar CA, Schimsheimer R-J, Geerts AT, et al. Value of the electroencephalogram in adult patients with untreated idiopathic first seizures. *Arch Neurol*. 1992;49:231–237.

19. Seidel S, Pablik E, Aull-Watschinger S, et al. Incidental epileptiform discharges in patients of a tertiary centre. *Clin Neurophysiol*. 2016;127:102–107.

20. Fountain NB, Freeman JM. EEG is an essential clinical tool: pro and con. *Epilepsia*. 2006;47:23–25.

21. Halford JJ. Computerized epileptiform transient detection in scalp EEG: obstacles to progress and the example of computerized ECG interpretation. *Clin Neurophysiol*. 2009;120:1909–1915.

22. Gilbert DL, Sthuraman G, Kotagal U, et al. Meta-analysis of EEG test performance shows wide variation amoung studies. *Neurology*. 2002;60:564–570.

第 27 章

定量 EEG：基本原理

（Saurabh R. Sinha）

（李曼　译）

本章内容

- 定量 EEG（QEEG）的用途
- 常见的 QEEG 工具及其应用
- 频域分析
- 时间–频率分析
- QEEG 的潜在应用价值

关键点

- 即刻判读 ICU 的 EEG 记录对于向临床团队提供反馈很有价值，但这些记录中包含大量数据，判读起来很费劳力。
- 定量 EEG 是克服这一困难的潜在工具，因为它可以进行高效的事后分析，能即时检出临床事件如缺血或癫痫发作，也可以为非神经生理学专业人员提供简化的 EEG 概览。
- 包含定量 EEG 工具的商品化 EEG 软件越来越多，和其他 EEG 应用程序一样，这些工具为 ICU 的 EEG 监测分析提供了帮助。

I. 背景

A. 原始 EEG 的分析

- EEG 的常规评价是用肉眼对 EEG 数据一页一页读出来的。
  - 因此，若以每秒 5 页的速度判读每页 15 s 的 EEG 数据，过一份 24 h 的检查至少需要 20 min。
  - 如欲更深入地分析，则耗时更久。
  - 而且，如此细致的分析需要经过专业培训的神经生理学专家，并且通常都是事后、而非即时分析。
- 挑战在于：需即刻判读、反馈的长时程 EEG 记录。

B. 定量 EEG

- 定义为利用数学和分析技术，提取 EEG 信号的特征。
- 潜在的应用价值有：
  - ○ 描述背景活动特征。
  - ○ 出于诊断目的（癫痫发作、周期性和节律性型式、脑缺血），识别异常活动。
  - ○ 出于治疗目的（治疗癫痫持续状态时，评估对抗癫痫药物的反应），识别异常活动。
- 也可用来概括较长时间范围内 EEG 数据的趋势，探寻 EEG 的细微变化；因此，定量 EEG（QEEG）参数常称为"趋势图"。
- 研究已证实，QEEG 趋势图可以更高效地回顾 ICU EEG，检测癫痫发作的敏感度和特异度尽管有所下降，但仍不算低[1-2]。
- 让非神经生理学专业人员（如 ICU 护士、EEG 技术员）使用 QEEG 趋势图识别癫痫发作，仍有相当的敏感度和特异度[3]。
- QEEG 趋势图已广泛用于 ICU EEG，尤其是用来检测癫痫发作[4]。

Ⅱ.　基础知识

A. 可用的 QEEG 工具有许多种类

- 从发展历史来看，EEG 工具的可及性取决于技术进步，最早从能够分析 EEG 模拟信号的 EEG 硬件开始。
- 如今，几乎所有的 QEEG 分析都是通过软件算法处理数字化 EEG 信号。
- 表 27.1 列出了常用工具及其典型应用。

B. 常用的时域（非基于频率的）QEEG 工具

- 时域分析是指 EEG 信号波幅随时间的变化。
- 波幅整合 EEG（aEEG）
  - ○ 将原始 EEG 进行滤波、调整、平滑处理，然后显示在压缩的时间尺度上（图 27.1）。
  - ○ 对各节段平滑处理过的信号，将波幅的最大值和最小值（或者是范围内的一部分，

表 27.1　常用的 QEEG 算法及其应用				
	QEEG 算法	背景评价	识别癫痫发作	识别缺血
时域工具	波幅整合 EEG	✕	✕	
	包络趋势		✕	
	暴发-抑制指数	✕		
频域工具	频谱图	✕	✕	✕
	α-δ 比值	✕		✕
	α 变异度	✕		✕
	不对称指数	✕	✕	✕
	节律性频谱图		✕	

QEEG，定量 EEG

如第 25 ～ 75 百分位数）用一条垂直线连起来。

○ aEEG 广泛用于新生儿 EEG 分析[5]。

- 包络趋势分析
  - 首先将原始 EEG 滤波到特定频率范围内（如 2 ～ 6 Hz），再绘制出各节段（如 10 ～ 20 s）该频率范围内波形的中位波幅连线[6]。
- 暴发–抑制测量
  - QEEG 软件算法通常将 EEG 抑制定义为背景波幅小于 5 μV、持续 0.5 s 以上。
  - 传统上，原始 EEG 的分析关注抑制的持续时间，即暴发间期（interburst interval，IBI）。
  - 但是，大多数 QEEG 程序计算的都是暴发–抑制比（burst-suppression ratio，BSR）或抑制比（suppression ratio，SR），定义为 EEG 抑制的时长在各节段所占的百分比。

C. 频域分析：分析 EEG 信号中不同频率的构成

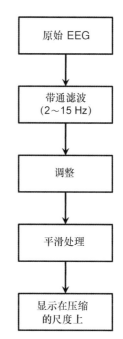

图 27.1 **波幅整合 EEG 的计算算法。** EEG 通常滤波至 2 ～ 15 Hz 范围内，调整（所有数都取正值）、平滑处理，然后在高度压缩的时间尺度上显示

- 滤波是 EEG 采集和处理的基本组成部分；然而，它也是一种 QEEG 工具。
  - EEG 信号可以通过模拟或数字滤波，以去除某些频率的影响。
  - 如此便可去除噪声：电子设备的 60 Hz 噪声、肌肉活动的高频伪差、出汗的低频伪差。
  - 滤波也可用于分析特定频带。
  - 例如，将 EEG 通过 8 ～ 13 Hz 的带通滤波，便可将其中 α 频率成分分离出来。
- 傅里叶频谱
  - 把 EEG 信号表示为不同频率正弦波的加权和。
  - 每个频率都有相应的波幅（构成该频率正弦波的波幅）和相位（该频率正弦波的起点）。
  - 波幅和频率的关系图即为傅里叶频谱（图 27.2）。
- 傅里叶频谱描述的是某一时间节段构成 EEG 的不同频率成分。
- 大多数 QEEG 分析都忽略了相位的信息，实际上相位可用于一些更复杂的分析类型。
- 傅里叶频谱分析
  - 功率
    - 功率定义为在某给定的频率范围内，傅里叶频谱波幅曲线下方的面积。
    - 例如，α 功率即为 8 ～ 13 Hz 的曲线下面积。
    - 功率可以表示为绝对功率（实际值）或相对功率（某给定频率范围内的功率与所有频率范围的总功率之比）。
  - 功率比
    - 功率比指两个独立频带的功率之比。
    - 例如，α：δ 比值（ADR）即是 α 频带（8 ～ 13 Hz）功率与 δ 频带（1 ～ 3 hz）功率的比值。

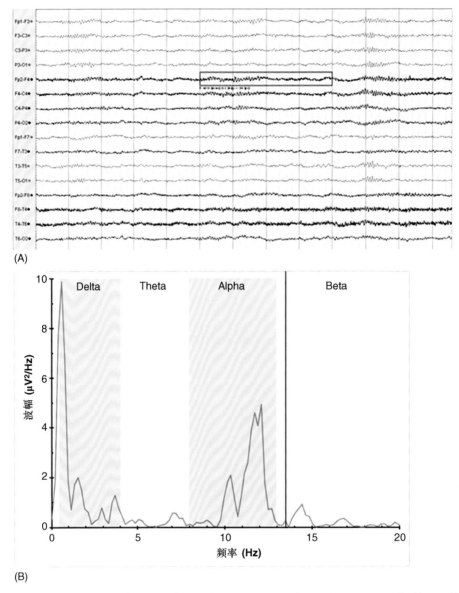

图 27.2　**EEG 的傅里叶频谱**。一例成年患者在 2 期睡眠的 EEG 示例（**A**）。Fp2-F4 通道时长 4 s 的 EEG（紫色方框）傅里叶频谱示例（**B**）。以波幅与频率（最大值 20 Hz）作图，显示 EEG 频带（δ、θ、α、β）。该频带的曲线下面积即为频带功率

- ■　ADR 是 ICU 中监测缺血的很有用的工具[7]。
- ○　频谱边缘频率（spectral edge frequency，SEF）
- ●　总功率的某百分比的成分都低于一个频率，该频率即为 SEF。
- ●　例如，总功率 95% 的成分的频率都低于 SEF95。
- ●　SEF 可用于监测脑缺血[8]或镇静水平[9]。
- ●　随着时间改变，EEG 的傅里叶频谱图也并非一成不变。
- ○　其中包括活动和行为状态带来的预料之中的变化（例如睡眠和觉醒），以及病理变化（例如癫痫发作或缺血）（图 27.3）。
- ○　α 变异度（EEG 的 α 功率随时间的变化）可用于在 ICU 中监测脑缺血（见第 29 章）。

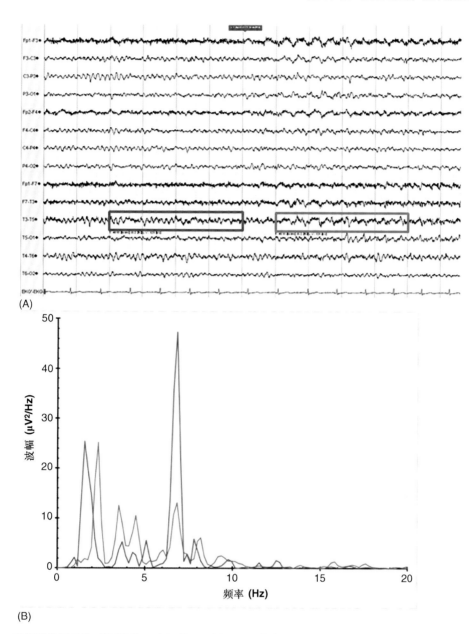

图 27.3　**局部性背景节律减慢的傅里叶频谱**。一例左颞叶癫痫的成人患者 EEG 示例（**A**）。见于 T3-T5 通道的局部性慢波出现之前（**A** 图红框、**B** 图红线）、出现期间（**A** 图蓝框、**B** 图蓝线）的 4 秒 EEG 节段的傅里叶频谱如图所示。基线优势脑电活动的频率为 6.8 Hz；局部性慢波出现期间，优势频率减慢至 2.3 Hz

D.　时频分析：不同频率占比如何随时间而变化

- 因为 EEG 信号并非一成不变（构成它的频率不是随时间恒定不变），其功率谱会随时间变化。
  - 时间–频率工具能描述这种变化。
- 压缩频谱阵列（compressed spectral array，CSA）和密度频谱阵列（density spectral array，DSA）用于呈现 EEG 功率谱随时间的变化。
  - 对于 CSA，每个时间点的功率谱以线形图呈现。如今各种 CSA 已用得不多。

○ DSA 将功率谱的波幅用不同颜色编码，并显示随时间的变化。

- 节律谱图是 Persyst 软件包专有的 QEEG 工具。
  ○ 它将某段时间内 DSA 波幅和节律性最高的频率成分突出显示。
  ○ 这有助于凸显与癫痫发作相关的节律性活动，尤其是如果最明显的频率看上去随时间而变化（频率的演变）。

E.　减少伪差

- ICU 中伪差来源很多，干扰 QEEG 判读（详见第 25 章）。常见伪差有：
  ○ 振动床叩背伪差：特点是边界清晰的高功率条带，突发突止，频率与病床振动一致。
  ○ 脉搏或心搏伪差：典型表现为节律性、无演变的低波幅 δ 频率，可能会误认作局部性慢波。
  ○ ICU 里众多设备产生的 55 Hz 或 60 Hz 电子伪差。
  ○ 寒战会导致高频运动和（或）肌源性伪差。
- 确有一些复杂的算法能减少或去除 EEG 的伪差。简单的滤波或者更为复杂的计算（如独立成分分析）都可以。
- 去除伪差的算法可以减少诸如瞬目、肌电、60 Hz 交流电等常见伪差。

F.　定量 EEG 工具可用于自动检出目标事件，如癫痫发作和缺血

- 该技术尤其令人瞩目，因为如果不能判读连续监测的原始 EEG，它可以作为另一种选择，满足对长程监测结果的快速反馈。
  ○ 检出癫痫发作是通过将某段 EEG 的形态学参数与之前或之后的节段做比较来实现的。
  ○ 由于发作期的脑电型式千差万别，因此难度远高于棘波检测。
  ○ 许多检测癫痫发作的算法根据多重参数，生成提示某段 EEG 内包含电发作的概率。
  ○ 大多数检测方法都无法归纳，而且错检率显著[10]。
- 对于一些特定目的，比如检测缺血、监测镇静深度、癫痫持续状态治疗期间监测药物诱导的暴发-抑制，可以直接去设定 QEEG 参数的阈值，向临床团队警示可能的临床事件。
- 迄今对于检测动脉瘤性蛛网膜下腔出血患者的迟发性脑缺血，有关自动报警的准确性研究为数不多，并且检测缺血的特异性很低。

Ⅲ.　仍需思考、有待解决的问题

- 尽管 QEEG 工具正广泛用于 ICU EEG 监测，但只有一些回顾性研究在探讨 QEEG 工具检测癫痫发作和其他异常的敏感性和特异性。这些工具在前瞻性、真实世界条件下表现如何，基本不清楚。
- 特定 QEEG 工具的参数优化、面向特定目的的多工具联用，有助于提高 QEEG 的表现和效用。
- 非神经生理学专业人员在床旁使用 QEEG 算法，自动检测癫痫发作及其他异常，效果如何，资料不多。然而，这类用途会让连续 EEG 对于监测、管理危重症患者更具操作性、更加有用。

参考文献

1. Moura LMVR, Shafi MM, Ng M, et al. Spectrogram screening of adult EEGs is sensitive and efficient. *Neurology.* 2014;83:56–64.
2. Haider HA, Esteller R, Hahn CD, et al. Sensitivity of quantitative EEG for seizure identification in the intensive care unit. *Neurology*. 2016;87:935–944.
3. Swisher CB, White CR, Mace BE, et al. Diagnostic accuracy of electrographic seizure detection by neurophysiologists and non-neurophysiologists in the adult ICU using a panel of quantitative EEG trends. *J Clin Neurophsyiol*. 2015;32:324–330.
4. Swisher CB, Sinha SR. Utilization of quantitative EEG trends for critical care continuous EEG monitoring. *J Clin Neurophysiol*. 2016;33:538–544.
5. Tao JD, Mathur AM. Using amplitude-integrated EEG in neonatal intensive care. *J Perinatol*. 2010;30:S73–S81.
6. Abend NS, Dlugos D, Herman S. Neonatal seizure detection using multichannel display of envelope trend. *Epilepsia*. 2008;49:349–352.
7. Claasen J, Hirsch LJ, Kreiter KT, et al. Quantitative continuous EEG for detecting delayed cerebral ischemia in patients with poor-grade subarachnoid hemorrhage. *Clin Neurophysiol*. 2004;115:2699–2710.
8. Diedler J, Sykora M, Bast T, et al. Quantitative EEG correlates of low cerebral perfusion in severe stroke. *Neurocrit Care*. 2009;11:210–216.
9. Roustan J-P, Valette S, Aubas P, et al. Can electroencephalographic analysis be used to determine sedation levels in critically ill patients. *Anesth Analg*. 2005;101:1141–1151.
10. Kuhlman L, Burkitt AN, Cook MJ, et al. Seizure detection using seizure probability estimation: comparison of features used to detect seizures. *Ann Biomed Engr*. 2009;37:2129–2145.

第 28 章

定量 EEG 检测癫痫发作

（Hiba Arif Haider，Suzette M. LaRoche）
（李曼　译）

本章内容

- 基于频率、节律、不对称性和波幅的常用定量 EEG（QEEG）趋势图的特点
- QEEG 趋势图检测癫痫发作的准确性
- 影响 QEEG 敏感性的 EEG 特征
- 自动检测癫痫发作算法的表现

关键点

- 判读 ICU EEG 费力费时。
- 定量 EEG（QEEG）利用数学和分析算法，以紧凑的图形呈现海量的 EEG 数据。
- QEEG 让脑电图人员更迅速地评估反复癫痫发作、癫痫持续状态的治疗效果，以及识别缓慢演变的 EEG 背景改变。
- QEEG 并不能代替原始 EEG 的判读。但是，用 QEEG 指导原始 EEG 判读可以节省大量时间，同时使敏感性和假阳性率保持在可接受的程度。
- 自动检测癫痫发作算法可以帮助 QEEG 趋势图的判读，但还需继续改进。

I. 背景

A. 连续 EEG 分析

- 判读连续 EEG（cEEG）耗时费力。肉眼以每秒 5 页的速度逐页判读一份 24 h cEEG，至少需要 20 min 才能浏览完。
- 这还不包括深入分析临床事件、评估是否有伪差、复习额外的临床资料以评价各种节律性和周期性型式以求判读恰如其分。所有这些 EEG 分析，均需要经特别训练的神经生理学人员的专业知识。
- 如果有多个患者同步记录 cEEG，实时读图和出报告可能在时间上来不及。因此，目前 cEEG 读图和判读大多都是事后进行的——由神经生理学人员远程判读，每天复习

cEEG 1 ～ 2 次（或根据临床需要增加读图次数）。

- ○ 这样便有可能在癫痫发作与识别、治疗之间出现延迟。

B.　定量 EEG

- 定量 EEG（QEEG）指通过计算机用数学和分析方法压缩原始 EEG 数据，以图形方式呈现出来。如此一张屏幕便能显示海量（数小时）的 EEG 数据，而原始 EEG 每屏只能显示 10 ～ 20 s。
- QEEG 的首次临床应用是 20 世纪 60 年代后期出现的脑功能监测（cerebral function monitor，CFM），用于成人心脏手术的麻醉深度监测，后来用于新生儿缺氧性脑损伤的脑功能评估（时至今日都是临床常用的监测，常由非神经生理学人员判读）。
- 现在有很多种 QEEG 趋势图可供临床使用，都在商业 QEEG 软件包内。

C.　QEEG 的作用

- **QEEG 可以减少 EEG 判读时间。**
  - ○ 节省的时间因 EEG 异常的复杂程度而异。例如，与包含频繁发作和节律性或周期性型式的 EEG 相比，未出现发作或极少出现发作、背景相对稳定的 EEG 能节省大量时间。
  - ○ 一项研究发现，在 QEEG 指导下复习原始 EEG，可缩短 78% 的判读用时[1]。
  - ○ 另一项研究表明，同样判读一段 6 h 的 cEEG，只用 QEEG 的用时（6 min）明显短于 QEEG 联合判读原始 EEG（14.5 min）和只看原始 EEG（19 min；$P = 0.00003$）[2]。
    - ■ 上述结果可换算为，用 QEEG 指导常规的原始 EEG 判读，省时 23.7%；只看 QEEG，省时 69%（不过只看 QEEG 会降低检出癫痫发作的敏感性）。
  - ○ 后一项 Haider 等的研究没有前一项 Moura 等的研究省时多，一定程度上是因为研究方法：Haider 研究要求判读者尽可能标出每一处可能的脑电型式，超过了现实中 cEEG 判读的常规要求。
- **QEEG 能很容易地看出 EEG 缓慢进展的变化。**
  - ○ 因此，QEEG 参数通常称为"趋势图"。
  - ○ 将大量 EEG 数据压缩并可视化，可以观察较长时间段内，EEG 随时间的演变。
  - ○ 这些变化包括背景、癫痫发作负荷（频率、分布和位置）、属于发作期-发作间期连续体（IIC）范畴的节律性和周期性型式的改变，以及对治疗的反应。
- **QEEG 也可识别其他急性大脑事件。**
  - ○ QEEG 越来越多地用于检测蛛网膜下腔出血的迟发性脑缺血（见第 29 章）。QEEG 也可识别一些其他具有临床意义的事件，包括颅内压升高、系统性异常（高碳酸血症、低血压等）、急性卒中事件缺血加重，但是应用不多，敏感性和特异性也不清楚。
  - ○ 现有软件程序可以设置警报，只要设备就位、有经验丰富的人员能够响应和读图，就可以改进实时监测。
  - ○ 由于假阳性率高，目前临床实践中很少设置警报。但是，随着有关合适"阈值"的知识积累，也许以后自动报警系统会用得更广泛。
  - ○ 伪差也可产生假阳性结果，严重影响 QEEG 准确、高效地判读，但现在 QEEG 商业化软件在自动去除伪差方面已经逐步改进。

- **QEEG 通过让非神经生理学专业人员也能看懂的方式，简化所呈现的信息。**
  - ○ 一项研究发现，如果只用 QEEG 界面，神经生理学专业人员、EEG 技术员、神经 ICU 护士看出癫痫发作的能力无明显差异[3]。
  - ○ 这意味着 QEEG 也许终有一天能用于床旁监测，实时检查有无潜在重要的脑电事件。

Ⅱ. 基础知识

A. QEEG 趋势图常用于检出癫痫发作

- QEEG 趋势图有很多种，但基于频率、节律性、不对称性、波幅的趋势图是检测发作最有用的。

B. 基于频率的趋势图：功率和彩色密度频谱阵列

- 彩色密度频谱阵列（color density spectral array，CDSA）[又称快速傅里叶变换（fast Fourier transform，FFT）频谱图、压缩频谱阵列（CSA）、密度频谱阵列（DSA）] 把随时间变化的 EEG 频率成分显示为三维图形。
- CDSA 通过傅里叶分析，将 EEG 信号表示为不同构成频率的正弦波的加权和（见第 27 章）。
  - ○ "功率"定义为一段频率范围内，傅里叶频谱波幅曲线的曲线下面积。
  - ○ CDSA 的 x 轴为时间，y 轴为 EEG 频率。
- 不同的颜色代表各频带的功率。不同的 QEEG 软件厂商，所用的频谱图颜色不同。每种程序的 CDSA 趋势图旁都有一个色彩标尺。
  - ○ 本章出现的 CDSA 趋势图均由 Persyst 软件创建，较冷色调（蓝、绿）表示低功率，较暖色调（白、红、黄）表示高功率。
- 癫痫发作常有频率和波幅增加，因此在 CDSA 趋势图上表现为功率一过性升高，与癫痫发作演变过程中的频率一致。
- 癫痫发作演变在 CDSA 上呈现出明显的拱形（图 28.1）或火焰形（图 28.2）。
- 对于一些危重症患者，癫痫发作的波幅和（或）频率的增加都不明显，所以 CDSA 有可能会漏掉这些发作（图 S-28.1）。

C. 节律频谱图

- **节律频谱图** [以前称为节律性滚动检测播放（rhythmic run detection and display，R2D2）] 是一款 Persyst 公司开发、专有的工具。与 CDSA 一样，节律频谱图也是三维图形。x 轴为时间，y 轴为频率（但以对数表示，以突出低频成分）。
- 节律频谱图与 CDSA 的不同之处在于，前者只显示高度节律性成分，而不显示各频率和波幅的功率变化。
- 癫痫发作呈深色区域（图 28.2）。
- 节律频谱图有时能发现在其他 QEEG 趋势图上不明显的微小发作（图 S-28.1）。

D. 不对称指数

- 不对称性测量是比较某频带内，右侧半球与左侧半球的功率大小。

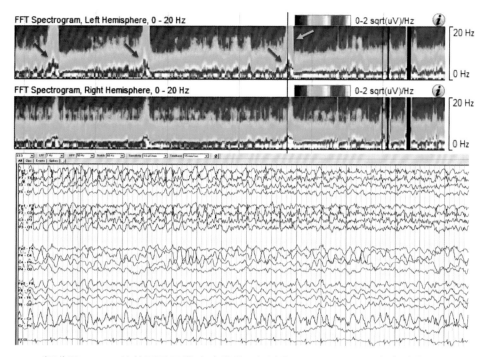

图 28.1　FFT 频谱图 /CDSA 趋势图显示的癫痫发作。（上图：0～20 Hz；左右半球均显示，时长 1 h）。CDSA 界面示 δ 频段功率高（白、红色；左侧比右侧更明显），提示基线背景节律减慢、以左侧半球为著。红箭头标出了 3 次癫痫电发作。其中第 3 次发作对应的原始 EEG 如下图所示，表现为 3～4 Hz 节律性尖样慢波活动（CDSA 呈红、黄色"火焰"），叠加的 α、β 频率在 CDSA 上呈左侧半球的绿色纵向条带（绿箭头）。CDSA，彩色密度频谱阵列；FFT，快速傅里叶变换

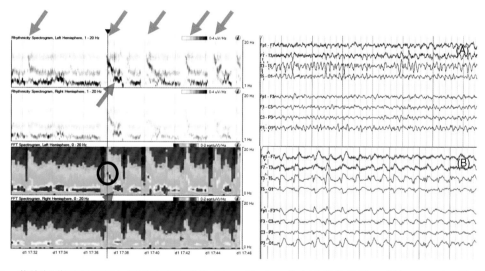

图 28.2　节律频谱图和 CDSA 显示的癫痫发作（0～20 Hz；左右半球均显示，时长 15 min）。界面顶部的灰箭头标记癫痫电发作出现。发作开始时，出现节律性 α 活动 [原始 EEG（**A**）]，节律频谱图（左上）呈 α 频段内的功率增加（深蓝色）。发作演变为 2～3 Hz 时，低频范围内功率增加 [节律频谱图的红箭头所示，原始 EEG（**B**）]。CDSA（左下）可见中等频带范围内功率增加（黑圈），随后演变为 δ 频带功率增加（CDSA 红箭头）。基线（两次发作之间）的整个左侧半球各频带功率都增加（CDSA 示左侧半球绿色占优势）。CDSA，彩色密度频谱阵列

- **绝对不对称指数**：以某频带内纵坐标的绝对值或百分比表示不对称性，数值越大，总体上越不对称。
- **相对不对称指数**：以两侧半球功率差异的相对值表示不对称性，右侧半球功率更高为正、左侧半球功率更高为负（图 28.3）。
- **不对称性频谱图**：用色彩表示某段频率内功率更高的半球（y 轴表示频率）。
  - 一般用蓝色代表左侧半球功率更高，红色代表右侧半球功率更高（不同软件可能有差别）。
  - 颜色越深，不对称程度越大。
- 不对称性趋势图非常适合检测局部性癫痫发作，在图上显示为不对称程度增加：
  - 在发作期，发作起源侧半球功率增高（颜色更深）。
  - 在发作间期，经常可见高功率的不对称性转向癫痫发作起源的对侧半球（这是因为患侧半球在发作后出现电压衰减）（图 28.3，注意红箭头）。
- 各种不对称性指标也可以反映两侧半球之间背景活动的差异，对检测脑缺血尤为有用。

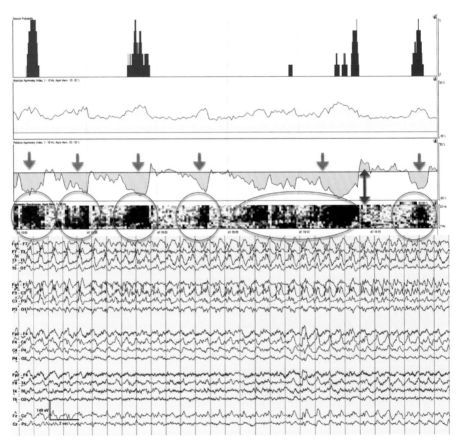

图 28.3   不同的不对称性参数显示 6 次左侧半球癫痫发作示例（时长 30 min）。绝对不对称指数轻微抬高（黄色趋势线），反映不对称性短暂增加。相对不对称指数相应地压低（绿色趋势线，蓝箭头），反映左侧半球功率相对增加。癫痫发作在不对称性频谱图上呈深蓝色（圆圈），也反映左侧半球功率更高。每次发作后，右侧半球功率相对增加，在不对称性频谱图上呈暗红色，相对不对称指数抬高（红箭头），对应于发作后左侧半球短暂的背景抑制。注意顶部的那张图：自动化癫痫发作概率图只检出了 6 次发作中的 4 次。图片下半部分为癫痫电发作相应的原始 EEG

E.　基于波幅的趋势图

- **包络趋势图（envelope trend，ET）：**
  - ET 只根据波幅绘制。将原始 EEG 按 10 ～ 20 s 划分节段。计算各节段波幅的中位数，绘制随时间变化曲线，生成 ET。癫痫发作在 ET 上呈抬高的曲线（图 28.4）。
  - ET 描记的只是波幅的中位数，所以具有滤掉短时程伪差的优点。不过由于将 EEG 均分为 10 ～ 20 s 的节段，ET 可能遗落非常短暂的发作和短阵节律性型式（图 S-28.2）。
- **波幅整合 EEG（aEEG）：**
  - aEEG 同样只用波幅计算。对于每个数据点，将原始 EEG 滤波、修正（所有数值取绝对值）。计算预设时间段内（通常设为 1 ～ 2 s）原始 EEG 信号波幅的最小值和最大值，再取对数作图。
  - 癫痫发作表现为波幅最小值增加，形成向上的拱形（图 28.4 和图 28.5）。波幅最大值也常常相应增高。
  - aEEG 还广泛应用于新生儿脑功能监测（CFM），用来评估背景活动、检测癫痫发作。最早的 CFM 显示的是顶区（电极置于 P3、P4）原始 EEG。如今 CFM 设备通常会显示双通道 aEEG 数据（C3-P3、C4-P4），这样就能检出单侧的异常。（关于新生儿 aEEG 的敏感性和应用的讨论，详见第 12 章和第 23 章。）

F.　QEEG 检测癫痫发作的敏感性

- QEEG 检测癫痫发作的敏感性研究为数不少，但因为研究方法大相径庭，使得报告的结果差异很大，并且难以公允地进行比较。
- 目前 QEEG 研究的差异来源主要包括：

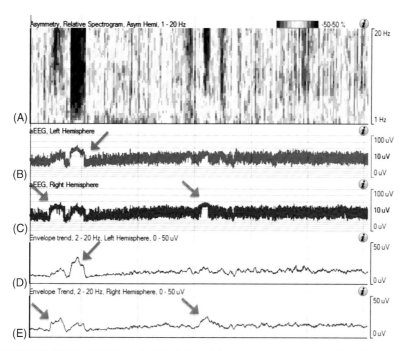

图 28.4　基于波幅的趋势图上所见的 3 次癫痫发作示例。aEEG（**B** 和 **C**）、包络趋势图（**D** 和 **E**）与最上方不对称频谱图（**A**）对比。蓝色轨迹对应左侧半球，红色轨迹对应右侧半球。红箭头标示右侧半球癫痫发作，蓝箭头标示左侧半球癫痫发作。aEEG，波幅整合 EEG

○ QEEG 趋势图由完整导联 cEEG *vs.* 简化导联 cEEG 得出。

○ 只研究单一趋势图 *vs.* 研究多重趋势图。

○ QEEG 判读者经验不一，QEEG 判读的培训程度不同。

　■ 何谓"专家"，定义不同：有些研究延请了有多年判读原始 EEG 经验的神经生
　　理学人员，但他们不见得受过 QEEG 趋势图的专门培训，或有读 QEEG 的经验。

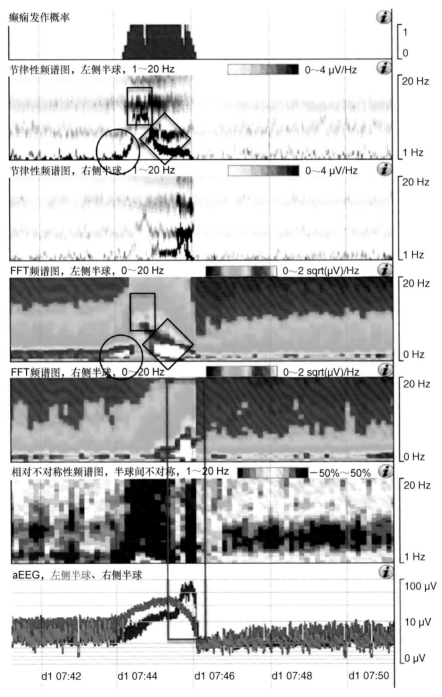

图 28.5　QEEG 界面所示局部性发作的演变。 这次左侧半球的发作是由左侧半球大量的 LPD 演变而来。
（待续）

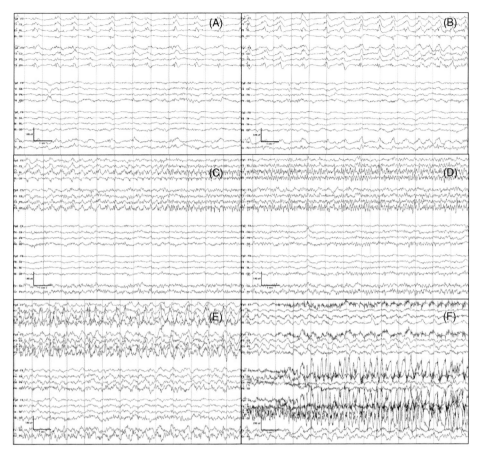

图 28.5　（续）在癫痫发作前，左侧半球 δ 频带功率增加，对应于 1 Hz LPD［原始 EEG（**A**）］。癫痫发作开始于 LPD 波幅、频率和节律性增加，表现为 δ 范围内的功率增加［QEEG 圆圈所示，原始 EEG（**B**）］。随着发作演变，θ、α 频带功率增加［QEEG 长方形框所示，原始 EEG（**C 和 D**）］。接着发作进展，变为 δ 频带的尖样慢波［QEEG 菱形框所示，原始 EEG（**E**）］。在演变即将结束时，出现右上肢抽搐的临床表现，引起右侧半球电极的运动伪差；QEEG 呈右侧半球较高频率范围的功率增加［QEEG 红框，原始 EEG（**F**）］。LPD，偏侧周期性放电；QEEG，定量 EEG

- ■ 与此相反，新生儿专业的医生因为有多年分析 CFM 的经验，也称得上是"经验丰富的判读者"，却没有判读原始 EEG 的经验。
  - ○ 敏感性和特异性计算：整个 EEG 节段中，计数确切的发作次数 *vs.* 只区分有或无发作。
  - ○ 能否访问原始 EEG 和视频——涉及排除伪差的能力。
  - ○ 显示设置可能不同：时间尺度，以及根据识别出来的癫痫发作脑电特点，调整 QEEG 趋势图的能力。
  - ○ QEEG 数据集的差异：所有 EEG 节段均包含发作 *vs.* 有的节段包含发作而有的不包含，或者有的节段包含节律性 / 周期性型式。
  - ○ QEEG 判读者的把握：只标记癫痫发作可能性很高的事件 *vs.* 标记任何有疑问的地方。
- ● 对于某种 QEEG 趋势图（ET、aEEG、CDSA）检测成人或儿童人群癫痫发作的敏感性，各研究评估的结果差别较大。
  - ○ 由神经生理学专业人员判读某种 QEEG 趋势图（ET、aEEG 或 CDSA）时，敏感性为 44% ~ 83%[1-2, 4-9]。

- ○ 由非神经生理学专业人员（儿科或成人神经科住院医师，普通神经内科、重症医学、新生儿专业医师）判读时，敏感性为 41% ~ 89%[10-15]。
- 现在还没有定论说哪种 QEEG 趋势图比其他的都好。
- 实践中，很少只看一种 QEEG 趋势图（用于脑功能监测的 aEEG 除外）。一个界面通常会有 4 ~ 6 种趋势图。
- **多重趋势图 QEEG 界面**能增加各种脑电型式发作的检出机会（图 S-28.3 和图 S-28.4）。这对危重症患者尤其重要，因为他们的发作往往症状轻微，多为低波幅、局部性发作。
  - ○ 有些患者的发作在节律性频谱图上最明显，有些则在 aEEG 上最显著。
  - ○ 而且，一个界面内设置多种 QEEG 趋势图，也便于将发作从伪差中区分开来。
- **用 QEEG 指导常规 EEG 判读**，看上去既能节省大量时间，又能使检出发作的敏感性和假阳性率可以接受[1-2]。
- 日常实践中使用 QEEG 的推荐：
  - ○ 判读者一开始应先浏览原始 EEG，评价背景，看是否存在癫痫发作、伪差以及其他节律性和周期性型式。
  - ○ 如果存在癫痫发作，仔细读 QEEG 趋势图，确定发作能否很容易地通过一个或多个 QEEG 趋势图辨认出来。
  - ○ 如果发作在"标准的"QEEG 趋势图上不那么好认，可以调整时间标尺、频率范围，或者挑选更为局部的趋势图（如只看发作出现部位导联的 CDSA），看肉眼是否能更好地识别。
  - ○ 剩下的 cEEG 记录便可通过找出 QEEG 在哪里变化，按图索骥，找到需要细看的原始 EEG 位置去判读（根据 QEEG，确认是发作还是其他类型 EEG 重要改变）。

G. 影响 QEEG 敏感性的癫痫发作特征

- 癫痫发作在下列情况可能漏诊：
  - ○ 持续时间短（通常短于 1 ~ 2 min）[1-3, 7, 9, 14]。
  - ○ 波幅低（通常低于 75 μV）[2, 9, 11]。
  - ○ 频率低且演变缓慢[2]。
  - ○ 有些研究显示判读 QEEG 容易忽视局部性或双侧独立性发作[2-3, 11, 14]，但还有些研究发现癫痫发作的空间分布与识别之间没有关系[7]。
  - ○ 癫痫发作的其他特征与 QEEG 的发作识别之间有无相关性，也都众说纷纭。
- 一段包含癫痫发作的记录中出现大量周期性脑电型式，比如偏侧周期性放电（LPD）、全面周期性放电（GPD），容易导致假阳性率增高，因为在 QEEG 上，周期性型式通常与发作类似（图 28.6 和图 S-28.5）。对这种记录，就应时时查看原始 EEG，以确定有无癫痫发作。
  - ○ 一项研究发现，若相应 EEG 的背景为周期性，相比于非周期性的背景，神经生理学专业人员比 EEG 技术员、神经科 ICU 护士能更准确地判断是否为癫痫发作（周期性背景正确率 84% *vs.* 非周期性背景正确率 73%，$P = 0.004$）。但是，因为该研究只看 QEEG、不看原始 EEG，所以恰恰反映出检出癫痫发作的假阳性率高（总体 31%；神经生理学专业人员 39%，EEG 技术员 20%，神经科 ICU 护士 38%）[3]。

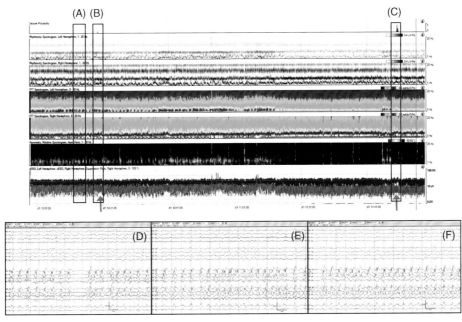

图 28.6　QEEG 界面显示右侧半球大量 LPD，频繁演变为右侧半球癫痫发作。 CDSA 难以区分周期性放电（QEEG 方框 **A**，原始 EEG 图 **D**）和电发作（QEEG 方框 **B** 和 **C**，原始 EEG 图 **E** 和 **F**），因为二者均有节律性，并且表现为 δ 频带功率增加。但是，波幅整合 EEG 可见右侧半球波幅最小值增加（红箭头），出现微弱的发作概率信号（QEEG 方框 **B** 和 **C** 的顶端），均为鉴别癫痫发作与 LPD 的蛛丝马迹。CDSA，彩色密度频谱阵列；LPD，偏侧周期性放电；QEEG，定量 EEG

H.　癫痫发作自动检测算法

- 癫痫发作自动检测算法（automated seizure detection algorithms，ASDA）已研究了几十年，常作为辅助工具包含在 QEEG 软件包中。
  - ASDA 根据波形形态、分布、随时间的演变来识别发作型式[5]。结果为"是或不是"的二分类变量，一旦达到阈值，算法就会识别并标记为癫痫发作。
- 需要指出的是，大多数 ASDA 的癫痫发作训练样本，来自癫痫监测单元（EMU）、ICU 和移动式 EEG 采集的各种各样的 EEG。
  - 以前没有能成功识别 ICU 中癫痫发作的自动检测软件，部分因为危重症患者的发作程度轻微、演变缓慢。
  - 不少新版软件包都声称通过改进伪差排除，从而让识别效果更好（图 S-28.6），但仍需继续完善，因为 ICU 的 EEG 中，节律性和周期性型式（假阳性的潜在来源）通常非常多，而且即便是神经生理学专家，辨认向明确的发作期脑电型式的演变也常常不那么简单。
  - 目前，有关 ICU 环境下癫痫发作自动检测的灵敏度的资料很少。
    - 一种专门用于癫痫发作自动检测算法［发作概率（seizure probability），Insight Ⅱ version 11，Persyst，Inc.］的灵敏度（27%）比只分析 QEEG 还低（51% ～ 67%），更低于 QEEG 指导下的原始 EEG 判读（63% ～ 68%）[2]。
    - 由于增添了更为巧妙的去除伪差方法，这类算法已改进不少，虽然如此，现下仍然是目视分析 QEEG 更佳，毕竟它的定量计算过程有助于识别脑电型式，而 ASDA 用的只是二分类 / 定量的方法而已。

Ⅲ. 仍需思考、有待解决的问题

- cEEG 开展日益广泛，人们越来越关注利用 QEEG 检测成人和儿童危重症患者的癫痫发作。QEEG 的目的是辅助筛查和判读大量 cEEG 数据，加快癫痫发作的识别和治疗。
- 虽然 QEEG 趋势图能辅助、加快 cEEG 的判读，但不能只看 QEEG。患者最终的治疗决策必须建立在神经生理学人员对原始 EEG 判读的基础上。
- 现在正在开展的各式研究，主题大多是应该用哪些 QEEG 趋势图、哪类人员看 QEEG 的准确度可以接受、不同的癫痫发作自动检测和警报算法能否检测大脑的各种急性事件。
- QEEG 分析方法的进步，定将有助于改善读图效果，明确哪些 QEEG 参数识别不同的脑损伤最敏感、最特异。
- 开发对用户友好的人机交互界面和警报系统，将有益于床旁 EEG 监护和实时神经功能遥测的开展。

补充图片

下列图片请扫描二维码观看：

图 S-28.1　QEEG 显示不清的短暂局部性发作

图 S-28.2　BRD

图 S-28.3　多种 QEEG 趋势图组合有助于区分癫痫发作和伪差

图 S-28.4　QEEG 示新发癫痫发作型式

图 S-28.5　间断出现的周期性型式在 QEEG 趋势图上类似发作

图 S-28.6　电极阻抗高所致伪差引起的 QEEG 节律性、不对称性、aEEG 的阵发改变

参考文献

1. Moura LM, Shafi MM, Ng M, et al. Spectrogram screening of adult EEGs is sensitive and efficient. *Neurology*. 2014;83:56–64.
2. Haider HA, Esteller R, Hahn CD, et al. Sensitivity of quantitative EEG for seizure identification in the intensive care unit. *Neurology*. 2016;87(9):935–944.
3. Swisher CB, White CR, Mace BE, et al. Diagnostic accuracy of electrographic seizure detection by neurophysiologists and non-neurophysiologists in the adult ICU using a panel of quantitative EEG trends. *J Clin Neurophysiol*. 2015;32(4):324–330.
4. Dericioglu N, Yetim E, Bas DF, et al. Non-expert use of quantitative EEG displays for seizure identification in the adult neuro-intensive care unit. *Epilepsy Res*. 2015;109:48–56.
5. Sierra-Marcos A, Scheuer ML, Rossetti AO. Seizure detection with automated EEG analysis: a validation study focusing on periodic patterns. *Clin Neurophysiol*. 2015 Mar;126(3):456–462.
6. Abend NS, Gutierrez-Colina AM, Topjian AA, et al. Nonconvulsive seizures are common in critically ill children. *Neurology*. 2011;76:1071–1077.
7. Akman CI, Micic V, Thompson A, Riviello Jr JJ. Seizure detection using digital trend analysis: factors affecting utility. *Epilepsy Res*. 2011;93:66–72.
8. Evans E, Koh S, Lerner J, et al. Accuracy of amplitude integrated EEG in a neonatal cohort. *Arch Dis Child Fetal Neonatal Ed*. 2010;95:F169–F173.
9. Pensirikul AD, Beslow LA, Kessler SK, et al. Density spectral array for seizure identification in critically ill children. *J Clin Neurophysiol*. 2013 Aug;30(4):371–375.
10. Shah DK, Mackay MT, Lavery S, et al. Accuracy of bedside electroencephalographic monitoring

in comparison with simultaneous continuous conventional electroencephalography for seizure detection in term infants. *Pediatrics*. 2008;121:1146–1154.

11. Stewart CP, Otsubo H, Ochi A, et al. Seizure identification in the ICU using quantitative EEG displays. *Neurology*. 2010;75:1501–1508.
12. Nitzschke R, Muller J, Engelhardt R, Schmidt GN. Single-channel amplitude integrated EEG recording for the identification of epileptic seizures by nonexpert physicians in the adult acute care setting. *J Clin Monit Comput*. 2011;25:329–337.
13. Rennie JM, Chorley G, Boylan GB, et al. Non-expert use of the cerebral function monitor for neonatal seizure detection. *Arch Dis Child Fetal Neonatal Ed*. 2004;89:F37–F40.
14. Shellhaas RA, Soaita AI, Clancy RR. Sensitivity of amplitude-integrated electroencephalography for neonatal seizure detection. *Pediatrics*. 2007;120:770–777.
15. Williamson CA, Wahlster S, Shafi MM, Westover MB. Sensitivity of compressed spectral arrays for detecting seizures in acutely ill adults. *Neurocrit Care*. 2014;20:32–39.

延伸阅读

Gavvala J, Abend N, LaRoche S, et al. Continuous EEG monitoring: a survey of neurophysiologists and neurointensivists. *Epilepsia*. 2014;55:1864–1871.

第29章

定量 EEG 检测脑缺血

（ Carlos F. Muñiz， Sahar Zafar， M. Brandon Westover ）
（ 张哲　方长庚　译 ）

本章内容

- 脑缺血状态下原始 EEG 改变
- 监测脑缺血的临床指征
- 检测脑缺血的定量 EEG（QEEG）趋势图
- 临床和技术实施

关键点

- 脑血流量（CBF）减低可能引起不可逆的脑缺血，定量 EEG（QEEG）能使临床脑电图医师更好地识别 CBF 减低的蛛丝马迹。
- 如果这些脑电改变缓慢进展达数小时之久，QEEG 趋势图尤其有帮助。
- QEEG 正在更多地用于检测动脉瘤性蛛网膜下腔出血（aSAH）后的迟发性脑缺血（DCI），也可辅助预防颈动脉、神经外科或介入手术的缺血并发症。
- 研究最多的用于 DCI 检测的 QEEG 趋势图是相对 α 变异度（RAV）、α：δ 比值（ADR）以及多种不对称指数。
- 包含的电极最好应覆盖幕上主要的血管流域：额中央区对应大脑前动脉（anterior cerebral artery，ACA），中央颞区对应大脑中动脉（middle cerebral artery，MCA），顶枕区对应大脑后动脉（posterior cerebral artery，PCA）。
- QEEG 不能替代原始 EEG 的判读。
- 伪差去除算法有助于改善 ICU QEEG 趋势图的读图。

I. 背景

A. 脑缺血状态下 EEG 的改变（图 29.1）[1]

- 脑血流量（CBF）、氧供给减少数秒之内，EEG 改变定然出现，直接看脑电原始图形、傅里叶频谱图等定量方法，都能清楚地显示出来。

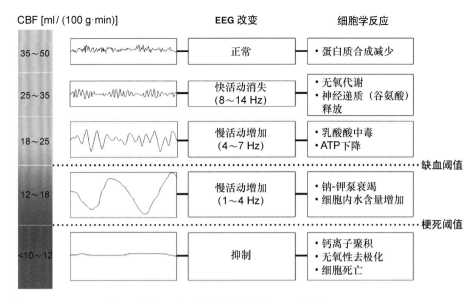

图 29.1　**脑血流量、EEG 活动和细胞病理生理学反应之间的关系**。（来源：Foreman B，Claassen J. Quantitative EEG for the detection of brain ischemia. Crit Care［Internet］. 2012［cited 2015］；16（2）：216. doi：10.1186/cc11230. With permission of Springer.）

- CBF 降至 25 ～ 30 ml/（100 g · min），EEG 开始出现异常，表现为快活动（α、β）消失，同时慢波活动轻度增加。
- CBF 降至 12 ～ 18 ml/（100 g · min），θ、δ 活动快速增加。此时由于能量耗竭，膜电位异常，但仍然可逆。
- 当脑缺血、细胞凋亡不可逆时［即 CBF < 8 ～ 10 ml/（100 g · min）］，EEG 各频带出现局部性或弥漫性电压衰减。

B. 颈动脉内膜切除术的监测

- 20 世纪 70 年代 EEG 监测可逆性脑缺血首次用于临床，在颈动脉内膜切除术（carotid endarterectomies，CEA）中，检测夹闭期间是否出现有危害的 CBF 减低，指导是否需行选择性分流或诱导性高血压。
- 不同的医疗机构在 CEA 监测时，所用的定量 EEG（QEEG）趋势图类型大不相同，包括能反映 β 功率减低和 δ 功率增高的功率频谱图、α∶δ 比值（ADR）减低、多种提示不对称性增高的功率不对称指数。这些 QEEG 趋势图的技术细节详见下文。
- 合并术后卒中的患者出现有危害 EEG 改变的比值，比无术后卒中的患者高 6 倍，这一点使 EEG 具有很高的预测特异度[2]。

C. 动脉瘤性蛛网膜下腔出血后检测迟发性脑缺血

- 迟发性脑缺血（DCI）定义为神经功能局灶或弥漫性受损，或有梗死的影像学证据，其他原因不能解释。
  - DCI 一般见于动脉瘤性蛛网膜下腔出血（aSAH）发病头 2 周，是 aSAH 最常见的并发症，提示预后不良。
  - aSAH 发病 7 天内完成的 CT 血管成像中，多达 70% 可见血管痉挛，但是出现临床症状的血管痉挛只占 30%。

- DCI 在造成不可逆后果（如脑梗死）之前，可以被有效治疗或缓解。有Ⅰ、Ⅱ级证据支持诱导升高血压、保持等容量、动脉内注射血管扩张剂等多种干预手段[3]。
- 以脑血管为对象，预测 DCI 的方法有：经颅多普勒（TCD）超声、CT 血管成像和灌注成像（CT angiogram with perfusion imaging，CTA/CTP）、数字减影血管造影（digital subtraction angiography，DSA）。
  - TCD 特异度高（高达 99%），但敏感度中等（67%）。除了大脑中动脉（MCA）近端血管系统——尤其是位于颅底中央的血管外，TCD 无法准确探查其他血管[4]。
  - CTA/CTP 为非侵入性检查，成像效果取决于技术的高低。
  - DSA 仍是金标准，而且治疗也可能需要它，但它是侵入性检查。
    - 回顾性分析出血后 6～8 天所做的影像学检查，表明 CTP 与 DSA 的敏感度（分别为 80% 和 73%）、特异度（67% 和 75%）、阳性预测值（90% 和 92%）都很相近。
  - 这些检查一天完成不超过 1 次，并且也没有连续数据。
  - 此外，因为血管痉挛未必会造成症状性 DCI，DCI 也可能由血管痉挛以外的机制引起，所以最好选择专门针对 DCI、而不仅仅是血管痉挛的诊断工具。
- 连续 EEG（cEEG）配备定量功能，比各种脑血管检查更具优势。cEEG 时间分辨率高，对脑缺血的电生理改变极其敏感（数秒之内），是实时预测 DCI 的有力工具。
- 一篇纳入 20 项研究（前瞻性和回顾性研究）的系统性综述作出结论，认为 QEEG 监测蛛网膜下腔出血（SAH）患者，能在出现临床症状之前数小时检出 DCI。但是一项 meta 分析意见不同，认为所有这些研究有很高的选择偏倚风险[5]。
- 研究最多的预测 DCI 的 QEEG 趋势图是 ADR、脑对称性指数（brain symmetry index，BSI）、相对 α 变异度（RAV）。

D. 急性缺血性卒中

- QEEG 技术也可用于卒中患者，如绝对 δ 功率（absolute delta power，ADP）、δ：α 比值（delta：alpha ratio，DAR）、δ-θ/α-β 比值（delta-theta/alpha-beta ratio，DTABR）、BSI、成对 BSI（pairwise-derived BSI，pdBSI）。众多文章作者报道过急性期的这些参数与短期和长期预后之间的关系[6-8]。
- ADP、BSI、pdBSI 似乎能很好地反映卒中在急性期的演变（即加重或好转），并且与美国国立卫生院卒中量表（NIHSS）评分一致。
- DAR 与 30 天 NIHSS 评分相关，提示可用于预测短期预后。
- DTABR 与长期预后之间的关系已经有许多报道。值得一提的是，该参数可以预测 6 个月的功能独立程度和死亡率。
- QEEG 除了能预测结局，还可以在神经介入或神经外科血管手术后，监测是否有短暂性脑缺血发作（transient ischemic attack，TIA）复发或加重，以及对于高风险患者，监测卒中继发进展。

Ⅱ.　基础知识

A.　定量 EEG 趋势图检测脑缺血

- 用于监测脑缺血的 QEEG 趋势图重点突出了缺血时原始 EEG 的改变：快活动消失，

慢活动增加。
- 这些改变可以通过傅里叶变换定量，计算低频带与高频带功率的比值、百分比或总功率值。
- 检测脑缺血的 QEEG 趋势图以彩色密度频谱阵列（CDSA）/ 频谱图、线图、直方图呈现。

B. 总功率（1 ～ 30 Hz）的时域和时频分析

- Labar 等研究了双通道 QEEG（Cz-T3、Cz-T4）的总功率（定义为 1 ～ 30 Hz 频带内的波幅，以 2 秒为一节段计算，每 2 分钟取一平均值），以时间为函数作图[9]。
- 11 例 aSAH 患者中，此方法预测 CT 出现缺血相关局部病灶的敏感度为 100%，预测所有缺血事件的敏感度为 91%。
- 11 例患者中，有 4 例的 QEEG 改变先于临床变化。5 例患者的 QEEG 改变伴随无症状性影像病灶。
- 总功率的时频分析（即 CDSA/ 频谱图）更好，还是仅时域分析（如 Labar 等的研究）更好，尚无研究特别探讨。专家们更青睐 CDSA，因为它提供的信息更多，反映各频带的波幅分布。

C. RAV：θ-α 功率（6 ～ 14 Hz）与总功率（1 ～ 20 Hz）比值

- Vespa 等用 RAV 研究了 32 例 aSAH 患者[10]。
- EEG 通道包括 F4-T4、T4-P4、P4-O2、F3-T3、T3-P3、P3-O1，以 2 秒为一节段计算，每 2 分钟取一平均值。
- 定量分析：每 8 ～ 12 小时根据目视将 RAV 分为四级——优（excellent）、良（good）、中（fair）、差（poor）（图 29.2）。
- 每出现一个级别的变化，即认为显著下降。
- RAV 计算方法为，在每张 8 ～ 12 h 的趋势图上，（最大值－最小值）/（最大值＋最小值）。
- 血管成像证实 19 例患者存在血管痉挛，其中 15 例在 EEG 监测期间，定量 RAV 下降 2 个等级，及时给予标准治疗后改善。
- RAV 显著下降先由目视判定，再由定量分析确认。
- 一半患者的 RAV 变化先于临床改变，平均早 2.9 天。
- RAV 下降估计血管痉挛的阳性预测值（PPV）为 76%，阴性预测值（negative predictive value，NPV）为 100%。

D. 刺激后 ADR

- ADR 为 α 功率（8 ～ 13 Hz）与 δ 功率（1 ～ 4 Hz）的比值。
- Claassen 等回顾性研究了 78 例连续入组的低分级 SAH（Hunt-Hess 分级 4 ～ 5 级）患者中的 34 例[11]。
- 作者分析了警觉性刺激后的 EEG，共 20 段无伪差、时长 1 min 的片段，监测的第 1 天（基线）和第 4 ～ 6 天之间（临床恶化之后）各分析了 10 段。
- 34 例患者中，9 例（26%）出现 DCI。ADR 与 DCI 高度相关，出现 DCI 的患者中，ADR 减低的中位数为 24%，而无 DCI 的患者升高 3%。
- 研究涉及的 12 种定量参数中，5 种与 DCI 有显著相关性，包括 ADR 和相对 α（即 α 活动占 1 ～ 30 Hz 频带的百分比）。ADR 的相关性最强。对于总功率趋势图的分析（如 Labar 等的研究）并未发现与 DCI 有统计学意义的相关性。

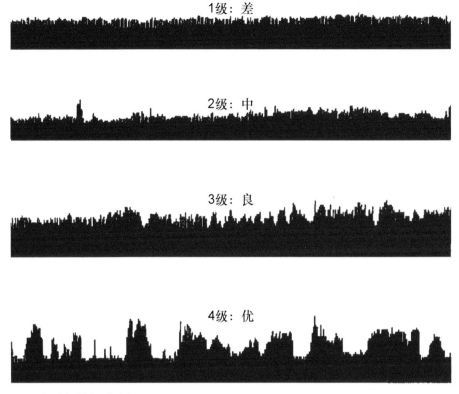

图 29.2　RAV 目视分级量表。［来源：From Vespa PM，Nuwer MR，Juhász C，et al. Early detection of vasospasm after acute subarachnoid hemorrhage using continuous EEG ICU monitoring. *Electroencephalogr Clin Neurophysiol*（Internet），1997（cited 2015），103（6）：607-615. http://www.ncbi.nlm.nih.gov/pubmed/9546487.］

- 探索性分析识别出了与 DCI 相关的两个特征：①连续 6 个节段的刺激后 ADR 比基线减低超过 10%（敏感度 100%，特异度 76%）；②任一时刻的刺激后 ADR 减低超过 50%（敏感度 89%，特异度 84%）。

E.　不对称指数（图 29.3）

- 不对称指数以图像反映同源电极对之间，功率的绝对或相对差异。
- 不对称指数的计算方法很多，文献里的名称也各不相同。在临床实践中，van Putten 等[6] 和 Persyst 公司的方法用得最广。
- 绝对差异必为正值，数值越大，总体不对称性越强（即不含侧别信息）。
- 按惯例，相对差异如为负值，提示左侧半球波幅更高，反之为右侧；数值为 0，说明完全对称。线图通常为彩色填充。
- 在本章后面的部分，绝对对称指数缩写为 ASI（absolute symmetry index），相对不对称指数缩写为 RAI（relative asymmetry index）。

F.　相对不对称性频谱图（Persyst 公司）（图 29.3）

- 相对不对称性频谱图（relative asymmetry spectrogram，RAS）计算方法同 RAI，不过是以彩色频谱图呈现。临床通常选择 1 ～ 18 Hz 频带，但实际上任何频带、任何数量的同源电极对都可以。
- 左右半球的相对波幅以彩色编码（通常左蓝右红）。

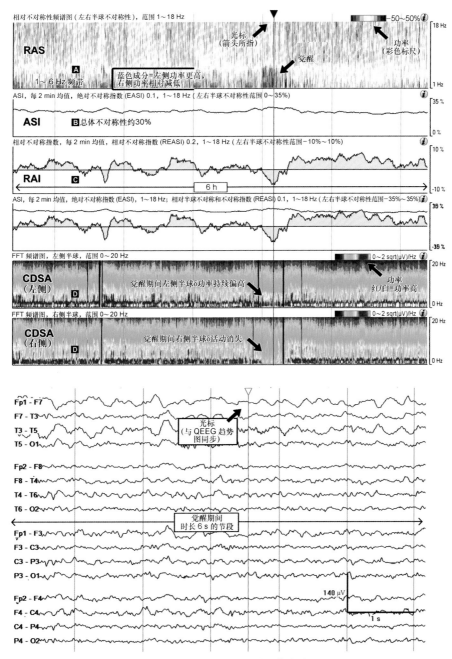

图 29.3　不对称指数和彩色频谱图的技术解读。QEEG 从上到下依次为 RAS、ASI、RAI、ASI 和 RAI 重叠图、左侧和右侧半球的 CDSA。时间窗均为 6 h。**基线：**（**A**）RAS 反映 1～6 Hz 频带的蓝色成分提示左侧半球慢活动的波幅更高（即功率更高，功率是波幅和频率的综合度量）；（**B**）ASI 示总体不对称性约为 30%，但不能看出侧别信息；（**C**）RAI 呈上下振荡，左侧功率高时向下、右侧功率高时向上；（**D**）左侧半球可见狭窄的白色条带，几乎持续整个 6 h 时间窗，提示左侧半球的 δ 功率高于右侧（注意彩色频谱图右上方的色彩标记，白色和海军蓝分别代表功率的最大值和最小值）。**光标指示处：**双侧半球的 δ 功率突然减低，但是左侧半球 δ 活动仍然更多，显得不对称。这一点在 RAS 上表现为蓝色的饱和度增高，RAI 曲线折向下。注意，如果 CDSA 用来表现两侧半球的同源区域，它可以像 RAS、RAI 一样提供时间和对称性信息，而功率频谱信息则比 RAS 更丰富。原始 EEG 证实了上述表现。这种背景活动的一过性改变实际上就是觉醒。ASI，绝对对称指数；CDSA，彩色密度频谱阵列；RAI，相对不对称指数；RAS，相对不对称性频谱图

- 完全对称用白色表示。
- 一侧半球波幅增高（例如左侧半球），则蓝色明显，提示在所选的频带范围内，对侧半球（即右侧半球）波幅相对减低。

G. QEEG 趋势图检测脑缺血的临床应用与技术实施（图 29.4 至图 29.6）

- 尽管脑缺血的病因不同，用于预测不可逆性脑缺血的 QEEG 趋势图类型相似。临床实

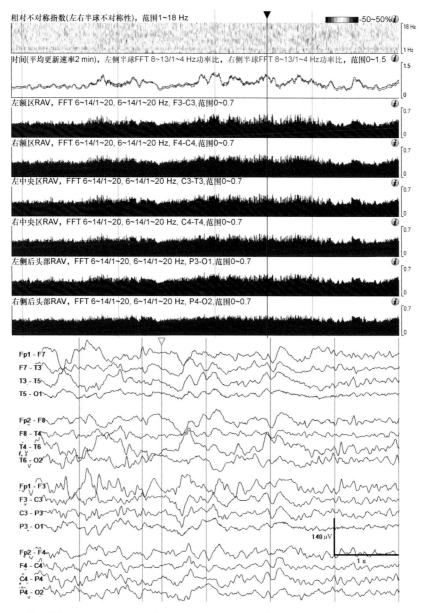

图 29.4　SAH 后监测的第 2 天，QEEG 示背景活动几乎对称。患者 61 岁女性，因左侧剧烈头痛入院，既往高脂血症。头部 CT 示 Fisher 分级 3 级的 SAH，基底池、左侧外侧裂积血。上图为监测第 2 天的 QEEG 趋势图。从上到下依次为 RAS、ADR，以及 6 张分别为额、中央、后头部的 RAV。RAS 可见 1 ～ 6 Hz 频带范围内的淡蓝色信号，提示左侧半球低频活动轻度增加，这一改变在原始 EEG 上并不十分明显。第 2 张图为 ADR，反映左右半球的对称性（分别用蓝、红线表示）。各血管流域 RAV 的目视分级均为 4（"优"）。ADR，α：δ 比值；QEEG，定量 EEG；RAS，相对不对称性频谱图；RAV，相对 α 变异度；SAH，蛛网膜下腔出血

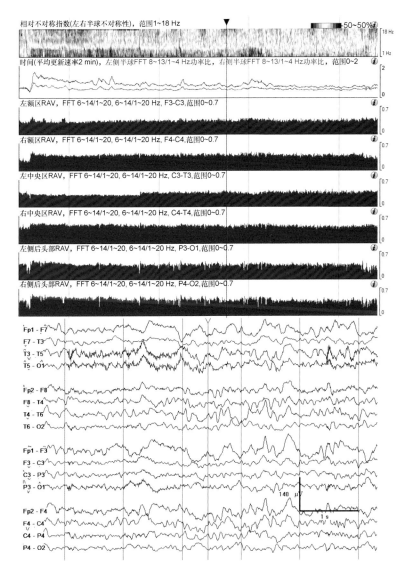

图 29.5　SAH 后监测的第 6 天，QEEG 示显著不对称，与迟发性脑缺血一致。和图 29.4 为同一位患者。第 4 天原始 EEG 出现了新的癫痫样放电（未展示）。到了第 6 天，左额颞区 δ 和 θ 慢活动增加（见原始 EEG）。相应的 RAS（最上方）在 1～6 Hz 频带范围内可见深蓝色条带，提示左侧半球慢活动的波幅增高。ADR 示左侧半球的 α∶δ 活动比值较右侧减低，尤其在图中时间窗开始的时候，提示左侧半球局灶缺血。RAV 显示，与监测第 2 天（图 29.4）的目视分级为 4 相比，这一天变异度下降，分级仅为 2（"中"），特别是在左额中央区。患者在第 7 天因出现急性失语而诊断 DCI，TCD PSV 升高至 132 cm/s，但仍然低于诊断血管痉挛的阈值；直到监测的第 11 天，右侧 MCA 的 PSV 达到 248 cm/s，才报告轻度血管痉挛。ADR，α∶δ 比值；DCI，迟发性脑缺血；MCA，大脑中动脉；PSV，收缩期峰流速；RAS，相对不对称性频谱图；RAV，相对 α 变异度；TCD，经颅多普勒

践已证实，对 SAH 和 CEA 患者实施监测，有助于制订管理策略。监测缺血性卒中临床上则难以施行。

- SAH 后，在不可逆性脑缺血出现之前诊断 DCI：
  ○ 应在 DCI 好发的时间窗口（即第 3～14 天）之前启动 cEEG 记录，一般为动脉瘤弹簧圈栓塞或夹闭术后的第 1 或第 2 天。通常使用 MRI/CT 相容电极，做标准 16

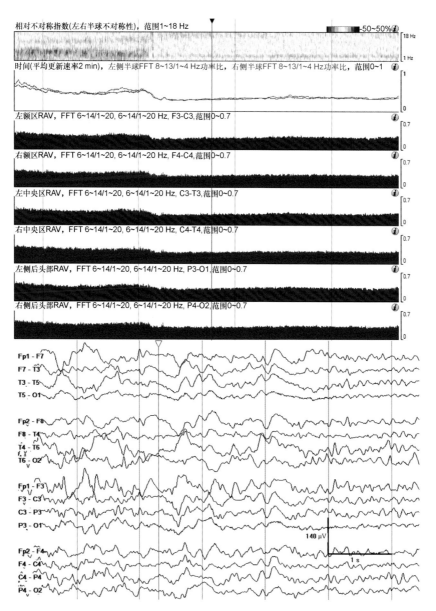

图 29.6　**全脑 ADR、RAV 减低，提示迟发性脑缺血**。患者 50 岁右利手女性，在家中被发现倒在地上无反应，诊断 SAH，Hunt-Hess 分级Ⅳ级、Fisher 分级 4 级。第 2 天启动脑电监测。起初 QEEG 趋势图示 ADR 0.8，RAV 目视分级 4 级（"优"），并且都较稳定。第 4 天全脑 ADR 减低，提示 δ 活动较 α 活动增加；RAV 由 4 级降低为 2 级。随后完成的 TCD 和复查 CTA 显示 DCI 证据，并确认 ACA、MCA 流域出现影像学意义的血管痉挛。最终在第 5 天，患者出现临床症状，GCS 评分下降，诊断 DCI。ACA，大脑前动脉；ADR，α：δ 比值；CTA，CT 血管成像；DCI，迟发性脑缺血；GCS，Glasgow 昏迷量表；MCA，大脑中动脉；QEEG，定量 EEG；RAV，相对 α 变异度；SAH，蛛网膜下腔出血；TCD，经颅多普勒

通道、10-20 系统 EEG。

- 这样可以评估基线 EEG，看有没有因神经外科手术（缺口伪差）、头皮水肿或脑实质出血引起的背景不对称。

- 根据一项纳入 71 例 SAH 患者的可行性研究，建议按下列标准选择患者：非外伤性 SAH，Hunt-Hess 分级Ⅳ或Ⅴ级，或 Fisher 分级 3 级。

- ○ 连续监测 10 天，每天都要查看电极有没有引起皮损，每天至少 2 次向治疗团队沟通结构化报告模板[12]。
- 临床实践中，最有用的预测任一类型脑缺血的 QEEG 趋势图见表 29.1。
  - ○ 趋势图应至少覆盖到反映大脑前动脉（ACA）流域的额中央区，反映大脑中动脉（MCA）流域的颞区，反映大脑后动脉（PCA）流域的顶枕区。
  - ○ 多种趋势图联用，能提高脑缺血的检出能力。
  - ○ 伪差排除算法也许可以减少伪差，但是务必要查看原始 EEG，以确认 QEEG 改变的意义、有无癫痫样放电。

表 29.1　推荐临床使用的检测脑缺血的 QEEG 趋势图	
趋势图	**区域或通道**
0 ～ 30 Hz 频谱图	左 / 右侧半球
α 变异度 （6 ～ 14 Hz/1 ～ 20 Hz）	左 / 右侧半球 通道：F3-C3、F4-C4、C3-T3、C4-T4、P3-O1、P4-O2 视图：连续以每 30 秒取 1 次平均值，彩色编码
α：δ 比值 （8 ～ 13 Hz/1 ～ 4 Hz）	左 / 右侧半球 通道：所有左侧电极与右侧电级的平均值之比 视图：连续以每 2 分钟取 1 次平均值，绘制叠加的彩色编码线图
aEEG（新生儿推荐）	通道：F3-C3、F4-C4（或者所有右侧电极与左侧电极对比）
绝对和相对不对称指数	左 / 右侧半球 视图：连续以每 2 分钟取 1 次平均值，绘制叠加的彩色编码填充线图
不对称性频谱图	左 / 右侧半球，频带范围 1 ～ 18 Hz 视图：标准 CDSA，左蓝右红彩色编码

aEEG，波幅整合 EEG；CDSA，彩色密度频谱阵列；QEEG，定量 EEG

III.　仍需思考、有待解决的问题

- 目前已完成的回顾性和前瞻性研究，样本量偏小，方法混杂、难以进行有意义的比较。然而，前期的工作为将来的研究打下了坚实的框架基础，鼓励研究者将 ADR、RAV、BSI 指数等用作主要的 QEEG 参数。
- 需要充分加强前瞻性研究，聚焦患者结局。相比其他手段（如 TCD），用 QEEG 作为干预措施，随机化临床试验更具临床均衡性。研究方法学（即 ICU 结局、风险校正模型）和公共卫生政策（例如美国国家质量论坛和医院质量联盟支持的政策）的进步，有利于实施这类试验。
- 因为现在已经开发出了可靠的自动报警系统，真正的实时脑缺血预测（检测）将来很有可能成为神经重症监护室的标准照护内容。

参考文献

1. Foreman B, Claassen J. Quantitative EEG for the detection of brain ischemia. *Crit Care* [Internet]. 2012 [cited 2015];16(2):216. doi:10.1186/cc11230
2. Thirumala PD, Thiagarajan K, Gedela S, et al. Diagnostic accuracy of EEG changes during carotid endarterectomy in predicting perioperative strokes. *J Clin Neurosci* [Internet]. 2016;25:1–9.

doi:10.1016/j.jocn.2015.08.014

3. Connolly ES, Rabinstein AA, Carhuapoma JR, et al. Guidelines for the management of aneurysmal subarachnoid hemorrhage: a guideline for healthcare professionals from the American Heart Association/American Stroke Association. *Stroke* [Internet]. 2012;43(6):1711–1737. doi:10.1161/STR.0b013e3182587839

4. Lysakowski C, Walder B, Costanza MC, Tramèr MR. Transcranial doppler versus angiography in patients with vasospasm due to a ruptured cerebral aneurysm. *Stroke.* 2001;32:2292–2298.

5. Kondziella D, Friberg CK, Wellwood I, et al. Continuous EEG monitoring in aneurysmal subarachnoid hemorrhage: a systematic review. *Neurocrit Care* [Internet]. 2015;22(3):450–461. http://link.springer.com/10.1007/s12028-014-0068-7

6. Van Putten MJAM, Tavy DLJ. Continuous quantitative EEG monitoring in hemispheric stroke patients using the brain symmetry index. *Stroke.* 2004;35(11):2489–2492.

7. Finnigan SP, Walsh M, Rose SE, Chalk JB. Quantitative EEG indices of sub-acute ischaemic stroke correlate with clinical outcomes. *Clin Neurophysiol.* 2007;118(11):2525–2532.

8. Sheorajpanday RVA, Nagels G, Weeren AJTM, et al. Quantitative EEG in ischemic stroke: correlation with functional status after 6 months. *Clin Neurophysiol.* 2011;122(5):874–883.

9. Labar DR, Fisch BJ, Pedley TA, et al. Quantitative EEG monitoring for patients with subarachnoid hemorrhage. *Electroencephalogr Clin Neurophysiol.* 1991;78(5):325–332.

10. Vespa PM, Nuwer MR, Juhász C, et al. Early detection of vasospasm after acute subarachnoid hemorrhage using continuous EEG ICU monitoring. *Electroencephalogr Clin Neurophysiol* [Internet]. 1997 [cited 2015];103(6):607–615. doi:10.1016/s0013-4694(97)00071-0

11. Claassen J, Hirsch LJ, Kreiter KT, et al. Quantitative continuous EEG for detecting delayed cerebral ischemia in patients with poor-grade subarachnoid hemorrhage. *Clin Neurophysiol.* 2004;115(12):2699–2710.

12. Muniz CF, Shenoy AV, Connor KLO, et al. Clinical development and implementation of an institutional guideline for prospective EEG monitoring and reporting of delayed cerebral ischemia. *J Clin Neurophysiol.* 2016;33(3):217–226.

第Ⅳ部分 治疗

第 30 章

全面惊厥性癫痫持续状态

（Christa B. Swisher，Aatif M. Husain）

（张哲 译）

本章内容

- 全面惊厥性癫痫持续状态（GCSE）的流行病学，包括发病率、个案病死率（case fatality）。
- 病残率、死亡率（mortality）的决定因素。
- GCSE 的定义和脑电分期。
- 一般治疗原则和抗惊厥药物选择。

关键点

- 全面惊厥性癫痫持续状态（GCSE）是必须积极治疗的急症；发作持续越久，患者便越难治。
- GCSE 的病残率和死亡率取决于其病因，合并急性脑损伤、年龄越大、发作持续时间越长的患者，风险越高。
- 劳拉西泮和地西泮常用于 GCSE 的初始治疗。所有 GCSE 患者还要静脉给予抗癫痫药物负荷量，这样做既能维持发作控制，如果苯二氮䓬类药物无效的话，也是持续发作的治疗手段。
- GCSE 患者大约有 30% 会在临床症状终止后，发展为非惊厥性癫痫持续状态（NCSE）。

I. 背景

A. 流行病学
- 全面惊厥性癫痫持续状态（GCSE）是癫痫持续状态（SE）的常见类型。
- 美国 GCSE 的发病率估计为每年 125 000 ～ 200 000 例患者[1]。

- ○ SE 的发病率呈双峰分布。
- ○ 最常见的年龄范围为小于 1 岁和大于 60 岁[2]。
- ○ 资料显示，SE 的发病率随时间增加，在老年人群（＞ 65 岁）中尤其如此[3-4]。
- 美国每年大约要花费 40 亿美元治疗 SE。
- SE 与癫痫的关系[5]：
- ○ 12%～30% 的成人癫痫患者以 SE 起病。
- ○ 40% 的成人 SE 患者有癫痫病史。
- ○ 15% 的癫痫患者在一生中会经历 SE。
- GCSE 患者可能再次出现 GCSE，并且有发展为癫痫的风险。

B. 病残率和死亡率

- 主要取决于 GCSE 的病因。
- SE 占癫痫总体死亡的 0.5%～10%，有报道它的标准化死亡率比值为 2.8（95%CI 2.1～3.5）[2]。
- 短期死亡率（SE 后 30 天内）为 8%～22%，长期死亡率（SE 后 30 天至 10 年）约为 43%[2]。
- ○ 老年 SE 患者的个案病死率更高（短期死亡率和长期死亡率分别高达 54% 和 82%）。
- ○ 短期死亡的风险与急性症状性病因有关。
- ○ 长期死亡的风险也和急性症状性病因有关，但是肌阵挛性 SE 和 SE 持续大于 24 h 是额外的危险因素。
- 癫痫持续状态严重程度评分（Status Epilepticus Severity Score，STESS）简便易行，可在床旁完成，是预测 SE 结局的准确手段[6]。
- ○ 根据年龄、既往癫痫发作病史、意识水平和 SE 类型计算得出。
- SE 的死亡率看上去随时间增加；然而，个案病死率却保持不变，这是因为人群老龄化和（或）心搏骤停后肌阵挛性 SE 诊断增多的效应[4]。
- 美国退伍军人协会合作试验表明，临床症状明显以及症状不显著的 GCSE 的死亡率分别为 26.8% 和 64.9%[7]。
- SE 病因与死亡率的关系：
- ○ 病因为心搏骤停后缺血缺氧性脑病、大脑感染和脑血管病的 SE，其个案病死率最高[2]。
- ○ 缺氧性脑损伤（如心搏骤停）后的肌阵挛性 SE 预后极差。
- ○ 慢性病患者的预后相对好些，比如癫痫患者的抗癫痫药物（ASD）血药浓度过低引起突破性发作，死亡率 2%～4%[2]。
- ○ 如果 GCSE 持续 1 h 以上，则死亡率陡增，提示尽快积极治疗至关重要。

C. GCSE 的定义

- 根据美国神经重症学会 2012 年指南，SE 定义为以下情况持续 5 min 或更久[8]：
- ○ 反复癫痫发作，并且两次惊厥发作之间的意识未能恢复至基线水平。或
- ○ 持续脑电图放电和（或）癫痫电发作
  - 该指南推荐惊厥性癫痫持续状态（CSE）和非惊厥性癫痫持续状态（NCSE）采用同一定义（如前所述）。

- ■ 上述标准修改了"发作持续 30 min 或更久"这一旧定义，这是因为：
    - □ 大部分临床和电发作能在 5 min 之内自行停止，而持续超过 5 min 的发作通常不会自行中止。
    - □ 不可逆的神经元损伤和 ASD 抵抗常常在发作后不到 30 min 即出现。
  - ○ 标准修订后，治疗启动将更积极，有利于防止 SE 反复出现。
  - ○ 该 SE 定义鼓励治疗者积极治疗任何持续超过 5 min 的发作。
- 国际抗癫痫联盟用两个关键时间点定义 SE，根据 SE 的类型，关键时间点也不尽相同。
  - ○ t_1——超过此时间点，发作即为"持续"，不会自行停止
  - ○ t_2——从此时间点开始，持续的发作会造成长期后果
  - ○ 对 GCSE 而言，t_1 为 5 min，t_2 为 30 min。

D. GCSE 的临床表现

- GCSE 的临床表型包括全面强直-阵挛性 SE、肌阵挛性 SE、强直性 SE、阵挛性 SE。
  - ○ 临床发作活动既可以对称，也可以不对称。
  - ○ GCSE 一定会合并明显的意识障碍，EEG 会有双侧癫痫样活动。
  - ○ 局部运动性 SE 和部分性发作持续状态（EPC）不在此定义范围之内。
- 随着 GCSE 持续，运动症状可以减弱，表现为症状不显著的 GCSE（subtle GCSE）。症状不显著的 GCSE 的运动症状可能只是眼球抽搐、手指抽搐、眼震[10]。
- 所有临床发作症状最后都会中止，而 EEG 也许仍可见全面性电发作。此时标志着 GCSE 转化为 NCSE（图 30.1）。
- GCSE 可合并 Todd 麻痹（发作后局灶性神经功能缺损）。
- GCSE 的系统表现
  - ○ 肺水肿、呼吸衰竭、酸中毒很常见。酸中毒是呼吸衰竭和乳酸释放的结果。
  - ○ 高热可能出现，并且与 GCSE 预后不良相关。
  - ○ 白细胞（white blood cell，WBC）计数可能升高。

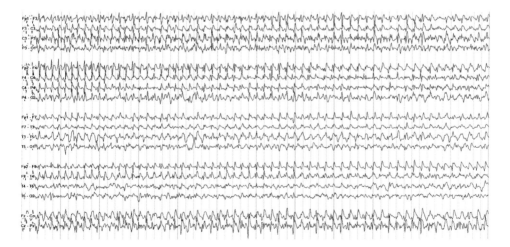

图 30.1　新发癫痫持续状态。患者 17 岁男性，因发热、全面惊厥性癫痫持续状态就诊于外院，有孤独症病史，既往无癫痫发作。虽然多次给予患者静注劳拉西泮、fPHT，但患者全面性阵挛仍持续发作，于是予输注咪达唑仑，临床发作消失。患者转至我院后，EEG 示波幅高低不等的全面性 4～8 Hz 棘慢波活动，符合非惊厥性癫痫持续状态的诊断。fPHT，磷苯妥英（fosphenytoin）

- ○ 脑脊液（CSF）细胞数可能轻度增加（＜ 30/mm³）。CSF WBC 计数＞ 30/mm³ 提示感染。
- ○ GCSE 开始后，最早在 30 min 可观察到低血压。
- ○ 其他心血管系统并发症还有心律失常、心动过速。
- ○ 肾衰竭可继发于横纹肌溶解。
- ○ 可观察到颅内压升高。
- ○ 脑水肿也可能出现，尤其在儿童患者中。

E. 病因（表 30.1）

- GCSE 患者依据既往是否有癫痫发作病史，而病因不同。
- 已知有癫痫病史的患者，最常见的病因是 ASD 停药，或服药依从性差。
  - ○ 15% 的癫痫患者在一生中会出现 SE。
- 既往没有癫痫病史的患者，最常见的病因是脑血管病（缺血性卒中、脑出血）。

表 30.1　GCSE 病因	
神经系统病因	**非神经系统病因**
<ul><li>ASD 血药浓度过低</li><li>既往癫痫病史</li><li>脑血管病（急性或慢性）<ul><li>○ 缺血性卒中、ICH、SAH、SDH</li><li>○ 静脉窦血栓形成</li></ul></li><li>肿瘤<ul><li>○ 原发性或转移性</li><li>○ 恶性或良性</li><li>○ 软脑膜癌病</li><li>○ 副肿瘤综合征</li></ul></li><li>缺氧性损伤</li><li>颅脑外伤</li><li>CNS 感染<ul><li>○ 病毒性、真菌性、寄生虫性、细菌性</li><li>○ 脑膜炎、脑炎、脑脓肿</li><li>○ 朊蛋白病</li></ul></li><li>CNS 炎症 / 自身免疫性疾病<ul><li>○ 自身免疫性脑炎：<ul><li>■ 抗 NMDA、VGKC、GAD、AMPA、GABA 受体脑炎</li></ul></li><li>○ 神经结节病</li><li>○ 系统性红斑狼疮</li><li>○ 原发性 CNS 血管炎</li><li>○ 多发性硬化</li><li>○ 桥本脑病</li></ul></li></ul>	<ul><li>药物或吸毒相关<ul><li>○ 酒精戒断</li><li>○ 毒品（苯丙胺、可卡因、海洛因、PCP、摇头丸）</li><li>○ 抗生素（青霉素类、氟喹诺酮类、头孢类）</li><li>○ 抗抑郁药（安非他酮、TCA 比 SSRI、MAOI 更容易诱发 SE）</li><li>○ 茶碱</li><li>○ 异烟肼（可予维生素 B₆）</li><li>○ 胰岛素</li><li>○ 利多卡因</li></ul></li><li>代谢性<ul><li>○ 低镁血症</li><li>○ 低血糖症</li><li>○ 低钙血症</li><li>○ 尿毒症</li><li>○ 血钠水平明显异常</li></ul></li><li>子痫或高血压性脑病</li></ul>

AMPA，α- 氨基 -3- 羟基 -5- 甲基 -4- 异噁唑丙酸；ASD，抗癫痫药物；CNS，中枢神经系统；GABA，γ- 氨基丁酸；GAD，谷氨酸脱羧酶；GCSE，全面惊厥性癫痫持续状态；ICH，脑出血；MAOI，单胺氧化酶重摄取抑制剂；NMDA，N- 甲基 -D- 天冬氨酸；PCP，苯环利定；SAH，蛛网膜下腔出血；SDH，硬膜下血肿；SE，癫痫持续状态；SSRI，选择性 5- 羟色胺重摄取抑制剂；TCA，三环类抗抑郁药；VGKC，电压门控钾通道

- 其他常见病因有头部外伤、缺氧性脑损伤、中毒或代谢性疾病、颅内肿瘤。
- GCSE 患者不同年龄阶段，病因不同：
  ○ 儿童患者中，GCSE 病例有一半是因为感染和发热。
  ○ 成人患者中，最常见的病因是脑血管病（缺血性卒中、脑出血的急性期或后遗症）。

F.　GCSE 的 EEG 特点：分为 5 个阶段[11-12]（图 30.2）

- 阶段 1：分散的临床发作和电发作。
- 阶段 2：EEG 由分散的电发作演变为波幅高低变化的节律性发作期放电。
- 阶段 3：持续的发作期活动。
- 阶段 4：持续的发作期活动被背景抑制期所中断。
  ○ 发作期活动可以是棘波、棘慢波、尖波或节律性慢波。
  ○ 该阶段如果持续，抑制期会越来越长、痫样活动期越来越短。
- 阶段 5：在平坦波形的背景上出现周期性癫痫样放电。

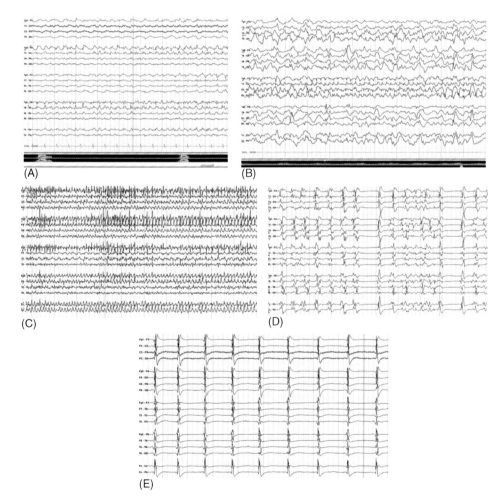

图 30.2　癫痫持续状态的 5 个 EEG 阶段。（**A**）阶段 1：分散的临床发作和电发作。两段发作不相连，图示左侧和右侧半球 CSA 功率增加。（**B**）阶段 2：EEG 由分散的电发作演变为波幅高低变化的节律性发作期放电。（**C**）阶段 3：持续的发作期活动。（**D**）阶段 4：背景抑制期将持续的发作期活动打断。（**E**）阶段 5：背景波形平坦，周期性放电。CSA，压缩频谱阵列

Ⅱ.　基础知识

A.　需要治疗

- GCSE 是急症，必须积极治疗。
- GCSE 持续越久，患者就越难治[8]。
  - 如果拖到症状不明显的 GCSE 阶段才启动治疗，那么对治疗有反应的患者只有 15%[7]。
- 自身维持性 SE 的大鼠模型显示，苯二氮䓬类药物［γ- 氨基丁酸（GABA-A）受体激动剂］或苯妥英（phenytoin，PHT）（钠通道阻断剂）只有早期给药（即在开始的几分钟内），SE 才对其有反应。
- 随着时间发展，SE 对药物逐渐抵抗。N- 甲基 -D- 天冬氨酸（NMDA）受体介导谷氨酸兴奋性输入，在晚期，NMDA 受体拮抗剂变得有效。
- 在持续发作的状态下，对不同药物成分敏感性的变化是因为去抑制化。体外模型表明，神经元的 GABA-A 受体内吞进入细胞质。
- 因此，ASD（包括苯二氮䓬类药物）能成功治疗的时间窗相对有限。

B.　EEG 的使用

- 临床明确的发作应立即治疗，不要等待 EEG。
- 正在接受静脉输注麻醉剂（intravenous anesthetics drug，IVAD）治疗的 SE 患者，惊厥症状一般都会中止。所以连续 EEG（cEEG）监测是明确有无持续发作、指导发作治疗的唯一方法。
- 美国神经重症学会（Neurocritical Care Society，NCS）指南称，SE 的管理通常需要 cEEG 监测（Ⅰ类推荐，B 级证据）[8]。该指南和美国临床神经生理学会（ACNS）的共识声明建议，cEEG 的指征包括[8, 13]：
  - 癫痫临床发作或 SE 未恢复至基线状态持续 10 min 以上；
  - 昏迷，包括心搏骤停后；
  - EEG 记录刚开始的 30 min 呈癫痫样活动或周期性放电（PD）；
  - 脑出血、蛛网膜下腔出血、颅脑外伤患者；
  - 意识状态改变的患者，怀疑非惊厥性发作。
- 如果 GCSE 患者在 ASD 起始治疗后需持续用肌松药，那么也需要 cEEG 监测。
- 指南认为，如果临床怀疑发作仍然持续，那么 cEEG 监测应当在 SE 发病 1 h 内启动。
  - 18% ～ 50% 的 GCSE 患者在临床症状中止之后，在 EEG 上会发展为 NCSE。
- 昏迷患者的 cEEG 监测应持续至少 48 h，以排除非惊厥性发作（根据 NCS 指南）。
- 难治性 GCSE 患者接受 IVAD 治疗时，应当用 EEG 指导所需的脑电抑制程度。EEG 抑制到何种程度最好，尚不清楚。
- 如果观察到 PD 或偏侧节律性 δ 活动（LRDA），EEG 监测应当继续，因为这类脑电型式与癫痫发作风险增加相关（见第 18、19 和 20 章）。
- EEG 同样有助于鉴别类似 GCSE 的非癫痫事件。

C.　GCSE 的治疗：一般治疗

- 每家医院都要有 GCSE 治疗流程。图 30.3 为治疗流程示例。近期发表的基于证据的治

癫痫持续状态治疗流程

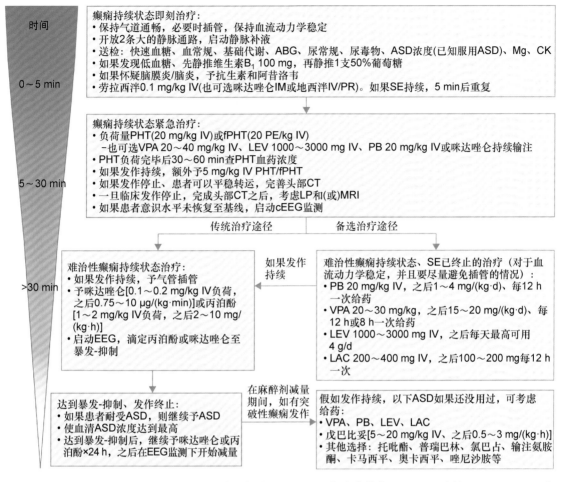

图 30.3　**GCSE 治疗流程示例**。ABG，动脉血气分析；ASD，抗癫痫药物；cEEG，连续 EEG；CK，肌酸激酶；fPHT，磷苯妥英；GCSE，全面惊厥性癫痫持续状态；LAC，拉考沙胺；LEV，左乙拉西坦；LP，腰椎穿刺；Mg，镁；PB，苯巴比妥；PHT，苯妥英；SE，癫痫持续状态；VPA，丙戊酸

疗指南与之类似[14]。

- 患者气道的评估和管理很重要。
  - 尽管苯二氮䓬类药物可能引起呼吸抑制，但研究显示，相比于使用苯二氮䓬类药物治疗，呼吸衰竭更常见于使用安慰剂的 SE 患者[8]。
  - 呼吸暂停也可能出现，所以有时还需要气管插管。
  - 如果插管需要神经肌肉接头阻断，推荐优先使用维库溴铵、罗库溴铵等短效肌松药，这样假如发作持续，不致掩盖症状。
- 实验室检查：指尖血糖、全血计数、基础代谢检查、血气分析、肝功能、镁、磷、钙（总钙和游离钙）、尿毒物筛查、乙醇浓度、肌钙蛋白、肌酸激酶、尿常规以及血、尿细菌培养。
- 如果已知患者平时服用 ASD，检查 ASD 血药浓度。
- 给葡萄糖之前先静推硫胺素（维生素 B_1），避免诱发 Wernicke 脑病。
- 重度酸中毒可予碳酸氢钠纠正。

- 高热很常见（高达 79%），会加重 GCSE 造成的神经系统损伤。
  - 使用血管内降温或体表降温治疗 GCSE 的高热。
- 避免高血糖，因为高血糖也会加重 SE 诱导的脑损伤。
- 启动静脉补液，因为横纹肌溶解很常见。
- 如果患者发热并且 SE 的病因不明，或者患者已知存在感染，则需要完善腰椎穿刺。
  - CSF 结果出来前，应予经验性抗生素和抗病毒治疗（万古霉素、头孢曲松、阿昔洛韦、± 氨苄西林）。
- 影像：
  - 一旦患者病情稳定、临床发作停止，应立即完善头部 CT。
  - 如果 GCSE 病因未知、头部 CT 无异常，应完善头部增强 MRI。
  - SE 可能引起 MRI 影像异常，包括海马水肿、T2/ 液体衰减反转恢复（fluid-attenuated inversion recovery，FLAIR）序列皮质高信号（皮质缎带征）、胼胝体压部病变。

D. 药物（表 30.2）

- GCSE 的治疗应尽快启动，直至临床和电发作终止。
  - SE 的治疗是一组连续过程，具体流程包括即刻初始治疗、紧急控制治疗、难治性癫痫持续状态（RSE）治疗。
  - 根据 NCS 指南[8]，即刻初始治疗的用药选择及其证据级别如下：
    - 劳拉西泮或咪达唑仑（Ⅰ类，A 级证据）；
    - 地西泮（Ⅱa 类，A 级证据）；
    - 苯妥英 / 磷苯妥英、苯巴比妥（phenobarbital，PB）、丙戊酸（Ⅱb 类，A 级证据）；
    - 左乙拉西坦（Ⅱb 类，C 级证据）。
  - 紧急控制治疗的用药选择及其证据级别如下：
    - 丙戊酸（valproic acid，VPA）（Ⅱa 类，A 级证据）；
    - 苯妥英 / 磷苯妥英（Ⅱa 类，B 级证据）；
    - 咪达唑仑持续输入（Ⅱb 类，C 级证据）；
    - PB（Ⅱb 类，C 级证据）；
    - 左乙拉西坦（Ⅱb 类，C 级证据）。
  - 难治性 SE 的治疗及相关证据级别如下：
    - 咪达唑仑持续输入、VPA（Ⅱa 类，B 级证据）；
    - 丙泊酚、戊巴比妥 / 硫喷妥钠（Ⅱa 类，B 级证据）；
    - 左乙拉西坦、苯妥英 / 磷苯妥英、拉考沙胺（lacosamide，LCM）、托吡酯、PB（Ⅱb 类，C 级证据）。
- 苯二氮䓬类药物
  - GCSE 的初始治疗首选苯二氮䓬类药物，因为这类药物效果强、起效快。
  - 苯二氮䓬类药物浓度高时，会限制重复性神经元点火。
  - 静脉用药首选劳拉西泮，因为它作用时间长（12 ～ 24 h）。
  - 肌内注射（intramuscular injection，IM）用药首选咪达唑仑，因为它是 IM 吸收最稳定的苯二氮䓬类药物。
  - 院前快速抗惊厥药物试验（Rapid Anticonvulsant Medication Prior to Arrival Trial，RAMPART）表明，在院前环节，IM 咪达唑仑因为能更快给药，所以可能比静脉

表 30.2　可用于治疗 GCSE 的各种抗癫痫药物总结

药物名称	证据级别*	起始剂量	目标血清浓度	作用机制	不良反应和其他事项
劳拉西泮	I 类，A 级证据	0.1 mg/kg IV，最大每剂 4 mg，5~10 min 后可再次给药	n/a	GABA 激动剂	呼吸抑制，低血压，镇静
咪达唑仑	I 类，A 级证据	0.2 mg/kg IM，最大 10 mg	n/a	GABA 激动剂	呼吸抑制，低血压，镇静，快速耐药
地西泮	II a 类，A 级证据	0.15~0.25 mg/kg IV，最大每剂 10 mg，5 min 后可再次给药	n/a	GABA 激动剂	呼吸抑制，低血压，镇静
苯妥英	II a 类，B 级证据	20 mg/kg IV 负荷量（可额外予 5~10 mg/kg）；之后 5~8 mg/(kg·d)，分为 TID 给药	15~25 μg/ml	调控钠通道	药疹，嗜酸性粒细胞增多，紫手套综合征，刺激性静脉炎，心律失常
磷苯妥英	II a 类，B 级证据	20 PE/kg（可额外予 5~10 mg/kg）；之后 5~8 PE/(kg·d)，分为 TID 给药	15~25 μg/ml	调控钠通道	低血压。用药反应比苯妥英少
丙戊酸	II a 类，A 级证据	20~40 mg/kg IV 负荷量，之后 15~20 mg/(kg·d)，分为 BID 或 TID 给药	>80 mg/L	抑制钠通道，增强 GABA，抑制 NMDA	胰腺炎，高氨血症，血小板减少症，脑病
苯巴比妥	II b 类，C 级证据	20 mg/kg IV 负荷量（可额外予 5~10 mg/kg）；之后 1~4 mg/(kg·d)，分为 BID 给药	30~50 μg/ml	调控氯离子内流以增强 GABA 的抑制作用	半衰期长（4 天），低血压，呼吸抑制，镇静。可加重 VPA 诱发的高氨血症
丙泊酚	II b 类，B 级证据	1~2 mg/kg IV 负荷量，之后 2~10 mg/(kg·h)	n/a	GABA-A 激动剂（同时抑制 NMDA 受体，调控钙通道）	镇静，低血压（3%~10%），心动过缓，丙泊酚输注综合征
戊巴比妥	II b 类，B 级证据	5~20 mg/kg IV 负荷量，之后 0.5~3 mg/(kg·h)	10~20 μg/ml	调控氯离子内流以增强 GABA 的抑制作用	镇静，低血压，体温调节异常，感染率增高，可能免疫抑制
左乙拉西坦	II b 类，C 级证据	1000~3000 mg IV；之后最大剂量为每日 4 g，分为 BID 给药	n/a	与突触囊泡结合蛋白 SV2A 结合	轻度嗜睡

表 30.2　可用于治疗 GCSE 的各种抗癫痫药物总结（续）

药物名称	证据级别*	起始剂量	目标血清浓度	作用机制	不良反应和其他事项
拉考沙胺	Ⅱb 类，C 级证据	200～400 mg IV 负荷量；之后最大剂量为每日 400 mg，分为 BID 给药	n/a	增强钠通道的慢失活	PR 间期延长，低血压
托吡酯	Ⅱb 类，C 级证据	200～400 mg NG/PO；之后 400～800 mg/d PO，分为 BID 给药	5～20 μg/ml	阻断红藻氨酸/AMPA 受体和钠通道；在 GABA-A 受体水平增强 GABA 介导的氯离子内流；使高电压激活钙电流的波幅减低，激活钾离子传导	代谢性酸中毒。无静脉用剂型。微弱抑制 CYP2C19、CYP3A4。可能加重 VPA 诱导的高氨血症

*证据等级划分依据 2012 年美国神经重症学会（NCS）的 GCSE 和 NCSE 初始治疗指南。

AMPA，α-氨基-3-羟基-5-甲基-4-异噁唑丙酸；BID，每日 2 次；GABA，γ-氨基丁酸；GCSE，全面惊厥性癫痫持续状态；IM，肌内注射；NCSE，非惊厥性癫痫持续状态；NMDA，N-甲基-D-天冬氨酸；PE，苯妥英当量（phenytoin equivalent）；TID，每日 3 次；VPA，丙戊酸注射（intravenous injection，IV）劳拉西泮效果更好[15]。

○ 地西泮经直肠给药适用于没有静脉通路、并且存在咪达唑仑 IM 禁忌证的情况。

- 苯妥英（PHT）、磷苯妥英（fosphenytoin，fPHT）
  ○ 用于苯二氮䓬类药物中止发作后的发作控制维持，或者苯二氮䓬类药物治疗失败后持续发作的治疗。
  ○ fPHT 为前体药物，优于 PHT，因为严重的血栓性静脉炎和组织坏死的风险更低，并且能快速给药。
  ○ 起始负荷量 PHT 20 mg/kg，fPHT 20 PE/kg。
    ■ 维持剂量 5 ～ 8 mg/（kg·d），分为每日 2 次（BID）或每日 3 次（TID）给药。
  ○ 静脉输入 PHT 时，不要超过 50 mg/min。fPHT 可以更快速地给药（最高 150 PE/min）。
  ○ 予起始负荷量后如果发作持续，可间隔 10 min 再次给予 PHT 5 mg/kg 或 fPHT 5 PE/kg。
  ○ 血清浓度参考范围：PHT 10 ～ 20，游离 PHT 1.0 ～ 2.0。
  ○ 如果根据血清药物浓度再次予负荷量：
    ■ 再次负荷量＝（目标浓度－目前浓度）× 体重（kg）×0.64。
  ○ fPHT 也可以经肌内注射给予负荷量（20 PE/kg）。
  ○ 这 2 种药物蛋白结合率高，容易出现药物相互作用。
  ○ PHT 和 fPHT 出现心律失常（心动过缓、异位搏动）、低血压的可能性相同。因此这两种药物都需要监测血流动力学。
  ○ fPHT 的注射部位反应相对不常见。
    ■ 紫手套综合征（purple glove syndrome，PGS）见于静脉输注 PHT 后，表现为水肿、水疱、疼痛、色素脱失（译者注：由注射部位蔓延至肢体远端，原因不明）。PHT 外渗不是都出现。
- 丙戊酸（VPA）
  ○ 紧急控制治疗的效果与 PHT/fPHT 相似[8]。
  ○ 既往有原发性全面性癫痫病史的 SE 患者，可选此药。
  ○ 推荐负荷量 20 ～ 40 mg/kg IV
    ■ 如果给予起始负荷量后发作仍持续，可以考虑追加 20 mg/kg 负荷量。
    ■ 维持量为 15 ～ 20 mg/（kg·d），分为每日 2 ～ 4 次使用。
  ○ 有出血倾向或有颅内出血的患者要小心。
    ■ 已证实 VPA 与血小板减少有关。
  ○ 蛋白结合率高，容易出现药物相互作用。
  ○ 血清药物浓度参考范围：50 ～ 100。
  ○ 也可见低血压，但比 PHT 少。
  ○ 监测肝功能、全血细胞计数、淀粉酶、脂肪酶。
  ○ 美国 FDA 发布黑框警示，列举的威胁生命的药物不良反应有肝毒性、胰腺炎和致畸性。
- 苯巴比妥（PB）：
  ○ 通常用于治疗难治性癫痫持续状态（RSE）。
  ○ 负荷量 20 mg/kg IV
    ■ 维持量 1 ～ 4 mg/（kg·d）。
  ○ 注意，静脉注射剂型包含丙二醇，其毒性表现为阴离子间隙增大型代谢性酸中毒，具有渗透压梯度。

- 静注速率不能超过 50 mg/min。
- 严重不良反应包括低血压、呼吸抑制。

- 治疗 RSE 的麻醉剂：
  - 咪达唑仑
    - 持续输注，治疗 RSE。
      - 起始输注速率 0.05 ～ 2 mg/（kg·h）。
    - 根据所希望的 EEG 抑制程度，滴定维持剂量。
      - EEG 终点究竟是发作受抑制，还是一定程度的暴发-抑制，尚有争议。
    - 咪达唑仑能快速清除，这一点优于巴比妥类药物。
    - 严重不良反应有呼吸抑制、低血压。
    - 使用过久容易出现快速耐药。
  - 丙泊酚
    - 持续输注，治疗 RSE。
      - 起始输注速率 0.5 ～ 5 mg/（kg·h）。
    - 根据所希望的 EEG 抑制程度，滴定维持剂量。
      - EEG 终点究竟是发作受抑制，还是一定程度的暴发-抑制，尚有争议。
    - 丙泊酚能快速清除，这一点优于巴比妥类药物。
    - 严重不良反应包括低血压、呼吸抑制、心力衰竭、横纹肌溶解、代谢性酸中毒、肾衰竭（丙泊酚输注综合征）。
      - 监测血浆甘油三酯、肌酸激酶（creatine kinase，CK），以及时发现丙泊酚输注综合征。
  - 戊巴比妥
    - 持续输注，治疗 RSE；根据所希望的 EEG 抑制程度，滴定剂量。
    - 起始输注速率 0.5 ～ 5 mg/（kg·h）。
    - 输注速率不能超过 25 mg/min。
    - 如有突破性发作，可额外追加 5 ～ 20 mg/kg 负荷量。
    - 半衰期非常长，达 144 h，有可能延长住院时间。
    - 通常在丙泊酚、咪达唑仑无效时使用。
    - 低血压限制了此药的应用，常常需要加用升压药。
    - 已知能引起麻痹性肠梗阻、心脏抑制、呼吸抑制、体温调节异常、免疫抑制、感染率升高。
    - 注意，静脉注射用剂型包含丙二醇。
- 新型 ASD[16]
  - 左乙拉西坦（levetiracetam，LEV）
    - 作用机制：确切的抗癫痫机制，但推测是作用于突触囊泡糖蛋白 2A（synaptic vesicle glycoprotein 2A，SV2A）。
    - 最佳负荷量不清楚，但许多研究使用 1000 ～ 3000 mg IV 15 min 以上；维持量每日最高 4000 mg，分为 BID 给药。
    - 总体上耐受良好，但对于肾功能异常的患者，剂量应减低。
    - 该药治疗 SE 的吸引力体现在不良反应少、药物相互作用小。

- 静脉注射（IV）、口服（PO）剂型切换时，无须调整剂量。
- 拉考沙胺（LCM）
  - 作用机制：增强电压门控钠通道的缓慢失活。
  - 病例报道和小样本量系列研究表明，LCM 作为治疗 RSE 的加用药物可能是有效的。
  - 一项随机化试验显示，控制 cEEG 发现的非惊厥性发作时，LCM 效果不低于 fPHT，不良反应发生率也类似[17]。
  - 治疗 SE 的最佳剂量不清楚，但许多研究使用 200 ~ 400 mg IV 负荷量；维持量每日最高 400 mg IV，分为 BID 给药。
  - 可能引起低血压、PR 间期延长。
  - 肝肾功能不全的患者需要调整剂量。
  - IV、PO 剂型切换时，无须调整剂量。
- 托吡酯
  - 作用机制：阻断钠通道，增强 GABA 能传递，拮抗 α- 氨基 -3- 羟基 -5- 甲基 -4- 异噁唑丙酸（alpha-amino-3-hydroxy-5-methyl-4-isoxazolepropionic acid，AMPA）/ 红藻氨酸受体。
  - 一些病例报道和小样本量系列研究称，托吡酯能中止 RSE[18]。
  - 该药的应用受限于没有 IV 剂型。
  - 推荐起始量 200 ~ 400 mg PO，维持量 300 ~ 1600 mg/d（分为每日 2 ~ 4 次给药）。
- 普瑞巴林
  - 美国神经重症学会（NCS）的 SE 管理指南未提及该药，但若治疗 RSE 时传统药物无效，也可以考虑加用此药[19]。
  - 作用机制：与电压依赖性钙通道的 $\alpha 2 \delta$ 亚基结合。
  - 一项小样本量系列研究显示，普瑞巴林剂量达 600 mg/d 时，作为治疗 RSE 的加用药物可能有效。
  - 不良反应少，能以大剂量起始给药，药物相互作用小。但是没有静脉用剂型。
  - 治疗 SE 的剂量不明。
- 氯巴占
  - 1,5- 苯二氮杂草的安全性和耐受性比传统苯二氮䓬类药物更佳。
  - 只有口服剂型。
  - 与其他 ASD 不存在有意义的相互作用。
  - 一项小样本量系列研究显示，氯巴占也可作为 RSE 加用的药物[20]，但证据有限。治疗 RSE 的最佳剂量不明。
- 其他 ASD
  - 唑尼沙胺、卡马西平、奥卡西平都可用作 RSE 的加用药物，但证据极少。

E. GCSE 终止后麻醉药物减量

- 患者达到无发作或暴发-抑制 12 ~ 48 h 后（通常 24 h 后），就开始减少静脉麻醉剂用量。
- 从暴发-抑制开始减量前，先确认其他 ASD（PHT、VPA、PB）的药物浓度处于合适范围。

- 在此阶段，密切关注 EEG，评估有无突破性发作，这非常重要。
- 如果出现突破性发作，再次予麻醉剂起始负荷量的 30% ～ 70%，使患者回到暴发–抑制，并增加一种 ASD 后再尝试减量。

F.   ASD 的相互作用

- ASD 之间可能出现相互作用，也可能与重症患者所用的其他药物出现相互作用。
- PHT 是 P450 系统的诱导剂，能降低 VPA 血药浓度。
- VPA 是 P450 抑制剂，能增加 PB 血药浓度。
- 水杨酸类、异烟肼、红霉素增加 VPA 浓度。
- PB 使 PHT 浓度先升后降。
  - PB 也会降低苯二氮䓬类药物、VPA 的浓度。
- PHT、VPA、PB 降低华法林浓度。
- 能使 PHT 浓度降低的药物非常多，如激素、叶酸、利福平、地高辛、华法林、VPA、苯二氮䓬类药物。
- 能使 PHT 浓度升高的药物也非常多，如奥美拉唑、西咪替丁、甲氧苄啶、异烟肼、氟康唑、酮康唑、胺碘酮。
- 左乙拉西坦、拉考沙胺没有药物相互作用。

Ⅲ.   仍需思考、有待解决的问题

A.   哪种 ASD 治疗急性癫痫发作和 SE 最有效？

- 如美国神经重症学会（NCS）的 SE 指南所述，SE 治疗各阶段都有各种 ASD 供选用，尤其是在苯二氮䓬类药物无效之时。
- 一项随机化试验［明确癫痫持续状态治疗试验（Established Status Epilepticus Treatment Trial，ESETT）］正在开展，该试验欲比较磷苯妥英、左乙拉西坦、丙戊酸的效果，有望明确在苯二氮䓬类药物无效之后，优先选用哪种药。

B.   GCSE、NCSE 的治疗强度分别如何把握？

- 一项队列研究发现，接受麻醉剂治疗的 SE 患者预后差[21]；随后一项样本量更大的队列研究却未发现死亡率有差异[22]。注意，后一项研究确实报告了使用麻醉剂的患者，住院时长更久。
- 有人提出了"合适的治疗强度"这一概念，认为治疗强度应取决于神经元正在受到损伤的程度[17, 23-24]。

C.   哪类 EEG 型式需要积极治疗？

- NCSE 的 EEG 未必都是有头有尾、很好辨认的发作。
- 近年的证据表明，PD 与脑组织代谢异常有关，提示 PD 不一定如过去所认为的那样良性[25]。
- 节律性和周期性型式，包括全面周期性放电（GPD）、偏侧周期性放电（LPD），甚至那些伴有三相形态的型式，都属于发作期–发作间期连续体的范畴，可能反映的是 SE 的不同阶段。

- 还不清楚这些 EEG 型式究竟是潜在疾病的表现，还是代表一种需要治疗的病变实体。
- 没有变化、持续很久的 LPD 不大像癫痫样放电，更像是皮质损伤的反映。
- 反之，有波幅、频率演变的 LPD 更可能是潜在的发作期活动。

参考文献

1. Waterhouse EJ, Garnett LK, Towne AR, et al. Prospective population-based study of intermittent and continuous convulsive status epilepticus in Richmond, Virginia. *Epilepsia.* 1999;40:752–758.
2. Hitiris N, Mohanraj R, Norrie J, Brodie MJ. Mortality in epilepsy. *Epilepsy Behav.* 2007;10: 363–376.
3. Betjemann JP, Josephson SA, Lowenstein DH, Burke JF. Trends in status epilepticus-related hospitalizations and mortality: redefined in US practice over time. *JAMA Neurol.* 2015;72: 650–655.
4. Logroscino G, Hesdorffer DC, Cascino G, et al. Time trends in incidence, mortality, and case-fatality after first episode of status epilepticus. *Epilepsia.* 2001;42:1031–1035.
5. Lowenstein DH, Alldredge BK. Status epilepticus. *N Engl J Med.* 1998;338:970–976.
6. Rossetti AO, Logroscino G, Milligan TA, et al. Status Epilepticus Severity Score (STESS). *J Neurol.* 2008;255:1561–1566.
7. Treiman DM, Meyers PD, Walton NY, et al. A comparison of four treatments for generalized convulsive status epilepticus. Veterans Affairs Status Epilepticus Cooperative Study Group. *N Engl J Med.* 1998;339:792–798.
8. Brophy GM, Bell R, Claassen J, et al. Guidelines for the evaluation and management of status epilepticus. *Neurocrit Care.* 2012;17:3–23.
9. Trinka E, Cock H, Hesdorffer D, et al. A definition and classification of status epilepticus—report of the ILAE Task Force on Classification of Status Epilepticus. *Epilepsia.* 2015;56:1515–1523.
10. Husain AM, Horn GJ, Jacobson MP. Non-convulsive status epilepticus: usefulness of clinical features in selecting patients for urgent EEG. *J Neurol Neurosurg Psychiatry.* 2003;74:189–191.
11. Pender RA, Losey TE. A rapid course through the five electrographic stages of status epilepticus. *Epilepsia.* 2012;53:e193–e195.
12. Treiman DM, Walton NY, Kendrick C. A progressive sequence of electroencephalographic changes during generalized convulsive status epilepticus. *Epilepsy Res.* 1990;5:49–60.
13. Herman ST, Abend NS, Bleck TP, et al. Consensus statement on continuous EEG in critically ill adults and children, Part I: indications. *J Clin Neurophysiol.* 2015;32:87–95.
14. Glauser T, Shinnar S, Gloss D, et al. Evidence-based guideline: treatment of convulsive status epilepticus in children and adults: report of the Guideline Committee of the American Epilepsy Society. *Epilepsy Currents.* 2016;16:48–61.
15. Silbergleit R, Durkalski V, Lowenstein D, et al. Intramuscular versus intravenous therapy for prehospital status epilepticus. *N Engl J Med.* 2012;366:591–600.
16. Wasim M, Husain AM. Nonconvulsive seizure control in the intensive care unit. *Curr Treat Options Neurol.* 2015;17:340.
17. Husain AM, Lee JW, Kolls BJ, et al. The TRENdS trial: intravenous lacosamide versus fosphenytoin for the treatment of frequent nonconvulsive seizures in critically ill patients. Abstract No. 1.401, 2015, American Epilepsy Society Annual Meeting. https://www.aesnet.org/meetings_events/annual_meeting_abstracts/view/2398222
18. Towne AR, Garnett LK, Waterhouse EJ, et al. The use of topiramate in refractory status epilepticus. *Neurology.* 2003;60:332–334.
19. Swisher CB, Doreswamy M, Husain AM. Use of pregabalin for nonconvulsive seizures and nonconvulsive status epilepticus. *Seizure.* 2013;22:116–118.
20. Sivakumar S, Ibrahim M, Parker D Jr, et al. Clobazam: an effective add-on therapy in refractory status epilepticus. *Epilepsia.* 2015;56:e83–e89.
21. Sutter R, Marsch S, Fuhr P, et al. Anesthetic drugs in status epilepticus: risk or rescue? A 6-year cohort study. *Neurology.* 2014;82:656–664.
22. Alvarez V, Lee JW, Westover MB, et al. Therapeutic coma for status epilepticus: differing practices in a prospective multicenter study. *Neurology.* 2016;87:1650–1659.
23. Ferguson M, Bianchi MT, Sutter R, et al. Calculating the risk benefit equation for aggressive treatment of non-convulsive status epilepticus. *Neurocrit Care.* 2013;18:216–227.
24. Hirsch LJ. Finding the lesser of two evils: treating refractory status epilepticus. *Epilepsy Currents.* 2015;15:313–316.
25. Vespa P, Tubi M, Claassen J, et al. Metabolic crisis occurs with seizures and periodic discharges after brain trauma. *Ann Neurol.* 2016;79:579–590.

第31章

成人非惊厥性癫痫持续状态

（Sara Hocker，Peter W. Kaplan）

（张哲　译）

本章内容

- 非惊厥性癫痫持续状态（NCSE）（包括有争议的 EEG 型式在内）的诊断步骤
- 评估 NCSE 对神经功能的影响：脑损伤的标志物
- 决定 NCSE 的治疗强度

关键点

- 非惊厥性癫痫持续状态（NCSE）并非预后和管理范式都一成不变的单一疾病，而是一系列不同疾病的集合体，预后和治疗策略差异很大。
- 决策的关键是鉴别节律性或有演变的脑电活动，判断是癫痫发作或癫痫持续状态，还是与临床无关的周期性、节律性或发作间期癫痫样放电，后者可以不必治疗。
- 管理决策应包含细致、个体化评价患者的最终预后（例如心肺骤停后，或多种严重合并症伴多器官衰竭的患者 vs. 抗癫痫药物浓度不足的癫痫患者）。
- 治疗应当包括使用麻醉剂以外的抗癫痫药物，谨慎、快速滴定药物至临床和脑电有反应，同时监测有无不良反应。麻醉剂适合预后估计较好的难治性病例。
- 治疗最好在 ICU 进行，不仅需要重点关注心脏、呼吸系统并发症，还要进行连续 EEG 监测。

I. 背景

A. 非惊厥性癫痫持续状态

- 随着神经重症 EEG 监测的开展，我们发现了许多过去会漏诊的非惊厥性癫痫持续状态（NCSE）患者。
- NCSE 不是单一的疾病，诊断和治疗思路不能套用到所有患者上。它实际上是一系列不同疾病的集合体，临床上的诊断和管理大相径庭。
- NCSE 的预后取决于 NCSE 的类型和病因，以及患者的合并症。

- 一些类型为良性［如遗传性失神癫痫（典型失神发作持续状态），不会造成持续的疾病状态］。
- 另一种极端情况是心肺骤停后电发作癫痫持续状态（SE）伴昏迷，死亡率几乎100%，意识也不能恢复（尤其是未予低温治疗的患者）。
- NCSE 的诊断有三个维度[1]
  - 发作期症状学；
  - 病因学；
  - EEG 型式。

II.　基础知识

A.　NCSE 的动物模型

- 动物模型未能确切证明 NCSE 可以引起脑损伤。
- 目前没有令人满意的典型失神持续状态、慢性癫痫因抗癫痫药物（ASD）浓度过低诱发 NCSE 的模型。
- 起初用来研究 SE 影响的动物模型有不少是通过诱导严重脑损伤的方法制作的，这些方法本身就会导致慢性神经元损伤。
  - 许多模型一开始用于研究兴奋毒性，但后来又用于"重现"人类的复杂部分性癫痫持续状态（complex partial status epilepticus，CPSE）[2]。
  - 这些模型的制作方法是，对无癫痫动物给予强效化学致痫药，或长时间高频重复电刺激，来诱发 SE[2]。

B.　以人为对象的 NCSE 研究

- 评估 NCSE 对人类影响的研究不好解读。
  - 人类的 NCSE 差异很大，常常涉及低频放电。
  - 抗癫痫药物、既往癫痫病史似乎有一定的神经保护作用。
  - 很难区分损伤究竟是 SE 的病因导致的，还是癫痫发作本身导致的[2-3]。
  - 文献中许多个案报道和小样本系列研究纳入的 NCSE 患者病因很复杂，包括前驱惊厥性 SE、脑炎、卒中、颅脑外伤等。
- 几乎没有研究直接测定 NCSE 对认知功能可能造成的影响。
  - 2 项围绕癫痫患者的研究在 SE 后评价了认知功能，发现认知评分并无持久性减退[4-5]。
- 与上述令人安慰的结果不同的是：
  - 另外 2 项研究将单一病因的 NCSE 患者组与对照人群进行比较，这样研究较为"单纯"。
  - 结果表明，对于蛛网膜下腔出血或头部外伤患者，癫痫发作或 SE 至少是在原发损伤的基础上添加了不良影响[6]。

C.　脑损伤的标志物

- NCSE 期间和之后的影像：
  - 研究结果各不相同。
  - 已知有特发性全面性癫痫的患者（儿童失神或青少年肌阵挛癫痫）如无缺氧或外

伤这些继发损伤，NCSE 之后 CT 或 MRI 没有改变。

- 　既往有局部病变相关癫痫和 NCSE 的患者：
    - 　多数病例不会出现持续的影像改变。
    - 　急性期 MRI 可能出现一过性局部液体衰减反转恢复序列（FLAIR）或弥散加权成像（diffusion-weighted imaging，DWI）改变。
    - 　一些个案报道明确地称颞叶 NCSE 后出现颞叶、海马萎缩，但是这些个案并不能完全排除萎缩是由颞叶损害本身（如脑炎）触发的。
  - 　其他关于 ICU 中 NCSE 的个案系列发现了 NCSE 相关脑损伤的影像证据，但同样未能确切说明，这些影像改变完全由 NCSE 引起[7]。
- 作为脑损伤标志物的血清神经元特异性烯醇化酶（NSE）：
  - 　NSE 是神经元损伤的血清标志物。
  - 　NCSE 发作时，即使没有同期可辨认的神经系统病灶，NSE 也可能升高。
  - 　研究证实，CPSE 后 NSE 会升高，一定程度上与 SE 的持续时间相关[8]。
  - 　这些改变的特异性存疑，因为 NSE 升高可能是血脑屏障破坏的结果，不一定反映急性神经元损伤。
  - 　检验 NSE 以反映脑损伤程度的可靠性也值得质疑：据已发表的系列研究，一些预后好的患者 NSE 水平显著升高，而有些预后差的患者 NSE 水平很低。

D.　治疗的风险

- 临床经验和文献资料表明，治疗并非毫无风险。
  - 　治疗（尤其是苯二氮䓬类药物、麻醉剂）可能引起呼吸抑制、低血压，延长 ICU 住院时间，与同期感染和死亡相关[9]。
  - 　不能也不要认为这些治疗是标准疗法，"安全性、有效性都很明确"。
  - 　搞"一刀切（one size fits all）"的治疗范式，说不定会让风险-获益的天平朝有弊无利的方向倾斜[3]。

E.　NCSE 如何诊治

- 治疗决策要考虑若干因素。
  - 　NCSE 诊断的确定程度；
  - 　对病例具体病因的预后感知；
  - 　治疗能否改善预后或防止进一步恶化；
  - 　癫痫发作的难治程度；
  - 　患者对于治疗目标的预先意愿，或代理决策者的意见。
- NCSE 的临床表现
  - 　NCSE 的诊断很大程度上取决于临床医生怀疑有发作，进而完善 EEG。
  - 　惊厥性 SE 之后，患者可能进入所谓"症状不明显的 SE"状态，推测在此状态下，神经元能量耗竭，引起电-临床分离。
    - 　一名心外科术后的 70 岁女性，在镇静期间出现全面性强直-阵挛发作。患者惊厥发作终止后，意识仍未恢复。头部 CT 示多灶性脑梗死，EEG 示频繁的多灶性、独立性发作，提示为间断出现的局部性 SE。该脑电型式在接下来 2 天逐渐减弱（图 31.1）。

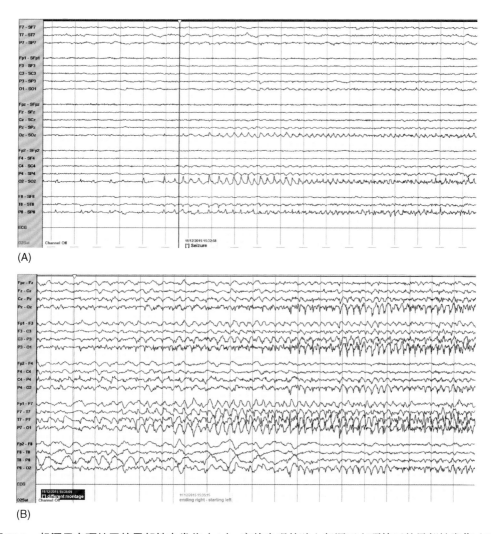

图 31.1　**起源于右顶枕区的局部性电发作（A）。突然出现的独立起源于左顶枕区的局部性发作（B）**

- ○　ICU 昏迷患者的 NCSE 可表现为面部、眼、头、颈部或肢体的轻微肌阵挛，躯干或肢体肌张力改变，眼球凝视或眼震。
- ○　有时候即使 EEG 能明确看到发作，但能提示 NCSE 的临床迹象几乎没有。
  - ■　一例 46 岁 1 型糖尿病女性，出现糖尿病酮症酸中毒，进行性反应变差。EEG 示全面性棘慢波节律，频率常大于 3 Hz（图 31.2 A），予劳拉西泮后很快消失（图 31.2 B）。
- ○　然而，准确地判读 EEG 有助于让 NCSE 的诊断不致太过草率。
- ●　NCSE 的 EEG 诊断
  - ○　可惜的是，EEG 经常误诊 NCSE。
  - ○　误诊源于错误判读 EEG 伪差（例如病床振动、理疗拍打、咀嚼食物）、过度解读发作间期放电和周期性或节律性放电等。
  - ○　见于中毒-代谢性脑病的全面周期性放电（GPD）伴三相形态（也就是过去所说的三相波）有时和发作期 EEG 型式类似。而且现在已不再认为三相波是中毒-代谢性脑病的特异性表现。

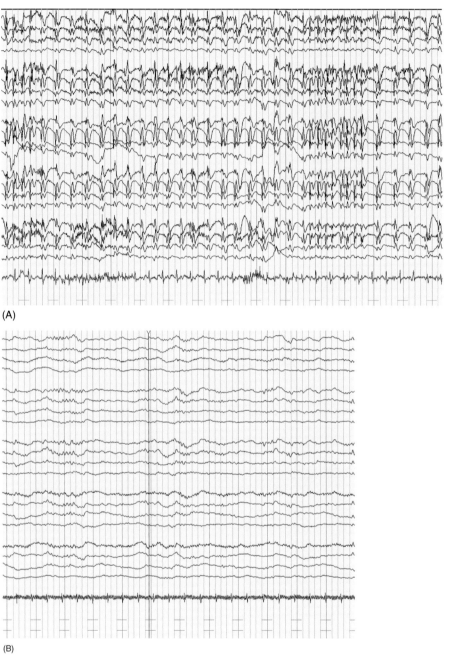

图 31.2   **2 ～ 4 Hz 全面性不典型棘慢波连续出现（A）**。予 4 mg 劳拉西泮后，该脑电型式中止，背景变为弥漫性 δ 慢波，电压有所减低（**B**）

- ○ 目前，围绕能诊断 NCSE 的 EEG 类型识别，已做了很多工作[1]。
- ○ NCSE 最明确的 EEG 证据包括，有频率、波幅或位置演变的癫痫样放电，或者频率持续大于 2.5 Hz（图 31.3 A 和 B）。
- ○ 此外，根据 Salzburg 标准[10]，≤ 2.5 Hz 的癫痫样放电如果满足下列条件中的一项，也符合 NCSE：
  - ■ 存在相关联的临床症状（例如肢体抽搐，面部、躯干或肢体肌阵挛，凝视或头

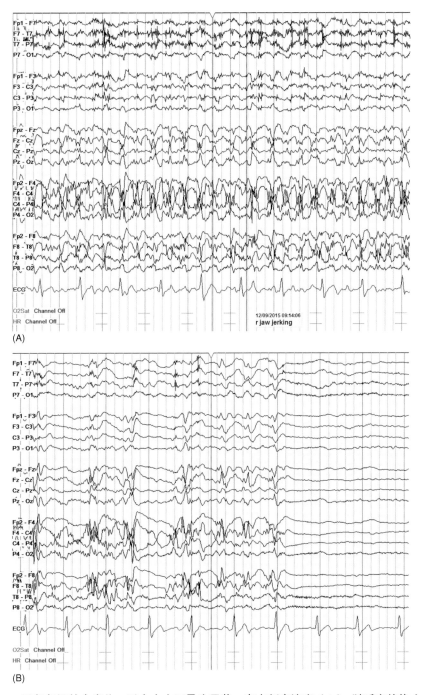

图 31.3　局部起源的电发作，以右中央区最为显著，存在频率演变（**A**），随后突然终止（**B**）

部偏斜，眼震）（图 S-31.1），或者
■　静脉予 ASD 后，临床和 EEG 均改善。
○　如欲清楚界定 NCSE 的 EEG 证据，则有漏掉处于发作期-发作间期连续体这一中间阶段患者的风险，该阶段的典型脑电有 1 ～ 2.5 Hz 范围内的周期性或节律性型式，并不符合上述标准（图 31.4）。
■　我们知道，尽管周期性放电（图 S-31.2 和图 S-31.3）与癫痫发作相关，是皮质

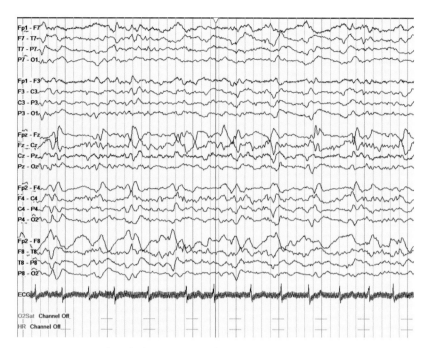

图 31.4　**右侧半球性 LPD**，频率 1 Hz。LPD，偏侧周期性放电

　　　　过度兴奋的反映，通常在时间上与癫痫发作相距不远——或前或后——但不认
　　　　为代表"活动的"发作，也有人认为周期性放电是 SE 的终末阶段。
　　○　因此，究竟是否应该用胃肠外给药的 ASD 抑制周期性放电，争议很大，尤其考虑
　　　　到积极的麻醉剂治疗与病残率相关[3]。
　　○　有学者提出了上述有争议的脑电类型的各种管理策略[11]。
　●　预后也是影响 NCSE 管理的因素。
　　○　每个患者的预后很大程度上取决于症状学、意识水平、NCSE 病因，EEG 型式也
　　　　有一定程度的影响（例如缺少背景活动预示着脑功能受损严重）（表 31.1）。
例如，如果慢性癫痫患者出现 NCSE 的直接原因是 ASD 浓度太低，那么死亡率、病残率都
不高，大约 3%[13]。
　　○　相反，危重症患者如果因急性重症脑损伤出现 NCSE，在教学医院死亡率通常为
　　　　30% ～ 50%。

F.　治疗建议（表 31.2）

　●　治疗最好在有连续 EEG 监测、重症支持条件的 ICU 进行。
　●　临床医师应滴定 ASD 剂量至临床、EEG 有反应，同时密切监测不良反应。
　●　所用药物有：
　　○　口服 ASD；
　　○　苯二氮䓬类药物（有呼吸、血压抑制倾向）；
　　○　胃肠外给药的苯妥英、丙戊酸或新型药物如左乙拉西坦、拉考沙胺；
　　○　丙泊酚、咪达唑仑、巴比妥类、氯胺酮等麻醉剂。
　●　对于有疑问的病例，治疗强度要根据对具体疾病病残率的估计和临床状态做出调整。
　　○　以意识水平、年龄、患者合并症（如痴呆、转移瘤）、可能的预后为指导依据。

表 31.1	非惊厥性癫痫持续状态的预后				
类型	预后	诊断	对 ASD 的反应	复发	结局
典型失神持续状态	极佳	经常漏诊	极佳	频繁	无死亡或病残
老年人新发失神持续状态	极佳	经常漏诊	较好，但有时会延迟	偶尔（分情况；诱因可去除）	极佳
失神持续状态伴退行性全面性癫痫	可能有问题至一般	相对不常漏诊	不尽相同	频繁	不尽相同，部分患者认知功能下降（难以明确是疾病本身还是失神持续状态所致）
不典型失神持续状态	一般至差	相对不常漏诊	相对难治（在癫痫脑病或智力倒退的情况）	频繁	大多认知受损，但难以明确是否为疾病本身进展的结果
单纯部分性非惊厥性癫痫持续状态	通常较好至极佳，偶尔差	经常漏诊	极佳	频繁	死亡或病残近似于无
复杂部分性癫痫持续状态	如无共患病，较好至极佳	相对不常漏诊	较好至非常好，但常有延迟	频繁	认知后遗症罕见（＜ 1% 的患者）
癫痫电发作合并昏迷	极差，确有例外	隐匿（诊断需 EEG）；如合并肌阵挛则很明显	通常较差	不尽相同	极差——很大程度上取决于病因

ASD，抗癫痫药物。

来源：Adapted from Kaplan PW. Prognosis in nonconvulsive status epilepticus. In：Jallon P，Berg A，Dulac O，et al eds. *Prognosis of epileptics*，Paris：John Libbey Euroest，2003：311-325.

表 31.2	非惊厥性癫痫持续状态的治疗手段
典型失神 SE	口服或 IV 苯二氮䓬类药物，同时补充之前所用的 ASD
不典型失神 SE	口服或 IV 苯二氮䓬类药物；丙戊酸；左乙拉西坦；托吡酯；补充之前所用的 ASD
复杂部分性 SE	口服或 IV 苯二氮䓬类药物；IV 苯妥英、丙戊酸或左乙拉西坦；补充之前所用的 ASD
昏迷患者非惊厥性 SE	IV 劳拉西泮；苯妥英；丙戊酸；左乙拉西坦；托吡酯；拉考沙胺；丙泊酚、咪达唑仑、苯巴比妥；戊巴比妥；氯胺酮；生酮饮食

ASD，抗癫痫药物；SE，癫痫持续状态

- 不要使患者的意识降到比 NCSE 本身还低得多的水平。
- 快速见效：苯二氮䓬类药物应在 10 min 内起效，而苯妥英、丙戊酸、左乙拉西坦、拉考沙胺应在 20 ～ 30 min 内起效。
- 如果发作持续，并且临床有必要，应考虑进一步予丙泊酚、咪达唑仑或胃肠外给药的巴比妥，但仅限在 EEG 同步监测下进行[9,11]。
- 对于难治性病例，如果患者预先意愿为"拒绝复苏（do not resuscitate，DNR）"/"拒绝插管（do not intubate，DNI）"，可以考虑口服或部分经胃肠外给予苯巴比妥负荷量和（或）启动生酮饮食。
- 认真、持续评估 EEG、临床反应以及治疗引起的并发症至关重要。

Ⅲ. 仍需思考、有待解决的问题

A. NCSE 治疗强度和时程如何，众说纷纭

- 不同类型、病因的 NCSE 预后不同，每种情况都要衡量具体治疗手段的风险与获益。
  - 失神 SE 的病残率为零，可考虑给予口服药物。
  - 相反，证据表明急性卒中患者若出现 NCSE，病残率会额外升高，更积极地给予 ASD 可能是合理的。
- 专家们没有专门针对 NCSE 管理策略的共识。
- 连续 EEG 监测对 NCSE 的诊断和疗效监测不可或缺。

B. 哪些类型的 NCSE 应最积极地治疗？

- 对于意识模糊、临床和脑电证据确凿无疑地证实为 NCSE 的患者，如果有理由认为可以恢复，就应该积极干预 NCSE。
- 意识障碍较轻的患者一般用非注射药物干预，少用镇静剂。
- 老弱患者的治疗更需深思熟虑、谨小慎微。
- 不伴运动症状或眼震的周期性放电，如果频率不足 1 次 / 秒，通常不必过于积极地治疗（即予麻醉剂抑制）。
- 属于发作期–发作间期连续体的脑电型式以及一些临床情境，仍然是很大的灰色地带，人们对于究竟是否需要治疗、治疗强度如何、不治疗的病残率估计是多少，仍有争议。这一系列问题宛如 NCSE 的"综合征"，需要设计良好的前瞻性、治疗性试验解决。

补充图片

下列图片请扫描二维码观看：
图 S-31.1　右侧半球卒中患者的局部起源的发作
图 S-31.2　以中线区为著的 GPD
图 S-31.3　头孢吡肟引起神经毒性的情况下 GPD

参考文献
1. Leitinger M, Trinka E, Gardella E, et al. Diagnostic accuracy of the Salzburg EEG criteria for non-convulsive status epilepticus: a retrospective study. *Lancet Neurol*. 2016;15(10):1054–1062.
2. Walker MC. Diagnosis and treatment of nonconvulsive status epilepticus. *CNS Drugs*. 2001;15:931–939.
3. Kaplan PW. Assessing the outcomes in patients with nonconvulsive status epilepticus. Nonconvulsive status epilepticus is underdiagnosed, potentially overtreated, and confounded by

comorbidity. *J Clin Neurophysiol*. 1999;16:16:341–352.

4. Cockerell OC, Walker CM, Sander JWAS, et al. Complex partial status epilepticus: a recurrent problem. *J Neurol Neurosurg Psychiatry*. 1994;57:835–837.

5. Dodrill CB, Wilensky AJ. Intellectual impairment as an outcome of status epilepticus. *Neurology*. 1990;40:23–27.

6. Vespa PM, McArthur DL, Xu Y, et al. Nonconvulsive seizures after traumatic brain injury are associated with hippocampal atrophy. *Neurology*. 2010;75:792–798.

7. Hocker S, Nagarajan E, Rabinstein AA, et al. Progressive brain atrophy in super-refractory status epilepticus. *JAMA Neurol*. 2016;73(10):1201–1207.

8. DeGiorgio CM, Heck CN, Rabinowicz AL, et al. Serum neuronspecific enolase in the major subtypes of status epilepticus. *Neurology*. 1999;52:746–749.

9. Claassen J, Hirsch LJ, Emerson RG, Mayer SA. Treatment of refractory status epilepticus with pentobarbital, propofol or midazolam: a systematic review. *Epilepsia*. 2002;43:146–153.

10. Leitinger M, Beniczky S, Rohracher A, et al. Salzburg consensus criteria for non-convulsive status epilepticus–approach to clinical application. *Epilepsy Behav*. 2015;49:158–163.

11. Claassen J. How I treat patients with EEG patterns on the ictal–interictal continuum in the neuro ICU. *Neurocrit Care*. 2009;11:437–444.

12. Kaplan PW. Prognosis in nonconvulsive status epilepticus. In: Jallon P, Berg A, Dulac O, et al., eds. *Prognosis of Epileptics,* Paris: John Libbey Euroest; 2003:311–325.

13. Shnecker BF, Fountain NB. Assessment of acute morbidity and mortality in nonconvulsive status epilepticus. *Neurology*. 2003;61:1066–1073.

第32章

儿童癫痫持续状态

（Sarah Welsh，James Riviello，Alexis Topjian）

（孙磊　译）

本章内容

- 癫痫持续状态（SE）管理有关的定义和病理生理学。
- 儿童 SE 和难治性癫痫持续状态（RSE）的一般处理原则。
- 诊断方法和 EEG 监测的目标。
- 特殊人群：新生儿以及既往健康儿童的 RSE。

关键点

- 儿童癫痫持续状态（SE）和反复癫痫发作是神经科的急症，需要急诊科、神经科、儿科和 ICU 之间的密切合作，给予有组织的、及时的治疗
- 在癫痫发作治疗期间和治疗加强时，保持患者生命体征稳定至关重要。其中包括维持气道通畅、保证通气及氧合、保持血流动力学稳定以及末梢器官的灌注。
- 对癫痫发作的病因诊断应与治疗同步，以免延误抗癫痫药物（ASD）的使用。
- 通常认为，足量的一线（苯二氮䓬类药物）和二线 ASD 不能终止的 SE 为难治性[1-2]。

I. 背景

A. SE 和反复癫痫发作是神经科急症，需要组织良好的多学科协作和及时的治疗。

- 如同任何危重情况一样，癫痫持续状态（SE）的标准化管理流程可确保治疗能及时开展。
- 治疗 SE 最重要的目标是立即控制所有惊厥性发作，使发作负荷最小，因为长时间发作可能会导致神经元损伤。
- 在癫痫发作的治疗过程中，通过维持气道通畅、保证通气及氧合、保持血流动力学稳定以及末梢器官灌注，来确保患者体征稳定，同样很重要。

B. **SE 管理的主要步骤**

- 在气道、呼吸和循环支持的同时，应尽快给予起始抗癫痫药物（ASD）（苯二氮䓬类药物）。
- 开始诊断性检查，建立静脉通路。
- 根据患者用药史，迅速加用第二种 ASD。在升级治疗的同时，反复评估，加强气道、呼吸和循环支持。
- 如果发作持续，则需尽快加用第三种 ASD；如果此时还没有请神经科、ICU 团队会诊，应立刻请上述科室会诊、参与诊治。
- 对于难治性癫痫持续状态（RSE），可考虑 ASD 或镇静-麻醉剂持续静脉输入。
- 启动连续 EEG（cEEG）监测，以评估发作频率，滴定药物剂量。

C. **定义**

- 最近更新的反复癫痫发作和 SE 的定义发表在美国神经重症学会 2012 年的指南中[1]。
- "癫痫电发作（electrographic seizures）"是指几乎或完全没有临床相关症状、但可见于 EEG 的发作[3]。
- "癫痫持续状态"定义为以下情况持续 5 min 或更久：
  - 持续的临床发作和（或）电发作活动，或者
  - 反复痫性发作，两次发作间期没有恢复到基线水平[1-2]。
- 另外，国际抗癫痫联盟在 2015 年的最新定义中提出了两个独立的时间概念：癫痫发作可能持续的时间（t_1）和可能出现神经元损伤的时间（t_2）。
  - 对于强直-阵挛性／惊厥性发作，指南将 5 min 作为发作可能继续、导致持续状态的时间窗（t_1），30 min 为可能引起长期神经元损伤的时间窗（t_2）[4]。
- "难治性癫痫持续状态"是指经足量的苯二氮䓬类药物起始治疗以及合适的第 2 种 AED 治疗后，仍然持续的电发作或临床发作[1, 5-7]。
- "惊厥性癫痫持续状态"指持续的、表现为肢体节律性抽搐的惊厥发作。局部运动性 SE、部分性发作持续状态（EPC）不在此定义范围之内[1]。
- "非惊厥性癫痫持续状态（NCSE）"定义为 EEG 可观察到的、但不伴惊厥性 SE 临床症状的持续发作[1, 8]。

D. **与长时间发作相关的神经元损伤的病理生理学改变**

- 长时间发作伴随的全身系统性和脑代谢异常已有详尽描述[9]：
  - 脑氧张力下降；
  - 氧气、葡萄糖消耗增加，与供给不匹配；
  - 脑血流量下降，脑葡萄糖和氧供给随之减少。
- 若发作时间短或在 SE 的早期阶段，大脑的代偿机制可能保护神经元免受损伤。
- 然而，随着发作进展，代偿机制耗竭，神经元损伤风险增加。
- 重症患者出现 SE 或新发癫痫发作时，代偿机制可能更容易受损，导致更高的死亡率和病残率[10]。
- 长时间发作时，γ - 氨基丁酸（GABA-A）受体内吞增加（活动依赖性），导致发作后期对苯二氮䓬类药物耐药[11]。

Ⅱ. 基础知识

A. 治疗

- 有效的 SE 治疗流程，各个行动步骤应清晰明白，并能快速衔接。
- 多份指南均建议在发作出现 1 h 内使之得到确切控制，可能需启动 ASD 持续静脉输注[1]。
- 治疗流程因医疗机构而异，但在治疗的起始和升级过程中，都应包含对患者气道、呼吸和循环的支持（表 32.1，升级治疗流程示例，据最新指南改编）。
- 静脉通路应尽快建立，但不要耽误作为一线治疗的苯二氮䓬类药物使用（替代给药途径和剂量见表 32.1 中的"紧急起始治疗"）。
- 虽然没有规定每个步骤的具体时间范围，但强烈建议在每个管理阶段完成后的 5 min 内，重新评估患者状态。
- 没有明确的证据指导如何选择二线或三线 ASD；然而，决策应考虑既往用药史、潜在的不良反应、近期 ASD 用药和癫痫综合征（表 32.2）。

表 32.1　急性癫痫发作 / 癫痫持续状态治疗流程

即刻处理
- 通过调整头位和呼吸支持（包括吸氧），确保充分的气道保护和气体交换
- 必要时插管
- 评估血氧饱和度、血压、心率、体温
- 测即刻血糖
- 外周 IV 通路（如果无法开放外周 IV，考虑骨内给药）
- 内科、神经科查体
- 如有急性低血压，予液体复苏和血管加压素
- 实验室检查包括基本的代谢筛查 / 镁 / 磷、全血细胞计数、肝功能、凝血功能、动脉血气和抗惊厥药物浓度

紧急起始治疗
- 权衡给药剂量时，首先考虑院外是否用过苯二氮䓬类药物
- 如果低血糖，补充葡萄糖；如有必要，补充电解质，尤其是低钠补钠、低钙补钙
- 如果考虑感染性病因，使用能充分进入 CNS 的抗生素

IV 给药：
- 劳拉西泮 0.1 mg/kg IV 推注（最大剂量 4 mg），如发作持续可重复给药

非 IV 给药：
- 地西泮（直肠给药）
  - 2～5 岁 0.5 mg/kg
  - 6～11 岁 0.3 mg/kg
  - ≥12 岁 0.2 mg/kg（最大剂量 20 mg）
- 咪达唑仑（肌内注射）
  - 13～40 kg = 5 mg
  - >40 kg = 10 mg
- 咪达唑仑（经鼻）0.2 mg/kg
- 咪达唑仑（口腔黏膜）0.5 mg/kg

紧急管理
- 进一步完善检查，如腰椎穿刺、CT、MRI、毒物筛查、先天性代谢疾病
- 如有条件，予连续 EEG 监测，评估惊厥性 SE 终止后有无持续的非惊厥性发作（或用于诊断心因性非癫痫性发作）

表 32.1 急性癫痫发作 / 癫痫持续状态治疗流程（续）

- 神经科会诊
- 考虑将患者转至 ICU
- 反复评估气道、呼吸和循环功能

紧急控制治疗

- 苯妥英 20 mg/kg 静脉注射（必要时追加 10 mg/kg）
- **或**磷苯妥英 20 PE/kg 静脉注射（必要时追加 10 PE/kg）
- **或**予苯巴比妥、丙戊酸钠或左乙拉西坦（剂量见表 32.2）
- 如果＜ 2 岁，应考虑予维生素 B_6（100 mg IV）

RSE 管理

如果给予苯二氮䓬类药物和第二种 ASD 后发作仍持续，则无论用时多久，均认为患者为 RSE。此时应一边准备转 ICU 后予连续 EEG 监测，一边继续治疗。

再给另一种紧急控制治疗中的抗惊厥药，或予药物性昏迷

- 左乙拉西坦 20 ～ 60 mg/kg IV（最大剂量 4500 mg）
- 丙戊酸钠 20 ～ 40 mg/kg IV（最大剂量 3000 mg）
- 苯巴比妥 15 ～ 20 mg/kg IV

药物性昏迷用药

- 咪达唑仑 0.1 mg/kg 负荷（最大剂量 10 mg），然后以 0.2 mg/（kg·h）的起始速率输注
- 戊巴比妥 5 ～ 10 mg/kg 负荷，然后以 1 mg/（kg·h）的起始速率输注
- 这两种药物如果需要增加剂量，应再次予负荷量，而不能仅仅调快输注速率
- 备选药物有：氯胺酮、吸入用挥发性麻醉剂、丙泊酚（见下一章难治性癫痫持续状态）。

药物性昏迷管理

- 根据连续 EEG 监测和治疗目标，结合神经科会诊意见，滴定至发作被抑制或暴发−抑制
- 药物性昏迷维持 24 ～ 48 h
- 调整抗癫痫药物，这样在静脉用药减量时已叠加上另一种药
- 完善病因检查，并给予对因治疗

RSE 附加治疗方法

- 药物：苯妥英、苯巴比妥、左乙拉西坦、丙戊酸钠、托吡酯、拉考沙胺、氯胺酮、维生素 B_6
- 其他：癫痫手术、生酮饮食、迷走神经刺激、免疫调节、低温、电惊厥疗法、别孕烷醇酮

ASD，抗癫痫药物；CNS，中枢神经系统；PE，苯妥当量（phenytoin equivalents）；RSE，难治性癫痫持续状态；SE，癫痫持续状态。

来源：Brophy GM，Bell R，Claassen J，et al. Guidelines for the evaluation and management of status epilepticus. *Neurocrit Care*，2012，17（1）：3-23；Glauser T，Shinnar S，Gloss D，et al. Evidence-based guideline：treatment of convulsive status epilepticus in children and adults：report of the guideline committee of the American Epilepsy Society. *Epilepsy Currents*，2016，16（1）：48-61；Abend NS，Bearden D，Helbig I，et al. Status epilepticus and refractory status epilepticus management. *Semin Pediatr Neurol*，2014，21（4）：263-274；Riviello J，Ashwal S，Hirtz D，et al. Practice parameter：diagnostic assessment of the child with status epilepticus（an evidence-based review）：report of the quality standards subcommittee of the American Academy of Neurology and the Practice Committee of the Child Neurology Society. *Neurology*，2006，67：1542-1550.

- RSE 患者应升级为增加另一种 ASD 并予负荷量，或持续静脉注射咪达唑仑或戊巴比妥等（参阅下文难治性癫痫持续状态部分）。这一阶段很可能需要额外的侵入性呼吸支持、更多的监测、开放血管通路以及血流动力学支持，所以最好在 ICU 进行。
- ICU 和神经科团队早期协作对 RSE 大有裨益，可以指导选择药物、评估是否需要侵入性呼吸支持和更多的血管通路。
- 在治疗同时评估发作的病因是关键，可能对癫痫发作的治疗起至关重要的作用（例如针对脑膜炎予抗生素或抗病毒药物，补充葡萄糖或电解质）。

表 32.2　二线和三线治疗用药

药物	IV 剂量	不良反应	注意事项
苯妥英或磷苯妥英	苯妥英 20 mg/kg 或磷苯妥英 20 mg/kg PE；最大剂量 1500 mg PE	低血压、心律失常、感觉异常、舞蹈样运动	心功能不全、心搏骤停后的患者禁用
丙戊酸	20 ～ 40 mg/kg；最大剂量 3000 mg	低血压、肝毒性、胰腺炎、血小板减少、高血氨症	肝功能不全、血小板减少、代谢性疾病、2 岁以下病因不明的患者禁用
左乙拉西坦	20 ～ 60 mg/kg；最大剂量 4500 mg	不良反应相对较小，经肾代谢	适用于病因不明的患者；门诊患者可考虑较大起始剂量的左乙拉西坦。肾损伤或衰竭患者慎用
苯巴比妥	15 ～ 20 mg/kg	镇静、低血压、呼吸抑制	呼吸抑制或低血压患者慎用
拉考沙胺	200 ～ 400 mg（2 ～ 5 mg/kg）	一度传导阻滞	可能存在心律失常或心功能不全的患者慎用

PE，苯妥英当量。

来源：Brophy GM，Bell R，Claassen J，et al. Guidelines for the evaluation and management of status epilepticus. *Neurocrit Care*，2012，17（1）：3-23；Glauser T，Shinnar S，Gloss D，et al. Evidence-based guideline：treatment of convulsive status epilepticus in children and adults：report of the guideline committee of the American Epilepsy Society. *Epilepsy Currents*，2016，16（1）：48-61.

B.　诊断性检查和监测

- 对于癫痫发作病因的早期鉴别诊断指引着评估和治疗，所以很关键。鉴别诊断可能包含（但不限于）：
  - 伴或不伴出血的颅脑外伤（意外或人为伤害）；
  - 隐匿性头部创伤；
  - 颅内出血（如动静脉畸形或动脉瘤破裂）；
  - 引起颅内压增加的其他原因，包括脑积水（如分流障碍）；
  - 缺血缺氧性脑损伤或卒中；
  - 颅内占位 / 肿瘤；
  - 感染性疾病，如脑膜炎、脑炎或脑脓肿；
  - 脓毒症；
  - 电解质紊乱（如血糖、钠、钙、镁）以及其他代谢异常；
  - 伴电解质紊乱或毒性代谢产物蓄积的肾衰竭或肝衰竭；
  - 高血压脑病；
  - 癫痫患者 ASD 低于治疗浓度；
  - 摄入毒物或药物；
  - 先天性代谢缺陷；
  - 自身免疫性疾病 / 自身免疫性脑炎。
- 初步实验室检查应包括但不限于：
  - 即刻血糖、血钠；
  - 全血细胞计数；
  - 全面代谢筛查、镁、磷；

- ○ 妊娠检测（如适用）；
- ○ 毒物筛查；
- ○ 血清抗惊厥药物浓度。
- ● 根据鉴别诊断和患者症状，需进一步完善的实验室检查包括：
  - ○ 血培养；
  - ○ 神经影像；
  - ○ 腰椎穿刺，查脑脊液（CSF）细胞数、葡萄糖、蛋白质、革兰氏染色和培养，根据神经影像，如有必要进一步完善感染性病因检测。
  - ○ 可能需要进一步完善其他 CSF 或血清检测，可咨询神经科医师建议：
    - 血清乳酸；
    - 血清氨基酸谱；
    - 尿有机酸谱；
    - 血清丙酮酸；
    - 血氨；
    - 血清肉碱和酰基肉碱；
    - 血清葡萄糖和脑脊液葡萄糖配对检测；
    - CSF 抗体，譬如诊治抗 *N*- 甲基 -D- 天冬氨酸（NMDA）受体脑炎的病例时。
- ● 神经影像
  - ○ 危重症患者新发癫痫发作，以及所有新发 SE 的患者，都应完善影像学检查。
  - ○ 美国神经病学学会的实践数据表明，SE 患儿的诊断性检查中，有 8% 存在神经影像学异常[12]；然而，鉴于许多急性表现可以通过手术干预获得改善，因此，所有病例都应考虑完善神经影像学检查。
  - ○ 已有癫痫发作疾病的患者如存在以下情况，也应考虑完善神经影像学检查：
    - 不明原因的急性加重；
    - 神经查体发现新的局灶体征；
    - 发热；
    - 头部外伤；
    - 精神状态不同于基线的持续改变；
    - 有抗凝药用药史，或可能存在易栓状态。
- ● EEG 监测
  - ○ 惊厥性发作是神经科急症，不能因为等待 EEG 监测而延误治疗。
  - ○ 然而，如果患者惊厥性症状停止，却仍有脑病表现或局灶性缺损体征，则需完成 EEG 以排除 NCSE。
  - ○ 对于收入 ICU 的惊厥性 SE 患者，相当高比例的患者会因为电机械分离而发展为 NCSE，此时需要 cEEG 明确诊断[8]。
    - 一项大型多中心研究显示，惊厥性发作后出现电发作的比值比为 4.7[13]。

C.　难治性癫痫持续状态（RSE）

- ● 当足量苯二氮䓬类药物和 1 种二线 ASD 不能终止发作时，则 SE 为难治性[1, 5-7]。
- ● RSE 的定义不依据发作持续时间。
- ● RSE 的诊治决策需要综合考虑发作病因、病史、合并症和治疗目标。

- 治疗目标可能包含下列一项或多项：
  - 减少发作频率；
  - 终止所有惊厥性和非惊厥性发作；
  - EEG 呈暴发-抑制；
  - EEG 活动完全抑制（罕用）。
- 明确治疗目标，以便团队所有成员都能既有效、又高效地滴定 ASD。
- RSE 治疗升级通常要启动药物性昏迷。
  - 多数人把持续静脉输注咪达唑仑作为启动药物性昏迷的一线疗法，因为它效果好、不良反应相对少。
  - 戊巴比妥持续输注是常用的药物性昏迷二线用药，但应警惕严重低血压和乳酸酸中毒（继发于丙二醇毒性）的风险。
- 建议的静脉输注滴定方法[6]
  - 咪达唑仑：
    - 负荷量 0.1 mg/kg，起始速率 0.2 mg/（kg·h）。每 10 分钟再次评估。
    - 如果发作持续，再次予 0.1 mg/kg 负荷，并按 0.2 mg/（kg·h）增加泵速。
    - **当咪达唑仑泵速达到 1.6 mg/（kg·h）时，应考虑备选方案。**
  - 戊巴比妥：
    - 负荷量 5～10 mg/kg，起始速率 1 mg/（kg·h）。每 30 分钟再次评估。
    - 如果发作持续，再次负荷，并按 1 mg/（kg·h）增加泵速，直至暴发-抑制。
    - **当戊巴比妥泵速达到 10 mg/（kg·h）时，应考虑备选方案。**
- RSE 的其他备选方案有输注氯胺酮、吸入挥发性气体如异氟烷（第 33 章）。
- 丙泊酚有抗癫痫作用，非常适合急性癫痫发作患儿在插管或程序性镇静时使用。然而，**目前有黑框警告禁用于儿童，因为儿童丙泊酚输注综合征的风险更高，所以治疗儿童 RSE 时，不建议持续静脉输入丙泊酚。其他风险还有低血压和心肌抑制。**
- 治疗 RSE 时还可考虑诸如维生素 B_6（吡哆醇）、叶酸、5-磷酸吡哆醛、生酮饮食、免疫调节治疗［糖皮质激素、静脉注射免疫球蛋白（intravenous immunoglobulin，IVIG）和（或）血浆置换］、低温疗法、迷走神经刺激和电惊厥治疗等辅助方法。
- 大麻素和神经类固醇（如别孕烷醇酮）或许有治疗前景。

Ⅲ.　仍需思考、有待解决的问题：特殊人群

- 新生儿的治疗[14-16]
  - 对于出生到 2 月龄的新生儿采用不同的治疗流程。
  - 首选苯巴比妥，负荷量 20 mg/kg，如果发作持续，再给药 2 次，每次 10 mg/kg。
  - 如果发作持续，接下来可使用左乙拉西坦、咪达唑仑或苯妥英/磷苯妥英中的任一种。
  - 新生儿难治性癫痫发作应给予维生素 B_6 和叶酸。理想条件下，维生素 B_6 应在 EEG 监测下给药，以监测治疗反应。
- 既往健康儿童的新发 RSE
  - 见于既往健康、出现非特异性发热疾病的儿童，很多时候找不到确切病因。
  - 根据其表现，此综合征称为发热感染相关性癫痫综合征（FIRES）（图 32.1）。
  - 近年的证据提示生酮饮食或许能改善预后[17]。

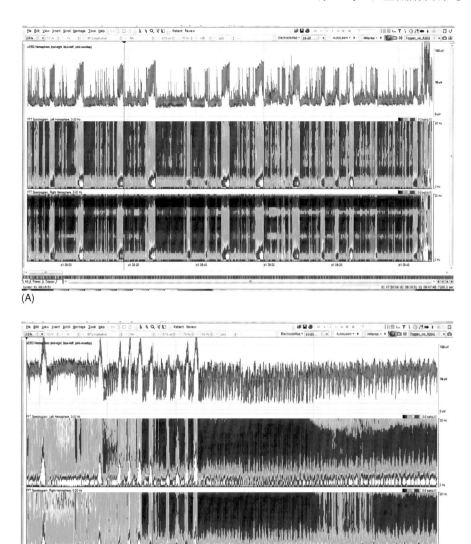

图 32.1　**QEEG 示一例 7 岁 FIRES 患儿的难治性电发作**。患儿 7 岁男性，因首次出现全面惊厥性发作、并且持续过久来诊，既往史除近期有发热性 URI 外无特殊。患儿临床发作缓解后仍有脑病表现，需要插管和机械通气，连续 EEG 监测示亚临床癫痫持续状态（**A** 和 **B**）。为明确有无感染性病因，完善腰椎穿刺和脑 MRI，结果均在正常范围。多种抗癫痫药物对癫痫持续状态无效，持续输注戊巴比妥后出现暴发-抑制。经过 5 周的积极治疗，使用了糖皮质激素和多种抗癫痫药物，最终拔管后转至康复医院，然而遗留有严重的神经功能障碍、并使用 4 种抗癫痫药。FIRES，发热感染相关性癫痫综合征；URI，上呼吸道感染（upper respiratory infection）。

参考文献

1. Brophy GM, Bell R, Claassen J, et al. Guidelines for the evaluation and management of status epilepticus. *Neurocrit Care*. 2012;17(1):3–23.
2. Glauser T, Shinnar S, Gloss D, et al. Evidence-based guideline: treatment of convulsive status epilepticus in children and adults: report of the guideline committee of the American Epilepsy Society. *Epilepsy Currents*. 2016;16(1):48–61.
3. Abend NS, Wusthoff CJ, Goldberg EM, Dlugos DJ. Electrographic seizures and status

epilepticus in critically ill children and neonates with encephalopathy. *Lancet Neurol*. 2013;12(12):1170–1179.

4. Trinka E, Cock H, Hesdorffer D, et al. A definition and classification of status epilepticus–report of the ILAE task force on classification of status epilepticus. *Epilepsia*. 2015;56(10):1515–1523.

5. Abend NS, Bearden D, Helbig I, et al. Status epilepticus and refractory status epilepticus management. *Semin Pediatr Neurol*. 2014;21(4):263–274.

6. Tasker RC, Vitali SH. Continuous infusion, general anesthesia and other intensive care treatment for uncontrolled status epilepticus. *Curr Opin Pediatr*. 2014;26(6):682–689.

7. Wilkes R, Tasker RC. Intensive care treatment of uncontrolled status epilepticus in children: systematic literature search of midazolam and anesthetic therapies. *Pediatr Crit Care Med*. 2014;15(7):632–639.

8. Greiner HM, Holland K, Leach JL, et al. Nonconvulsive status epilepticus: the encephalopathic pediatric patient. *Pediatrics*. 2012;129(3):e748–e755.

9. Lothman E. The biochemical basis and pathophysiology of status epilepticus. *Neurology*. 1990;40(Suppl 2):13–23.

10. Delanty N, French JA, Labar DR, et al. Status epilepticus arising de novo in hospitalized patients: an analysis of 41 patients. *Seizure*. 2001;10(2):116–119.

11. Goodkin HP, Sun C, Yeh JL, et al. GABA(A) receptor internalization during seizures. *Epilepsia*. 2007;48(Suppl 5):109–113.

12. Riviello J, Ashwal S, Hirtz D, et al. Practice parameter: diagnostic assessment of the child with status epilepticus (an evidence-based review): report of the quality standards subcommittee of the American Academy of Neurology and the Practice Committee of the Child Neurology Society. *Neurology*. 2006;67:1542–1550.

13. Abend NS, Arndt DH, Carpenter JL, et al. Electrographic seizures in pediatric ICU patients: cohort study of risk factors and mortality. *Neurology*. 2013;81:383–391.

14. Abend NS, Wusthoff CJ. Neonatal seizures and status epilepticus. *J Clin Neurophysiol*. 2012;29(5):441–448.

15. WHO/ILAE/IRCCS. *Guidelines on Neonatal Seizures*. 2011.

16. Slaughter LA, Patel AD, Slaughter JL. Pharmacological treatment of neonatal seizures: a systematic review. *J Child Neurol*. 2013;28(3):351–364.

17. Nabbout R, Mazzuca M, Hubert P, et al. Efficacy of ketogenic diet in severe refractory status epilepticus initiating fever induced refractory epileptic encephalopathy in school age children (FIRES). *Epilepsia*. 2010;51(10):2033–2037.

第 33 章

难治性癫痫持续状态的备选治疗方案

（Emily L. Johnson，Mackenzie C. Cervenka）

（张哲　译）

本章内容

- 备选治疗方案的证据级别
- 备选方案选用的一般原则
- 难治性癫痫持续状态目前可用、尚在研究中的治疗方法讨论

关键点

- 本章所述备选治疗的证据级别都很低，只是依据病案系列、个案报道而已。
- 因为没有随机化对照试验（randomized controlled trial，RCT），最有效的滴定速率、剂量、治疗时程都不清楚。
- 同样，何时选用某种药替换另一种，这些治疗按照什么顺序尝试，哪些患者适合，目前也没有建立流程。
- 美国神经重症学会近年的指南推荐用连续 EEG（cEEG）监测难治性癫痫持续状态（RSE）的治疗，并给标准治疗无效的患者预留下备选治疗的余地。这些指南也建议，可以考虑将患者转诊到配备 cEEG、有治疗 RSE 专长的专业医疗中心。

I. 背景

A. 备选治疗方案的选药和用法，证据级别都很低。

- 这些治疗对于难治性癫痫持续状态（RSE）、超难治性癫痫持续状态（super-refractory status epilepticus，SRSE）的有效性或安全性如何，现在还没有随机化对照试验（RCT）评价。
- 证据仅仅来源于大量病案系列和个案报道、1 项前瞻性的开放标签研究、1 项前瞻性 I / II 期临床试验（IV 级）。

- 主要来自个案报道的证据可能高估有效性，因为"阴性"案例通常不会被报道（发表偏倚）。
- 另外，因为治疗所用的药物种类甚多，也可能是癫痫持续状态（SE）恰好自行缓解，所以有效性很难评价。
- 药物剂量也仅仅来自病案系列，因此也无法有理有据地评价不同剂量的差异（表 33.1）。
- 有效的药物浓度、治疗时长均不甚明了。

B.　一般原则

- RSE 和 SRSE 的预后和死亡率主要取决于背后的病因、癫痫持续状态的类型。
- 即使是 SRSE，预后也可能不错，尤其是那些神经影像学检查未发现确切、弥漫的不可逆病灶的情况。
- 治疗强度和时程应根据 SE 的类型、病因，做个体化增减。
- 要想选择恰当的治疗药物和剂量，就一定要小心在以下情况的患者中，是否存在药代动力学改变：
  - 器官衰竭（肾衰竭、肝衰竭、麻痹性肠梗阻等）；
  - 器官替代治疗（血液滤过、血液透析等）
  - 其他治疗［血浆置换（plasma exchange，PE）］。
- 治疗药物之间可能存在相互作用，这既包括药代动力学相互作用，又包括叠加引起的不良反应。
- 警惕和预判不良反应，可以避免不必要的药物毒性。

Ⅱ.　基础知识

A.　氯胺酮

- *N*- 甲基 -D- 天冬氨酸（NMDA）受体抑制剂。
  - 理论上有神经保护作用。
  - 不过一例个案称，该药可能引起远期小脑毒性。
- 回顾性个案系列：
  - 一项回顾性多中心研究报道，60 例使用了氯胺酮（ketamine，KET）的 RSE 发作中 34 例中止，作者认为 60 例中 KET 发挥疗效的有 19 例（32%）[1]。
  - 另一项个案系列称，67 例 RSE 患者，同时予 KET 和丙泊酚（propofol，PRO），61 例（91%）的 RSE 获得永久控制。
  - 一项儿童 RSE 的个案系列中，5 例患儿均接受 KET 治疗而非常规的麻醉剂，KET 成功控制了其中 4 例（80%）的 RSE，并避免插管；19 次 RSE 发作中，14 次（74%）通过 KET 治疗中止。
  - 目前意大利正在开展一项围绕儿童患者的 RCT，比较 KET 与其他麻醉剂的治疗效果。
- KET 与心脏呼吸抑制或低血压没有相关性。
  - 该药存在升高血压、增加交感神经张力的风险，对一部分患者或许有益，但是对于心脏异常的患者，使用 KET 应小心。
- KET 还可能升高颅内压（ICP），ICP 升高的患者慎用。

表 33.1　RSE 各种备选治疗药物的建议剂量

药物	起始量	维持量	药物浓度	清除途径	蛋白结合率	透析能否清除	相互作用
氯胺酮	1.5 mg/kg IV，每 5 min 一次，直至发作得到控制，或到最大剂量 4.5 mg/kg	从 1.2 mg/(kg·h) 开始 cIV，直至发作得到控制，或到最大剂量 7.5 mg/(kg·h)	?	肝	45%	?	—
依托咪酯	0.3 mg/kg IV，重复给药直至发作得到控制	从 1.2 mg/(kg·h) 开始 cIV，直至发作得到控制，或到最大剂量 7.2 mg/(kg·h)	?	肝	75%	?	—
利多卡因	1～5 mg/kg（通常 100 mg）IV，重复给药直至发作得到控制	最大剂量 6 mg/(kg·h)	< 5 mg/L	肝	60%～80%	否	抗心律失常药
硫酸镁	2～6 g IV	2 g tid IV 或 0.75～6 g/h cIV，用 2～7 天	> 3.0 mmol/L（最高不超过 7.0 mmol/L?）	肾	无	取决于透析液的 Mg^{2+} 浓度	—
糖皮质激素	甲泼尼龙 1 g qd IV 用 3 天	每日 1 mg/kg，之后逐渐减量?	—	肾	> 90%	否	生酮饮食
IVIG	0.4 g/kg qd 用 5 天	无	—	—	—	否	—
血浆置换	1 次 qod，治疗 5～7 天	?	—	—	—	—	—
生酮饮食	±禁食，之后按 4:1 配比的生酮方案，进行 1～2 天以上	4:1 配比的生酮方案	—	—	—	—	可能清除抗癫痫药
别孕烷醇酮	0.5 mg/ml 静点 5 天以上，用 96～120 h 逐渐减停	无	100～150 nmol?	?	?	?	激素、TPM、唑尼沙胺
托吡酯	100～400 mg/d	最大剂量 1000 mg/d	?	肾	15%～41%	能	生酮饮食、CBZ、PHT

表 33.1 **RSE 各种备选治疗药物的建议剂量（续）**

药物	起始量	维持量	药物浓度	清除途径	蛋白结合率	透析能否清除	相互作用
吡仑帕奈	2 ~ 6 mg 起始，可每日增加 2 mg	最大剂量 12 mg/d	?	以肝为主，22% 经肾	95%	极少	CBZ、PHT、OXC、TPM、咪达唑仑
非尔氨酯	400 mg tid 口服	最大剂量 1200 mg tid 口服	40 ~ 100 μg/ml	肝和肾	20% ~ 25%	?	PHB、PHT、VPA、CBZ

?, 不明 / 未知；CBZ, 卡马西平；cIV, 持续静脉注射；IVIG, 静脉输注免疫球蛋白；OXC, 奥卡西平；PHB, 苯巴比妥；PHT, 苯妥英；RSE, 难治性癫痫持续状态；tid, 每日 3 次；TPM, 托吡酯；VPA, 丙戊酸；qd, 每日 1 次；qod, 隔日 1 次；RSE,

B. 依托咪酯

- 非巴比妥类 γ- 氨基丁酸（GABA）受体激动剂。
- 一项个案系列报道了 8 例成人 RSE 患者的成功经验，称该药使 SE 获得永久性控制[2]。
- 心脏呼吸抑制作用轻微，但是抑制肾上腺皮质激素的合成。
  - 能够减少应激反应，需要补充地塞米松直至停药后至少 48 h。
- 其他不良反应还有非痫性肌阵挛，可能会和癫痫发作混淆。
- 还可能诱发癫痫样放电。
- 没有严重的药物不良反应，但有时会出现快速耐受。

C. 利多卡因

- 快速电压门控钠通道阻滞剂。
- 主要用作抗心律失常药（Ⅰb 类）。
- 广泛用于儿童和新生儿群体，通常是非难治性 SE。
- 13 项不同的个案系列纳入总计 82 次成人 RSE 发作[3]：
  - 82 次发作中，癫痫发作获得控制的有 53 次（65%）。
  - 利多卡因负荷量给药后出现低血压 2 例，给药后 6 h 内心跳呼吸骤停 2 例。
  - 82 次发作中，有 69 次发作（84%）还使用了苯妥英（PHT）。
- 16 项个案系列和 4 项个案报道（共 252 次癫痫发作）涉及利多卡因在儿科的应用。
  - 252 次发作中，143 次（58%）获得控制。
  - 利多卡因用于 RSE 或有镇静性麻醉剂使用禁忌的患儿（如慢性呼吸系统疾病等）。
  - 30 例（12%）患儿出现心动过缓，11 例（4%）出现低血压。
- 尽管利多卡因的作用模式与 PHT 类似，但有证据显示，对于 PHT 耐药的 SE，利多卡因仍可能有效。
- 利多卡因若血清浓度高于 5 mg/L，可能导致癫痫发作或心律失常；可能与其他抗心律失常药物存在相互作用。

D. 镁

- 对 NMDA 受体和电压门控钙通道（voltage-gated calcium channel，VGCC）有抑制作用。
- 用于治疗子痫、低镁血症（常见于颅脑外伤）的癫痫发作。
  - 对子痫的癫痫发作预防效果，很可能是通过作用于内皮细胞，直接对发病机制产生治疗作用。
- 共有 3 项个案系列研究和 16 项个案报道，涉及 28 例使用硫酸镁（$MgSO_4$）的非子痫患者（其中 9 例为儿童）[4]：
  - 28 例患者中的 14 例（50%）SE/RSE 获得控制。
  - 14 例一开始有效的患者中，7 例（50%）在 $MgSO_4$ 减停后癫痫发作再次出现。
- 肾衰竭、神经肌肉病、心脏传导阻滞患者慎用。
- 此药的主要优势是大致安全，罕见低血压、心脏传导阻滞、心律失常、神经肌肉无力报道。
- 没有显著的药物相互作用。

E. 免疫治疗：糖皮质激素、Ⅳ 免疫球蛋白和血浆置换

- 适用于免疫功能异常（自身免疫性脑病或系统性疾病）继发的 SE。

- 由于一些 RSE 病例可能存在隐匿的免疫介导过程，所以原因不明的难治性 SE 也可以使用这类治疗。
- 即便病因不是炎性疾病，这类治疗也可能作用于癫痫源性炎症通路。
- 纳入 11 项个案系列、共计 94 例 RSE 患者的荟萃分析发现，45 例接受免疫治疗（immunotherapy，IT）的患者中，19 例（42%）预后良好，相比之下，49 例未予免疫治疗的患者中，仅 10 例（20%）预后良好[5]。
- 4 项个案系列研究表明，一旦排除感染性病因，即使自身免疫性或副肿瘤性病因尚未明确，早期用药也能获益[5]。

- 也有零星使用其他免疫抑制剂的报道，比如环磷酰胺或吗替麦考芬酯。
- 目前尚无评价免疫治疗（IT）对 SE 疗效的临床试验，特别是没有关于这三种免疫调节疗法对于 SE 效果的直接比较。
  - 有些报道建议，如果一种免疫治疗方法无效，可以依次尝试不同的方法。

- **糖皮质激素**
  - 糖皮质激素对各种免疫通路均有广泛的抑制作用。
  - 人们使用过各种不同的激素：地塞米松、泼尼松龙、甲泼尼龙、促肾上腺皮质激素（adrenocorticotropic hormone，ACTH；主要用于婴儿）。
  - 甲泼尼龙最常用。
  - 用药风险有感染、高血糖、液体潴留、电解质紊乱。
  - 如果用于生酮饮食（ketogenic diet，KD）患者，激素的促进糖异生作用可能会抑制酮体生成。

- **IV 丙种球蛋白（IV immunoglobulin，IVIG）**
  - 通过多重机制起作用，其中大多并不完全清楚。
  - 已知能抑制炎症和多种自身免疫过程。
  - 市面上的产品很多，效果相似。
  - 通常耐受良好，但也可能有风险：
    - 急性肾衰竭；
    - 液体负荷过多；
    - 心力衰竭；
    - 血液病；
    - 无菌性脑膜炎综合征；
    - 发热、寒战。
  - 没有严重的药物相互作用。

- **血浆置换（PE）疗法**
  - 清除血液循环中的抗体和免疫复合物。
  - 需用白蛋白溶液或新鲜冰冻血浆进行液体替代，并予肝素或枸橼酸抗凝。
  - 置换大量液体（通常为血浆总量的 1 ～ 1.5 倍）。
  - 低血压、血流动力学不稳定的患者慎用。
  - 一定要由有经验的团队实施，因为存在严重风险：
    - 低血压或高血压；
    - 枸橼酸引起的低钙血症或碱中毒；
    - 肝素或肝素诱导的血小板减少症所致出血（12 h 内出现），或高凝状态所致血栓形成（24 ～ 72 h 后出现）；
- ■ 低钾血症；
- ■ 细菌感染。
- ○ 注意：PE 会清除血液循环中的抗癫痫药以及其他药物。
- ○ 尽管尚无足够证据，目前认为蛋白结合率大于 80%、同时 V_d 小于 0.2 L/kg 时，达到显著清除。
- ○ 极有可能影响 PHT、丙戊酸和苯二氮䓬类药物。
- ○ 需要在血浆置换（PE）前后查血药浓度，调整剂量。

F. 生酮饮食
- ● 高脂肪、低糖类饮食（所以应避免静脉输注葡萄糖）。
- ● 脂肪与糖类＋蛋白质重量之和通常为 4∶1 的比例。
  - ○ 市面上有为肠内营养准备的溶液。
  - ○ 需要有经验的营养师。
- ● 很多个案报道和小型系列研究均显示，生酮饮食安全、有效。
  - ○ 样本量最大的系列研究是在 4 家中心纳入了 10 例成人 RSE 患者，给予生酮饮食（KD）后，9 例出现酮症的患者均控制住了癫痫发作（SE 中止的中位时间＝ 3 日）[6]。
  - ○ 一项纳入 10 例儿童患者的单中心系列研究显示，9 例患儿（90%）在给予 KD 治疗 3.5 天（中位时长）后，SE 中止。
- ● 一项前瞻性使用 KD 治疗 15 例成人 SRSE 患者的 Ⅰ / Ⅱ 期临床试验显示，KD 既安全（不良反应轻微，如便秘、高脂血症、低血糖、低钠血症、体重下降）、又可行（所有受试者均出现酮症，中位时间 2 天）。73% 的受试者（79% 完成此研究的受试者）SRSE 中止[7]。
- ● 一些罕见的先天性代谢异常禁用此疗法（β - 氧化缺陷、原发性和继发性肉碱缺乏、肉碱循环缺陷、电子传递链缺陷、酮体生成缺陷、酮体分解缺陷、丙酮酸羧化酶缺陷、丙酮酸脱氢酶磷酸酶缺陷）。
- ● KD 有低血糖、电解质和酸碱平衡紊乱、液体丢失的风险。
  - ○ 需规律检查血糖、尿酮。
- ● KD 与其他药物的相互作用：
  - ○ 同时用激素可能无法生酮。
  - ○ 文献报道过一例致死性丙泊酚输注综合征，所以应尽量避免同时予 KD 和丙泊酚，即使同时使用，也要格外小心。
  - ○ KD 与碳酸酐酶抑制剂［托吡酯（topiramate，TPM）、唑尼沙胺、乙酰唑胺］合用时，酸中毒会更严重。所以最好规律监测酸碱平衡，或减停碳酸酐酶抑制剂。

G. 别孕烷醇酮
- ● 孕酮的神经类固醇代谢产物，能够正向别构调节 GABA 受体。
  - ○ SE 发作过久时，突触上的 GABA 受体内化，引起药物抵抗。
  - ○ 别孕烷醇酮别构调节突触和突触外的 GABA-A 受体，对 RSE 患者起到潜在治疗作用。
- ● 通过静脉输注给药，持续 5 天以上，在此期间其他持续静点的麻醉剂逐渐减量。

- 有个案报道称，2 例患儿分别在 SE 的第 16 天、第 52 天接受别孕烷醇酮治疗，发作获得控制，并且没有不良反应[8]。
- 一项关于布瑞诺龙（brexanolone，有专利的别孕烷醇酮液体剂型，原 SAGE-547 注射液）的多中心 1/2 期开放标签临床试验最近得出结论[9]。已接受麻醉剂治疗 24 h、但 RSE 仍持续的 22 例患者中，17 例（77%）SRSE 获得控制，静脉输注麻醉剂得以减停。此外，16 例患者（73%）在启动布瑞诺龙静脉输注的 5 天内成功减停麻醉剂，且没有在随后的 24 h 内再次使用麻醉剂。16 例对治疗有反应的患者中，4 例（23.5%）在 3 周的随访期内出现 SE 复发。3 期试验目前正在开展。
- 风险和不良反应：
  ○ 未发现药物所致的严重不良事件；然而，6 例参加 1/2 期临床试验的患者死亡（因为病情本身严重）。
  ○ 2 例儿科患者的个案未报告不良反应。
  ○ 理论上可能存在性别差异：动物模型表明，雄性大鼠镇静时间比雌性大鼠长 40%。

H. 低温治疗

- 通过血管内降温，使全身体温降至 32 ～ 35℃，以降低脑代谢率。
  ○ 理论上具有神经保护作用，减少癫痫发作活动。
  ○ 4 篇个案系列研究（14 例成人、4 例儿童）和 4 篇个案报道显示，低温治疗有一定效果，但疗效一般较为短暂[10]。
  ○ 一项开放标签试验纳入惊厥性 SE、需机械通气的患者，比较低温治疗（32 ～ 34℃）联合丙泊酚与常规治疗之间的差异。
  ○ 主要风险是酸碱和电解质平衡紊乱、凝血功能异常或血栓形成、感染、心律失常、肠道缺血、麻痹性肠梗阻。
  ○ 应常规监测酸碱平衡和血清乳酸水平。
  ○ 可能加剧巴比妥类药物的不良反应，尤其是肠梗阻。
- 也可通过脑局部降温达到控制癫痫发作的目的，方法是用外科手段，如皮质或脑室内注射，或血管内注射冰盐水或氯乙烷。
  ○ 可避免全身低温的不良反应。
  ○ 动物模型以及慢性癫痫（非 SE）患者的个案报道、个案系列研究已证实其有效性，并且未发现神经元损伤的证据。
  ○ 3 篇关于 SE 患者的个案报道中，3 名患者中 2 人预后良好。

I. 吸入用卤化物麻醉剂（地氟烷、异氟烷）

- 速效非巴比妥类 GABA 激动剂。
- 6 篇个案系列研究和 12 篇个案报道（29 例成人、18 例儿童患者）表明具有一定疗效，不过疗效短暂[11]。
  ○ 然而，在 ICU 使用这类药物很难操作。
- 相关不良反应有低血压、心脏呼吸抑制、麻痹性肠梗阻、深静脉血栓形成。
- 可能诱发癫痫样放电。
- 有报道称，2 例用药过久（＞ 30 天）的患者出现小脑、丘脑、延髓 MRI T2 高信号病灶，这 2 例患者预后都很差。

J.　迷走神经刺激

- 已被批准用于治疗难治性局灶性癫痫。
- 作用机制仍有争议。
- 疗程常常有数月之久，方可获得最佳疗效。
- 7 篇个案系列研究、9 篇个案报道描述了 29 例 RSE 患者紧急接受迷走神经刺激治疗。
  - 25 例全面性 RSE 患者中，20 例（80%）在 3～14 天内发作中止。
- 需通过外科手术植入刺激装置（手术部位为颈、胸部，不是脑部）。
- 不良反应包括：
  - 心动过缓（1 例患者在植入 4 天后出现心脏停搏）；
  - 植入部位感染；
  - 嗓音改变；
  - 植入后无法做 MRI。

K.　电惊厥疗法

- 诱导突触前膜 GABA 释放，产生癫痫发作的不应期。
- 3 篇小型个案系列和 12 篇个案报道共纳入 20 例患者（15 名是成人）。
  - 电惊厥治疗后，20 例患者中有 8 例（40%）发作获得控制，4 例（20%）发作减少[12]。
  - 需要多达 14 个疗程。
  - 报道中出现的不良反应：遗忘、嗜睡。
- 可能需要通过减停 ASD（或刺激强度非常大）来达到所需的治疗效果，此时一般会诱导出全面性强直-阵挛发作。

L.　经颅磁刺激

- 据报道，低频（1 Hz）重复经颅磁刺激能延长神经元的不应期。
  - 疗效持续时间比治疗时间更久。
  - 根据来自慢性癫痫患者的初步数据，每周多次治疗，可能获得降低兴奋程度的持久疗效。
- 5 篇小型回顾性个案系列、6 篇个案报道中，共 21 例患者（13 名成人）使用此疗法
  - 21 例患者中，10 例（48%）癫痫发作获得控制，5 例（24%）发作减少。
  - 10 例患者为局部性 SE（部分性发作持续状态），其中 8 例对治疗有反应。
  - 对治疗有反应的时限各不相同：3 天至 4 个月不等。
  - 不良反应轻微：1 例患者出现短暂的感觉症状。
- 似乎对浅表、界限清晰的致痫灶最有效。

M.　托吡酯

- 多重作用机制：增强 GABA 的抑制作用，拮抗谷氨酸能传导，作用于钠、钾、钙通道，抑制碳酸酐酶活性。
- 12 篇个案系列研究和 3 篇个案报道称，206 例 RSE 患者中，131 例（64%）发作终止，使用 TPM 被认为是中止的原因，或者促进了中止[13]。
- 不良反应：代谢性酸中毒。
  - 在生酮饮食（KD）期间慎用。

N.   吡仑帕奈

- α- 氨基 -3- 羟基 -5- 甲基 -4- 异噁唑丙酸（alpha-amino-3-hydroxy-5-methyl-4-isoxazolepropionic acid，AMPA）拮抗剂，减少谷氨酸的传导。
- 动物模型显示，该药能比地西泮更好地终止 RSE。
- 2 篇个案系列研究和 1 篇个案报道总共纳入 23 例次接受吡仑帕奈（perampanel，PER）治疗的发作（来自 22 名患者）：22 例次发作中，10 例次 RSE（45%）在 PER 给药的 48 h 内终止[14]。
- 未见显著不良反应报道，可能引起中枢神经系统（CNS）抑制。

O.   非尔氨酯

- 作用机制基本不清楚。
- 非尔氨酯对 NMDA 受体的甘氨酸结合位点有一定亲和性，这可能是它治疗 RSE 的可能作用机制。
- 一部分有效性证据来自 SE 的动物研究。
- 人类的成功应用报道来自 1 例抗 NMDA 受体脑炎的患者。
- 只有肠内给药一种剂型。
- 再生障碍性贫血的风险明显升高，罕见肝衰竭。
- 经 CYP3A4 代谢，同时对其也有微弱的诱导作用，能够抑制 2C19；所以可能与丙戊酸、苯妥英（PHT）、苯巴比妥、卡马西平存在药代动力学的相互作用。

P.   神经外科手术

- 5 篇个案系列研究（共 27 例患者）、11 篇个案报道描述了外科切除术、软脑膜下横断术、大脑半球切除术、胼胝体离断术的尝试，大多数是有局部性致痫灶的儿童，不过确实偶尔也有成人患者治疗成功的报道。
- 术前评估需要完成 MRI、PET 等多种检查，以定位癫痫发作病灶，术中还要做皮质脑电图进一步确认。
- 如果神经影像显示局部病灶和（或）明确识别出局部致痫灶，应当考虑将手术作为 RSE 的备选治疗方案。

III.   仍需思考、有待解决的问题

A.   随机对照试验

- 需要明确备选治疗方案的有效性，以及确定治疗剂量、目标药物浓度和治疗时限。

参考文献

1. Gaspard N, Foreman B, Judd L, et al. Intravenous ketamine for the treatment of refractory status epilepticus: a retrospective multicenter study. *Epilepsia*. 2013;54:1498–1503.
2. Yeoman P, Huchinson A, Byrne A, et al. Etomidate infusions for the control of refractory status epilepticus. *Intensive Care Med*. 1989;15:255–259.
3. Zeiler FA, Zeiler KJ, Kazina CJ, et al. Lidocaine for status epilepticus in adults. *Seizure*. 2015;31:41–48.
4. Zeiler FA, Matuszczak M, Teitelbaum J, et al. Magnesium sulfate for non-eclamptic status epilepticus. *Seizure*. 2015;32:100–108.
5. Khawaja A, DeWolfe J, Miller D, Szaflarski J. New-onset refractory status epilepticus (NORSE)–

the potential role for immunotherapy. *Epilep Behav*. 2015;47:17–23.

6. Thakur KT, Probasco JC, Hocker SE, et al. Ketogenic diet for adults in super-refractory status epilepticus. *Neurology*. 2014;82:665–670.

7. Cervenka M, Hocker S, Koenig M, et al. Phase I/II multicenter ketogenic diet study for adult superrefractory status epilepticus. *Neurology*. 2017;88:938–943.

8. Broomall E, Natale J, Grimason M, et al. Pediatric super-refractory status epilepticus treated with allopregnanolone. *Ann Neurol*. 2014;76:911–915.

9. Rosenthal ES, Claassen J, Wainwright MS, et al. Brexanolone as adjunctive therapy in super-refractory status epilepticus. *Ann Neurol*. 2017;82(3):342–352. doi:10.1002/ana.25008.

10. Corry JJ, Dhar R, Murphy T, et al. Hypothermia for refractory status epilepticus. *Neurocrit Care*. 2008;9(2):189–197.

11. Zeiler FA, Zeiler KJ, Teitelbaum J, et al. Modern inhalational anesthetics for refractory status epilepticus. *Can J Neurolog Sci*. 2015;42:106–115.

12. Zeiler FA, Matuszczak M, Teitebaum J, et al. Electroconvulsive therapy for refractory status epilepticus: a systematic review. *Seizure*. 2016;35:23–32.

13. Hottinger A, Sutter R, Marsch S, Ruegg S. Topiramate as an adjunctive treatment in patients with refractory status epilepticus: an observational cohort study. *CNS Drugs*. 2012;26:761–762.

14. Redecker J, Wittstock M, Benecke R, Rosche J. Efficacy of perampanel in refractory nonconvulsive status epilepticus and simple partial status epilepticus. *Epilepsy Behav*. 2015;45:176–179.

15. Vendrame M, Loddenkemper T. Surgical treatment of refractory status epilepticus in children: candidate selection and outcome. *Semin Pediatr Neurol*. 2010;17:182–189.

延伸阅读

Brophy GM, Bell R, Claassen J, et al. Neurocritical care society status epilepticus guideline writing committee. Guidelines for the evaluation and management of status epilepticus. *Neurocrit Care*. 2012;17(1):3–23.

Hirsch LJ, Gaspard N. Status epilepticus. *Continuum*. 2013;19:767–794.

Robakis TK, Hirsch LJ. Literature review case report, and expert discussion of prolonged refractory status epilepticus. *Neurocrit Care*. 2006;4(1):35–46.

Shorvon S, Ferlisi M. The treatment of super-refractory status epilepticus: a critical review of available therapies and a clinical treatment protocol. *Brain*. 2011;134(10):2802–2818.

第 34 章

ICU 患者癫痫发作的预防

（Gretchen M. Brophy，Eljim P. Tesoro）

（张哲　杨华俊　译）

本章内容

- 识别哪些患者需要预防癫痫发作的一般原则
- 目前关于不同病因所致脑损伤的情况下，癫痫发作预防的证据
- 预防癫痫发作的药物剂量权衡

关键点

- 高风险的危重症患者应考虑预防癫痫发作，如急性神经系统损伤［头颅外伤、蛛网膜下腔出血（SAH）、颅内出血等］、接受脑肿瘤手术的患者。
- 除非预防治疗期间出现发作，否则预防治疗应限于损伤后或术后 3 ～ 7 天。
- 应根据患者个体特点（包括合并用药）选择用于预防发作的抗癫痫药物，以避免药物相互作用和严重不良反应。
- 新一代抗癫痫药物（ASD）有不少都比传统药物更易耐受。

I. 背景

A. 高风险危重症患者的癫痫发作预防

- 危重症患者中，癫痫发作很常见，并且可能影响患者预后、延长住院时间。
- 急性神经系统损伤，包括接受颅内手术、诊断为脑肿瘤的患者，癫痫发作的风险较高，应考虑给予预防性 ASD 治疗（表 34.1）。
- 许多 ASD 与严重不良反应相关（表 34.2），治疗应个体化，以避免进一步的并发症。
- 有些 ASD 可以通过静脉给予负荷量，以快速达到治疗浓度，有些药物只能口服给药（表 34.3）。
- 要注意，癫痫发作预防治疗仅限于高风险患者，要选择适当的 ASD，疗程也应合适。

表 34.1　高风险患者的癫痫发作预防治疗

神经系统损伤	预防治疗时长	注意事项
颅脑外伤（TBI）	1. **重度 TBI**（GCS 3～8）：7 天 2. **中度 TBI**（GCS 9～13）：有以下情况者予 7 天治疗——凹陷性颅骨骨折、穿通性 TBI、EDH、SDH、IPH、外伤性 SAH 3. **轻度 TBI**（GCS 14～15）：无须预防治疗[1]	根据现有资料[2-4]，推荐的抗癫痫药物：苯妥英、左乙拉西坦
动脉瘤性 SAH	3～7 天	苯妥英与认知功能预后差相关[5-6]
脑出血	基底节或小脑出血无须预防。脑叶出血、累及皮质表面者可考虑予 7 天预防治疗	癫痫发作一般发生于 ICH 起病后 24 h 之内
脑肿瘤	除非患者出现癫痫发作，否则无须预防。例外：接受切除手术的患者，可考虑予 ASD——术前开始给药，7 天后停药	接受放疗的患者避免用苯妥英[7]；注意与化疗药物的相互作用
一般开颅手术 钻孔清洗术 急性缺血性卒中 脑膜炎	无预防治疗的适应证	

ASD，抗癫痫药物；EDH，硬膜外血肿（epidural hematoma）；GCS，Glasgow 昏迷量表；ICH，脑出血；IPH，脑实质出血；SAH，蛛网膜下腔出血；SDH，硬膜下血肿（subdural hematoma）；TBI，颅脑外伤

表 34.2　常用于预防发作的 ASD 的不良反应

抗癫痫药物	潜在不良反应	注意事项
苯妥英（大仑丁）	心律失常 低血压 静脉炎 紫手套综合征 嗜睡 共济失调 皮疹 发热	● 多种药物相互作用 ● 目标浓度： 　总苯妥英：10～20 μg/ml 　游离苯妥英：1～2 μg/ml
磷苯妥英（Cerebyx）	感觉异常 低血压	● 静脉注射用苯妥英前体 ● 静脉制剂比苯妥英更好耐受
左乙拉西坦（开浦兰）	攻击行为 嗜睡 头晕	● 认知不良反应发生率低 ● 无严重药物相互作用 ● 不经肝代谢 ● 需要根据肾功能调整剂量
丙戊酸（Depacon，德巴金）	血小板减少症 高氨血症 胰腺炎	● 不建议用于外伤后的癫痫发作预防 ● 多种药物相互作用 ● 碳青霉烯类抗生素会明显降低丙戊酸药物浓度 ● 目标浓度：50～100 μg/ml

ASD，抗癫痫药物

表 34.3　用于预防发作的抗惊厥药物剂量 *

药物	剂量	注意事项
苯妥英（大仑丁）	负荷量：15 mg/kg IV（静脉注射最大速率 50 mg/min）。 维持量：4 ～ 7 mg/（kg·d）IV 或 PO，分为每 12 h 或每 8 h 一次给药	• 负荷量给药 12 h 后再开始给维持量 • 鼻饲管给药：给药前后 1 h 暂停肠内营养，用 30 ml 清水冲洗鼻饲管再给药 • 避免经手或足上的静脉输液针给药 • 仅限用 0.9% 氯化钠溶解 • 不可挤压缓释型胶囊
磷苯妥英（Cerebyx）	负荷量：15 mg PE/kg IV 或 IM（静脉注射最大速率 150 mg PE/min）。 维持量：4 ～ 7 mg PE/（kg·d）IV 或 IM，分为每 12 h 或每 8 h 一次给药	• 苯妥英的前体药 • 可选择肌内注射给药 • 常见会阴、口周麻木或感觉异常 • 可溶于 5% 葡萄糖、0.9% 氯化钠、乳酸林格液
左乙拉西坦（开浦兰）	500 ～ 1500 mg IV 或 PO，每 12 h 一次	• 肾功能不全时调整剂量 • 可引起激越、攻击行为
丙戊酸钠（Depacon），丙戊酸（Depakene），双丙戊酸钠（德巴金）	负荷量：20 ～ 40 mg/kg IV［静脉注射最大速率 6 mg/（kg·min）］。 维持量：30 ～ 60 mg/（kg·d）PO，分为每 12 h 或每 8 h 一次给药	• 负荷量给药 12 h 后再开始给维持量 • 不可压碎缓释或控释剂型的药片
布瓦西坦（Briviact）［2016 年获批准上市（欧洲药品管理局、美国 FDA——译者注），与左乙拉西坦为同类药物］*	50 mg IV 或 PO，每 12 h 一次（剂量范围 25 ～ 100 mg IV 或 PO，每 12 h 一次，根据个体化反应或耐受程度调整）	• 不可压碎药片 • 若患者同时服用利福平，布瓦西坦剂量加倍 • 肝功能受损者减量
拉考沙胺（维派特）*	100 ～ 200 mg IV 或 PO，每 12 h 一次	• 注射 15 ～ 30 min 以上 • 终末期肾病、肾功能严重不全（Clcr < 30）或轻-中度肝功能不全：最大剂量 300 mg/d

IM，肌内注射；IV，静脉注射；PE，苯妥英当量。
* 所列举的 IV 或 PO 剂型新型抗惊厥药中，有很多没有用于预防发作的证据，或证据极少，属于超说明书用药

Ⅱ.　基础知识

A.　颅脑外伤的癫痫发作预防

- 预防治疗似乎更能防止早发性癫痫发作（即伤后 7 天之内），对迟发性癫痫发作无效[1-2]。
- 除非出现癫痫发作，否则预防治疗不应超过 7 天。
- 使外伤后癫痫发作风险增加的危险因素包括：
  - Glasgow 昏迷量表（GCS）评分 < 10
  - 皮质挫伤
  - 硬膜外、硬膜下或脑实质内出血
  - 头部贯通伤

- ○ 伤后 24 h 内癫痫发作[3]
- ○ 遗忘持续 30 min 以上
- ○ 年龄 ≤ 65 岁
- ○ 长期酗酒[8]

B. 蛛网膜下腔出血

- 根据文献报道，动脉瘤性蛛网膜下腔出血（SAH）后癫痫发作见于 6% ～ 18% 的患者。
  - ○ 绝大多数 SAH 后的癫痫发作为即刻发作，即 SAH 后 24 h 内出现。
  - ○ 早期癫痫发作定义为动脉瘤破裂后 1 ～ 7 天内的发作。
  - ○ 晚期癫痫发作出现于动脉瘤破裂 7 天之后，据报道见于 3% ～ 7% 的患者。
- SAH 起病后即刻便可开始预防发作治疗，治疗时限为 3 ～ 7 天[9-11]。
- 对于癫痫发作高风险的患者，可考虑延长预防治疗的时限[10]：
  - ○ 既往癫痫发作病史；
  - ○ 高血压病史；
  - ○ 脑实质血肿或有梗死灶；
  - ○ 动脉瘤位于大脑中动脉流域。
- SAH 患者动脉瘤的干预方式似乎也影响癫痫发作的概率。
  - ○ 血管内弹簧圈栓塞术的癫痫发作风险低于开颅动脉瘤夹闭术[12]。
- SAH 患者使用第一代 ASD（即苯妥英、苯巴比妥）与预后不良、发热等并发症相关[5]。
- 苯妥英暴露时间过久，与神经功能、认知结局不良相关[6]，因此应仅限于高风险或其他 ASD 无效的患者使用。

C. 脑出血

- 脑出血（ICH）患者出现临床发作很常见；研究表明，临床发作的累积发病率高达 15.4%。
- 亚临床发作比临床发作更多见。尽管给予预防性 ASD 治疗，仍有高达 31% 的 ICH 患者出现亚临床发作。
- 如有以下情况，患者的癫痫发作风险明显升高[13]：
  - ○ 美国国立卫生研究院卒中量表（NIHSS）评分越高，风险越大。
  - ○ 中线移位。
  - ○ 脑叶出血累及皮质。
- "晚期癫痫发作"（起病 7 天以上出现）的危险因素：
  - ○ 有早期发作（起病 7 天内出现）。
  - ○ 年龄 ＜ 65 岁。
  - ○ 出血量 ＞ 10 ml。
- 研究发现，使用传统 ASD（特别是苯妥英）预防发作与死亡率、致残率升高相关，并且似乎对此类患者群体没有明显好处[14]。
- 使用新型 ASD 预防发作的影响尚无评估。
- 现行指南并不推荐预防发作治疗，除非患者出现临床发作或伴有意识水平改变的电发作[13]。

D. 脑肿瘤

- 因为 ASD 毕竟有引起严重不良反应的可能，所以对于新近诊断的脑肿瘤患者，预防发作治疗仅限于有癫痫发作的患者。
- 例外：接受肿瘤切除手术的患者，可于术后给予预防性抗癫痫治疗（最多 7 天）[15]。
- 第二代 ASD 总体上比第一代药物更好耐受，药物相互作用和严重不良反应相对更少。
- 对于正在接受放疗的患者，苯妥英与严重皮疹相关。第一代 ASD 与化疗药物之间的相互作用也可能引起严重并发症[7]。

Ⅲ. 仍需思考、有待解决的问题

A. 认知障碍与预防治疗

- ASD 可能使危重症患者的认知受损进一步恶化。
- 因此，需要仔细权衡预防发作治疗的获益和风险。
- 出现癫痫发作之后再给予 ASD，可能也是合理的。

B. 非惊厥性癫痫发作

- 危重症急性脑损伤患者有非惊厥性发作的风险。非惊厥性发作是影响预后的独立危险因素，抑或只是脑组织损伤严重程度的反映，现在还不清楚。
- 为了防止癫痫发作持续过久、进一步引起并发症，对于所有 ICU 危重症患者，只要怀疑有非惊厥性发作，就应监测 EEG。

C. 癫痫发作风险高的肌松治疗患者

- 应当通过 EEG 监测镇静深度，除外非惊厥性发作的可能。
- 在肌松药完全撤药、确认没有癫痫发作的证据之前，可以考虑予预防性 ASD 治疗。

D. 何时终止预防发作治疗

- 在预防性治疗期间，如无癫痫发作，便可停止 ASD。
- 如果未能停药，之后可能引起药物相互作用、严重不良反应和后续并发症。

参考文献

1. Carney N, Totten AM, O'Reilly C, et al. Guidelines for the management of severe traumatic brain injury, Fourth Edition. *Neurosurgery*. 2016;80(1):6–15.
2. Temkin NR, Dikmen SS, Wilensky AJ, et al. A randomized, double-blind study of phenytoin for the prevention of post-traumatic seizures. *N Engl J Med*. 1990;323:497–502.
3. Bratton SL, Chestnut RM, Ghajar J, et al. Antiseizure prophylaxis. *J Neurotrauma*. 2007;24: S83–S86.
4. Szaflarski JP, Sangha KS, Lindsell CJ, et al. Prospective, randomized, single-blinded comparative trial of intravenous levetiracetam versus phenytoin for seizure prophylaxis. *Neurocrit Care*. 2010;12:165–172.
5. Rosengart AJ, Huo D, Tolentino J, et al. Outcome in patients with subarachnoid hemorrhage treated with antiepileptic drugs. *J Neurosurgery*. 2007;107:253–260.
6. Naidech AM, Kreiter KT, Janjua N, et al. Phenytoin exposure is associated with functional and cognitive disability after subarachnoid hemorrhage. *Stroke*. 2005;36:583–587.
7. Ahmed I, Reichenberg J, Lucas A, et al. Erythema multiforme associated with phenytoin and cranial radiation therapy: a report of three patients and review of the literature. *Int J Dermatol*. 2004;43:67–73.
8. Torbic H, Forni AA, Anger KE, et al. Use of antiepileptics for seizure prophylaxis after traumatic

brain injury. *Am J Health Syst Pharm*. 2013;70(9):759–766.

9. Chumnanvej S, Dunn IF, Kim DH, et al. Three-day phenytoin prophylaxis is adequate after subarachnoid hemorrhage. *Neurosurgery*. 2007;60:99–102.

10. Bederson JB, Connolly ES, Batjer HH, et al. Guidelines for the management of aneurysmal subarachnoid hemorrhage: a statement for healthcare professionals from a special writing group of the Stroke Council, American Heart Association. *Stroke*. 2009;40:994–1025.

11. Diringer MN, Bleck TP, Hemphill JC, III, et al. Critical care management of patients following aneurysmal subarachnoid hemorrhage: recommendations from the Neurocritical Care Society's Multidisciplinary Consensus Conference. *Neurocrit Care*. 2011;15:211–240.

12. Molyneux AJ, Kerr RS, Yu LM, et al. International Subarachnoid Aneurysm Trial (ISAT) Collaborative Group. International subarachnoid aneurysm trial (ISAT) of neurosurgical clipping versus endovascular coiling in 2143 patients with ruptured intracranial aneurysms: a randomized comparison of effects on survival, dependency, seizures, rebleeding, subgroups, and aneurysm occlusion. *Lancet*. 2005 Sep;3–9;366(9488):809–817.

13. Morgenstern LB, Hemphill JC, 3rd, Anderson C, et al. Guidelines for the management of spontaneous intracerebral hemorrhage: a guideline for healthcare professionals from the American Heart Association/American Stroke Association. *Stroke*. 2010;41:2108–2129.

14. Messe SR, Sansing LH, Cuccchiara BL, et al. Prophylactic antiepileptic drug use is associated with poor outcome following ICH. *Neurocrit Care*. 2009;11:38–44.

15. Milligan TA, Hurwitz S, Bromfield EB. Efficacy and tolerability of levetiracetam versus phenytoin after supratentorial neurosurgery. *Neurology*. 2008;71:665–669.

延伸阅读

Liu KC, Bhardwaj A. Use of prophylactic anticonvulsants in neurologic critical care: a critical appraisal. *Neurocrit Care*. 2007;7:175–184.

第Ⅴ部分　其他事项

第 35 章

新生儿 ICU EEG 指南

（Nancy McNamara，Renée Shellhaas）

（张哲　刘大成　译）

本章内容

- 新生儿连续 EEG（cEEG）监测的指征
- 新生儿群体进行 cEEG 监测的技术性事项
- EEG 判读、报告书写的要点

关键点

- 婴儿孕周、矫正胎龄是正确判读 EEG 的重要前提。
- 新生儿的癫痫发作绝大多数为亚临床发作；因此对于高风险新生儿，需要用 EEG 监测筛查发作、指导治疗。
- 新生儿 EEG 判读应由经过培训的癫痫专业或临床神经生理学专业人员完成。
- 关于新生儿连续 EEG 监测的理想化指征和方法，美国临床神经生理学会发表了一系列作为共识声明的指南[3]。

I. 背景

A. EEG 是评估高风险新生儿有无亚临床发作的常用检查

- 50% 以上的新生儿癫痫发作为亚临床发作（即可见于 EEG，但没有外在表现）。
- 新生儿疑诊或确诊急性脑损伤并伴有脑病，属于发作风险最高的情况。
- 有以下任一种疾病并存在脑病表现的新生儿，癫痫发作风险高，应当完善 EEG 监测：
  - 缺血缺氧性脑病；
  - 卒中；
  - 颅内出血；

○ 脑炎 / 中枢神经系统（CNS）感染；

○ 疑诊新生儿癫痫；

○ 接受心脏手术的婴儿；

○ 先天性脑畸形；

○ 遗传性代谢病。

- 罹患新生儿癫痫发作的婴儿死亡风险高，或很可能出现神经发育性疾病[1]。

- 然而，癫痫发作的治疗能否改变婴儿的发育轨迹，尚不完全清楚。

B. 新生儿 EEG 也能评估发作性事件的病因，如异常的肢体动作、呼吸型式、生命体征改变等。

这类临床事件包括：

- 肌阵挛；

- 反复肢体抽搐；

- 异常眼动；

- 口部自动症；

- 踏车样动作。

C. 有发作风险的新生儿 EEG 监测时长

- 筛查有无癫痫发作：24 h。

- 异常发作性事件的鉴别诊断：直至捕捉到 3 次或更多次的典型事件为止（证实不是癫痫发作）。

- 常规 EEG（1 h）不足以筛查有无新生儿癫痫发作。

Ⅱ. 基础知识

A. 新生儿 EEG 电极的安放

- 由于新生儿头部的空间有限，国际 10-20 系统针对新生儿有所调整。调整后的电极安放位置见图 35.1。

- EEG 读图纸速为 15 mm/s，以便更好辨认 δ 频率慢波。δ 慢波是新生儿 EEG 的固有节律。

- 新生儿 EEG 读图通常采用一种导联组合、单倍或双倍间距的电极配对，以及双极纵连、横连（图 35.1）。

- 还需要安放头部以外的导联，帮助判断伪差和状态变化。

○ 所需额外导联：呼吸、EKG。

○ 强烈推荐：时间锁定的视频。

○ 可选：肌电（EMG）/ 下颌、眼外肌。

- 如果没有癫痫专业医师，经常会用到波幅整合 EEG（aEEG）。

○ 大部分 aEEG 监测程序允许双通道记录：推荐 C3 → P3、C4 → P4 这两组配对，因为包含了脑血管分水岭区[2]。

○ aEEG 有助于评估总体的背景趋势，但对检测癫痫发作不敏感（参见第 23 章）。

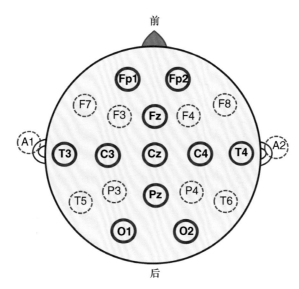

图 35.1   用于新生儿电极放置的调整国际 10-20 系统（上面观），如图所示为粗实线圆。根据国际 10-20 系统（虚线圆＋粗实线圆）调整。头部以外的通道如呼吸、心电，以及时间锁定的视频同样需要记录，以识别行为状态、排除伪差

B.   EEG 判读 [3-4]

- 应当由经过培训的癫痫专业医师或临床神经生理专业人员判读新生儿 EEG。
- EEG 判读应当包括对异常程度的分级（轻、中、重度）。
- 根据下列特征划分背景异常的程度：
  - 连续性
    - 如果不连续，应报告暴发和暴发间期的时限、波幅。
  - 同步性
    - 早产儿背景可以不同步（表 35.1）。
  - 对称性
  - 波幅
  - 状态改变 / 背景变异度
  - 对外界刺激的反应性
  - 有无正常波形
    - 足月新生儿：前头部非节律性波（anterior dysrhythmia），额区切迹波（encoches frontales）（译者注：额区切迹波即额区一过性尖波，见于矫正胎龄 34 ～ 44 周的新生儿，为双相、左右同步的额区放电）。
    - 早产儿：节律性颞区 θ、δ 刷。
- EEG 判读还应报告病理性改变，包括提示癫痫发作风险高的特征：
  - 过多的负向尖波（局灶性、多灶性或区域性）。
    - 负向尖波若出现率不足 1 次 / 分钟，并且中央区或颞区波幅最高，为正常波形。
  - 短暂节律性放电（BRD）。
- 正向尖波为病理性，提示存在白质损伤。
- 准确判读 EEG 的关键是矫正胎龄（postmenstrual age，PMA）（表 35.1）。

表 35.1　24～44 周孕龄新生儿的正常脑电图背景

矫正胎龄*	清醒	反应性	δ 刷	同步性	活动睡眠	安静睡眠
过期产：40～44 周 足月：37～40 周	连续、同步、对称、EF、AD	对外界刺激有反应	仅见于 QS	100%	与清醒期类似，闭目	IBI < 4 秒，75～100 mV IBI < 4 秒，50～75 mV
35～36 周	平均背景活动（清醒/AS），与交替图形（QS）区分		出现率 QS > AS	85%		IBI 4～6 秒，> 25 mV
30～34 周	清醒状态下不连续 • 单一节律枕区 δ 活动 • 节律性 θ 活动（颞区和枕区）		AS > QS	70%～80%		不连续图形，IBI 5～8 秒
24～29 周	背景没有状态改变 • 单一节律枕区 δ 活动 • 节律性 θ 活动（颞区和枕区）	无反应性	存在	100%（过度同步化）	不能区分睡眠觉醒状态	IBI 6～12 秒，< 2 mV

*矫正胎龄＝出生时孕龄＋法定周龄（例如孕 37 周出生的婴儿在生后 3 周时，矫正胎龄为 40 周）。
AD, 前头部非节律性波; AS, 活动睡眠; EF, 额区切迹波; IBI, 暴发间期; QS, 安静睡眠

- 脑病的程度可能受药物影响。如果条件允许，报告中应当写明用药情况。
- 如果检出癫痫发作，推荐 EEG 监测继续，直至无发作 24 h [3]。

C.　连续 EEG 的报告

- 头一个小时的脑电记录应尽快判读，并将结果告知临床治疗团队。
- 后续多久读一次图取决于临床情境，但建议至少每 12 小时读图一次。
- 每天都应当完成报告书写，报告必须包括以下内容：
  - 出生时孕龄＋出生后周龄＝ PMA
    - 足月：PMA 37 ～ 44 周。
    - 早产：PMA 不足 37 周。
  - 神经活性药物，如果可以的话，最好也记录给药时间。
  - EEG 背景的描述、评价，包括行为状态（表 35.1）。
    - 觉醒：足月和早产儿的睁眼状态。健康足月儿的 EEG 是连续的，混合有丰富的多种频率。
    - 活动睡眠（active sleep，AS）：平均背景活动（activité moyenne）
      - 足月儿：闭眼状态，伴快速眼动、呼吸节律不规则。足月儿的 AS 期脑电一般不能同清醒状态区分。
      - 早产儿：AS 期的正常背景可以是不连续的，称为不连续图形（tracé discontinu）。
    - 安静睡眠（quiet sleep，QS）：
      - 足月儿，交替图形（tracé alternant）：闭眼状态，缺少快速眼动，呼吸节律非常规则。仅稍有一点不连续的迹象。此波形在 PMA 46 周即消失。
      - 早产儿：QS 期背景不连续，暴发间期正常的时限和波幅取决于新生儿的 PMA。
  - 只要脑电波形满足暴发-抑制的标准，就应明确诊断，因为暴发-抑制具有重要的提示预后的意义。
    - 暴发-抑制标准：
      - 背景无反应性；
      - 不存在状态改变；
      - 暴发间期波幅低于 5 μV；
      - 明显不存在正常波形。
  - 对癫痫发作的描述应当包括位置、传播、时限，以及是否有临床相关症状（图 35.2，癫痫发作示例）。
    - 如果在 60 min 的时间段内，癫痫发作占 50% 以上，则这段记录满足癫痫持续状态的诊断标准。
    - 报告中应写明患儿处于癫痫持续状态的时长。
  - 按记录按钮的事件，以及对所见运动的描述或标记事件的原因，都应记录。
  - 生命体征的明显改变，如血流动力学不稳定、是否与 EEG 异常有关联，也应写入报告。

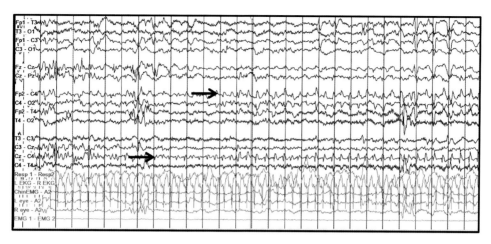

图 35.2　一例右侧大脑半球卒中的足月儿的局部性电发作。这张常规 EEG 来自一例右侧大脑半球卒中的足月婴儿，按照新生儿调整国际 10-20 系统安放电极，同步记录呼吸、心电、下颌肌电、眼电等头部以外的通道。黑箭头示中央区（C4 电极）局灶性发作，传播至右额区（Fp2 电极）。此次发作没有临床相关表现

Ⅲ.　仍需思考、有待解决的问题

- 新生儿癫痫发作的诊断和治疗是依据 EEG 确诊的发作，而不是临床发作。
- 发作负荷高与神经发育结局差相关。然而新生儿癫痫发作的治疗能否改善其发育的预后，目前还没有已发表的证据。

参考文献

1. Shellhaas RA, Clancy RR. Characterization of neonatal seizures by conventional EEG and single–channel EEG. *J Clin Neurophysiol*. 2007;118:2156–2161.
2. Hellstrom-Westas L. Amplitude-integrated EEG—useful for early outcome prediction after birth asphyxia? *Nat Clin Pract Neurol*. 2008;4:74–75.
3. Shellhaas RA, Chang T, Tsuchida T, et al. The American Clinical Neurophysiology Society's guideline on continuous electroencephalography monitoring in neonates. *J Clin Neurophysiol*. 2011;28:611–617.
4. Ebersole JS, Pedley TA. *Current Practice of Clinical EEG*. 3rd ed. Philadelphia, PA: Lippincott Williams & Wilkins; 2003:183.

第 36 章

美国临床神经生理学会（ACNS）对儿童及成人的共识声明

（Susan T. Herman）

（秦晓筱　译）

本章内容

- ICU 连续 EEG 监测的临床适应证
- ICU EEG 相关人员的资质
- ICU EEG 监测项目的实施要点

关键点

- ICU 连续 EEG（cEEG）监测的目的是识别危重症患者的脑功能变化（如非惊厥性癫痫发作、脑缺血），以利早期干预、监测疗效。
- 美国临床神经生理学会（ACNS）关于 ICU cEEG 的共识声明为医疗机构开展 cEEG 监测项目制订了框架，不过该共识承认，文中反映的是"理想化"体系，许多医疗机构并不能置备齐文中所述的所有资源。医疗机构应该以当地条件所允许的最高标准开展 cEEG 监测，并根据患者的临床状态做出调整。
- ICU cEEG 监测最常见的适应证是：非惊厥性癫痫发作（NCS）及其他发作性事件的诊断，评估 NCS 治疗效果，识别脑缺血，监测镇静程度和大剂量抑制性药物的效果，评估脑病的严重程度及预后。
- 要有效开展 ICU cEEG 监测，就需要一支多学科团队，包括脑电图技师、神经诊断技师、神经重症及其他重症医学医师、ICU 护士，通常还包括其他受过培训、通晓 cEEG 流程的工作人员。
- 在绝大多数 ICU cEEG 项目中，EEG 是连续记录的，但读图、出报告是间断的，每天几次而已。将来技术进步之后也许能实现实时读图，但现在绝大多数条件下不可行。

Ⅰ.　背景

A.　共识推荐的实施

- 连续 EEG（cEEG）的操作方法和时机选择在各单位差异很大。ACNS cEEG 指南委员会提出了一项共识声明，用以初步规范 cEEG 的适应证和技术方法。
- 因为 cEEG 技术仍在发展，许多单位并不能满足共识声明提出的设备和人员配置需求。每家医疗机构都应该以当地资源所能达到的最高水准开展 cEEG。
- 多快启动 cEEG、多久读一次图、如何与 ICU 医护人员沟通 EEG 结果，应根据当地医疗机构能调集多少资源、监测指征以及进行中的 cEEG 发现、患者的临床状态做出调整。

B.　专家共识的方法学

- ACNS 就 ICU cEEG 的临床应用成立了特别工作小组。
- 初步的文献回顾发现，大多数发表的文章只能提供 cEEG 的低级别证据。因此工作小组决定，撰写专家共识推荐比基于证据的指南更合适。
- 待将来有新证据之后，ACNS 会更新共识声明。
- 本章概括了该共识声明的主要推荐[1-2]。

Ⅱ.　基础知识

A.　ICU EEG 监测的适应证

1. **诊断非惊厥性癫痫发作（NCS）、非惊厥性癫痫持续状态（NCSE）以及其他发作性事件。现有资料支持对有以下情况的危重症患者进行 cEEG（同时总结于表 36.1）：**

- 在全面惊厥性癫痫持续状态或其他临床发作得到控制后，仍有持续的意识水平改变。
- 伴有意识水平改变的急性幕上脑损伤。具体而言，包括动脉瘤性蛛网膜下腔出血（SAH）、脑实质出血（intraparenchymal hemorrhage，IPH）、幕上大面积脑梗死、中-

表 36.1　连续 EEG 监测指征，基于 cEEG 记录到癫痫发作的可能性		
指征	危重症患者中 cEEG 可观察到癫痫发作的百分比	
	成人	儿童
近期惊厥性 SE，或临床癫痫发作未恢复到基线	48%	26%～57%
急性脑损伤（包括动脉瘤性 SAH、IPH、中-重度 TBI、CNS 感染、脑肿瘤、急性缺血性卒中、缺血缺氧性脑损伤）	10%～59%	11%～100%
癫痫相关	33%～39%	11%～71%
脓毒症相关脑病	32%	58%
体外膜肺氧合		21%
EEG 开始的 30 min 可见癫痫样 / 周期性放电	40%～60%	

CNS，中枢神经系统；IPH，脑实质出血；SAH，蛛网膜下腔出血；SE，癫痫持续状态；TBI，颅脑外伤。

来源：Adapted from Herman ST, Abend NS, Bleck TP, et al. Consensus statement on continuous EEG in critically ill adults and children, Part I: indications. *J Clin Neurophysiol*, 2015, 32（2）: 87-95.

重度颅脑外伤（TBI）、中枢神经系统感染、近期神经外科手术、脑肿瘤和缺血缺氧性脑损伤。

- 意识水平波动，或无已知急性脑损伤（如脓毒症相关脑病）情况下出现的难以解释的意识水平改变。
- 常规 EEG 示全面周期性放电、偏侧周期性放电或双侧独立性周期性放电。
- 有癫痫发作风险，又需要使用肌松药。
- 怀疑为癫痫发作的临床发作性事件，用以判断是痫性发作还是非癫痫事件。
- 支持进行监测的证据
  - 有意识水平改变的危重症患者中，分别有 8% ~ 48% 的成人、6% ~ 47% 的儿童出现癫痫发作[3-5]。
  - NCS 可能通过加重脑水肿、升高颅内压、加重局部脑组织缺血、降低血糖、释放兴奋毒性神经递质等机制，参与继发性脑损伤。
  - NCS 或 NCSE 持续过久与死亡率升高、神经功能预后不良相关[6-7]。
  - 成人和儿童诊断 NCS 或 NCSE，都会导致治疗的改变。
  - 然而并无证据表明，治疗 NCS 或 NCSE 能改善预后。
- 强烈建议同步记录视频，以识别癫痫电发作的临床相关症状，尽可能减少伪差的误判（详见第 25 章）。
- 监测时机和时长
  - 一旦怀疑有 NCS，就应尽快启动 cEEG，并至少监测 24 h。对于昏迷、有周期性型式或使用药物镇静的患者，可能需要监测更长的时间。

2. 评价癫痫发作、癫痫持续状态的疗效

- 癫痫发作有时从临床表现上看似中止，但有可能在 EEG 上仍然持续，所以需要通过 cEEG 评估下列患者对治疗的反应：
  - NCS 需要加用抗癫痫药物（ASD），意识水平无改善。
  - 予持续静脉输注 ASD（continuous intravenous ASD，cIV-ASD）治疗的难治性 NCSE。
  - cIV-ASD 减停后或 ASD 停药后，意识障碍再次出现。
- 监测依据
  - 大部分 NCS、NCSE 患者的临床改善会有延迟，因此不能将临床改善作为发作得到控制的指征。
  - cIV-ASD 治疗期间的发作多为 NCS，不做 cEEG 就无法发现。
  - cEEG 能够监测 cIV-ASD 诱导的暴发–抑制是否充分。
- 监测时机和时长
  - 一旦怀疑 NCS 持续，就应尽快启动 cEEG，并在 NCS 得到控制后继续监测至少 24 h。使用 cIV-ASD 治疗期间，cEEG 应全程记录，并在 cIV-ASD 减停后继续监测至少 24 h。

3. 识别脑缺血

- 对于下列高风险患者，cEEG 可用于辅助识别脑缺血：
  - 迟发性脑缺血（DCI）风险高的 SAH[8]。
  - 接受神经外科脑血管手术、神经介入手术。

- ○ 短暂性脑缺血发作进展性加重。
- 监测依据
    - ○ 脑缺血发生过程中，EEG 会有进行性变化，包括快活动减少、之后慢活动增多。
    - ○ EEG 原始图形和定量 EEG（QEEG）趋势都能用于检测上述改变（参见第 24 和 29 章）。
    - ○ 因为快活动消失、慢活动增多不是缺血的特异性改变，所以 cEEG 常常和其他监测技术（如经颅多普勒超声）联合使用。
- 监测时机和时长
    - ○ 应当在脑缺血风险最高的时间段内记录 cEEG。
    - ○ 对于 SAH，动脉瘤处理后就应尽快开始，以获得基线脑电情况，并在血管痉挛窗口期（14 天）持续监测。
    - ○ 对于其他导致脑缺血的病因，cEEG 的时机和时长还不清楚。

4. 监测镇静深度和大剂量抑制性药物的疗效

- cEEG 可作为临床查体之外的辅助手段，评估静脉镇静或药物诱导性昏迷患者的意识水平。
- 监测依据
    - ○ 几乎没有证据指导如何使用 cEEG 监测镇静水平，尤其是神经系统受损的患者。
    - ○ 用 cEEG 监测暴发-抑制，也许可以减少巴比妥诱导性昏迷的不良反应。

5. 评估脑病的严重程度和预后（参见第 11 和 13 章）

- cEEG 可作为临床查体的辅助手段，预测多种中枢神经系统损伤的预后（主要是重度颅脑外伤、心搏骤停后缺血缺氧性脑病）[9]。
- 监测依据
    - ○ EEG 分级系统（结合临床查体、脑损伤病因）经常用来估计不良预后，但很难识别出哪些患者可能预后良好。

B. ICU cEEG 人员的资质和职责（参考第 4 章）

1. 脑电图专业医师

- 判读的医师需经过临床 EEG、尤其是 ICU cEEG 的培训，并有实践经验。
    - ○ 教育 / 认证
        - 在做 cEEG、有权限判读 EEG 的医院所在的州内，持有该州的执照。
        - 完成临床神经生理学或癫痫专业培训，和（或）拥有美国精神病学和神经病学委员会或美国临床神经生理学委员会颁发的临床神经生理学或癫痫专业认证，或
        - 完成 1 年神经重症专业培训，和（或）神经病学亚专业联合委员会颁发的神经重症专业认证。
        - 专业培训需包括至少 6 个月的全职 EEG 培训和 3 个月的 cEEG 培训。
    - ○ 实践经验：
        - 在上级指导下，判读至少 500 份 EEG 和 100 份 cEEG。
        - 具有操作 cEEG 设备、发现排除故障、安全维护设备的经验。
        - 具有判读 cEEG 和 QEEG 趋势图的经验。

- ○ 职责：
  - 制订 cEEG 的工作准则与工作规程。
  - 分析、判读 cEEG，明确临床关联。
  - 及时书写报告，与临床 ICU 团队沟通。

2. **神经诊断技术员（neurodiagnostic technologists，NDT）**

- cEEG 应当由经恰当培训和认证的 NDT 在指导下完成。神经诊断技术专业人员 Ⅰ 和 Ⅱ 独立完成 ICU 的工作。
- 教育 / 认证：
  - ○ 完成 NDT 培训。
  - ○ 拥有美国脑电图和诱发电位技术员注册委员会（American Board of Registration of Electroencephalographic and Evoked Potential Technologists，ABRET）颁发的长程监测认证。
  - ○ 满足美国电诊断技术员学会制订的国家能力技能标准中对 cEEG 监测的要求。
- 实践经验：
  - ○ 3 年以上的 NDT 工作经验，包括 1 年的 cEEG 经验。
  - ○ 有 cEEG 设备使用、日常维护和故障排除的经验，能辨认一些危重症患者常见的 EEG 型式。
- 职责：
  - ○ 在 ICU 记录 cEEG。
  - ○ 在脑电图医师的指导下，判读 cEEG 和 QEEG 趋势图。

3. **其他人员**

- 应持续观察患者的临床表现，可以由医护人员在床旁观察，或者通过中央视频监控观察。记录视频可以事后回顾重要的临床事件。
  - ○ cEEG 观察员通过持续回顾视频识别临床事件，有时也会看 QEEG 趋势来识别脑电型式的变化，并向 NDT 和（或）脑电图医师报告上述改变。
  - ○ 教育 / 认证：没有正式认证。需要适当培训，以识别临床发作的症状学和基本的 QEEG 型式。
  - ○ QEEG 图形播放可作为床旁医护人员和中央工作站实时识别重要 EEG 改变的补充手段，但是不能取代原始 EEG 图形的频繁判读。

C.　cEEG 流程和步骤

1.　患者选择与分诊

- 每家医疗机构都应制订成文的工作流程，明确具体患者群体的 cEEG 监测指征、时机和时长。
  - ○ 工作流程应由 cEEG 人员和 ICU 人员共同制订。

2.　启动 ICU cEEG 监测

- 理想情况下，cEEG 应该"随叫随做"（申请发出后 1 h 内开始），每天 24 h、每周 7 天都能开展，负责记录的 NDT 有认证，负责判读的脑电图医师有资质。
  - ○ 大多数医疗机构其实并没有全天候的 NDT。现实中或者给 NDT 排班，或者由医护人员安放简化电极导联。

- 选择何种类型的电极，应考虑是否易用、成本、成像兼容性、是否安全、是否容易损伤皮肤、控制感染等因素。多数医疗中心采用盘状电极、火棉胶固定，也可以用 EC2 导电膏、透明贴膜、万能胶。不推荐使用针电极，因为可能意外造成针刺伤。皮下电极丝或许能降低皮肤损伤风险，但价格昂贵。
- 至少安放 16 个电极，按照国际 10-20 系统放置。紧急情况下可使用简化电极导联以快速筛查某些疾病，但对 cEEG 监测是不够的。
- NDT 应从 ICU 医护人员那里采集有关的临床数据、用药记录。
- NDT 应在床旁停留 15 ～ 20 min，确保脑电图记录质量合格，识别有没有需要即刻干预的 EEG 型式，检测 EEG 反应性。
- NDT 还应叮嘱 ICU 医护人员关于 cEEG 设备的事项，包括安全注意事项、感染控制、影像检查流程、紧急情况下如何取下电极、如何使用事件按钮和做标记。

3. ICU cEEG 的日常维护

- 每天至少检查 2 次 EEG 数据质量。
- NDT 和护士每天都要查看患者头皮，看有没有皮肤破损或感染。
- 每天都要按照标准流程检测临床和 EEG 的反应性。

4. 电极摘除和感染控制

- 火棉胶用丙酮擦除，但丙酮会损伤眼睛和黏膜，还会溶解一些设备或者管路上的塑料。现在市面上有不含丙酮的火棉胶擦除剂，但是效果稍差。
- 皮肤损伤处用的头皮电极所需灭菌或消毒的等级更高。
- 对于有头皮开放伤口的患者，可考虑用一次性电极。

5. QEEG 技术（参见第 27 和 29 章）

- QEEG 趋势图让 cEEG 中可能包含发作的节段变得明显，辅助识别癫痫发作。
- 推荐使用 QEEG 趋势图，来提高读图速度和准确性。一定要结合原始 EEG 查看 QEEG 趋势图。单纯看 QEEG 还不足以敏感、特异地识别发作[10]。
- 如果 NDT 以外的医护人员用 QEEG 快速查看 cEEG，更改治疗方案之前，一定要让脑电图专业的医师判读原始 EEG 和 QEEG 进行把关。
- QEEG 趋势图从空间上要充分代表整个头皮表面。
- 常用于识别发作的 QEEG 趋势图有彩色密度频谱阵列（CDSA）、特定频带的总功率、包络趋势和节律性。
- 常用于识别脑缺血的 QEEG 趋势图有 α / 总体功率比值、α / δ 功率比值和不对称指数[8]。
- 使用多种 QEEG 趋势图界面可以提高检出发作或脑缺血的敏感度，有助于识别伪差[10]。

6. 阅图、判读、报告（参见第 38 章）

- 每家医疗机构都要制订书面的工作准则和流程，明确 cEEG 阅图频率和报告类型。
- cEEG 的头 30 min 记录应尽快阅图、判读，并将结果传达给临床团队。
- 脑电图专业医师应尽快回看 cEEG，只要技术上允许，就尽可能提高阅图频率（每天至少 2 次），每天都要书写报告，这样 cEEG 表现才能与患者的临床状态相互参照。

- 一旦发现 cEEG 有重要变化，就立即口头或书面告知临床团队。
- 条件允许的话，应建立数据库保存临床资料，用于 EEG 研究的追踪、改进工作质量。

7.　ICU cEEG 数据储存（参见第 3 章）

- 所有 EEG 和视频资料应保留至数据判读完毕、最终报告完成之后。
- 判读完毕，储存数据方式可以是：(a) 保留所有 EEG 资料以及相关事件的视频记录（归档过程更高效，但要求有较大储存空间），或（b）挑选一部分 EEG，以及事件视频（储存的数据相对少，但需要剪切每个 EEG 事件）。
- EEG 和视频资料可归档到数字媒介、外接硬盘或网盘。强制储存时限按照本机构和（或）州指南的规定（通常为 7 年，儿科患者保存至其 18 岁）执行。
- 如果条件允许，应以通用数据格式存储数据。

Ⅲ.　仍需思考、有待解决的问题

A.　证据等级

- 有关 ICU cEEG 的推荐大多来自低质量证据，很可能有偏倚。
- 将 cEEG 指征、人员和技术要求标准化，有助于开展危重症患者 cEEG 的前瞻性多中心研究。
- ICU cEEG 是一项快速发展的技术。随着新证据不断出现，指南也会经常修订。

B.　实时监测

- 在绝大多数医疗中心，cEEG 监测过程是连续的，但阅图和判读却只能间断进行。考虑到 EEG 的变化通常没有临床表现，如无 cEEG 监测则根本无法识别，这种工作方式也可以接受。cEEG 每天至少应看 2 次图，如果临床需要，还应更频繁。
- 随着技术的进步，现在能够同步对多名患者实时监测。自动检测和 QEEG 技术可以随时向负责监测的人员发送警报。
- 应当开发能够快速给临床团队发送 cEEG 结果的系统。
- ICU cEEG 的成本效益分析仍需更多研究。
- 只有当 cEEG 结果能影响治疗方案，并且神经功能预后因治疗方案的调整得以改善，ICU cEEG 的价值才能真正体现。

参考文献

1. Herman ST, Abend NS, Bleck TP, et al. Consensus statement on continuous EEG in critically ill adults and children, Part I: indications. *J Clin Neurophysiol*. 2015;32(2):87–95.
2. Herman ST, Abend NS, Bleck TP, et al. Consensus statement on continuous EEG in critically ill adults and children, Part II: personnel, technical specifications, and clinical practice. *J Clin Neurophysiol*. 2015;32(2):96–108.
3. Abend NS, Gutierrez-Colina AM, Topjian AA, et al. Nonconvulsive seizures are common in critically ill children. *Neurology*. 2011;76(12):1071–1077.
4. Claassen J, Mayer SA, Kowalski RG, et al. Detection of electrographic seizures with continuous EEG monitoring in critically ill patients. *Neurology*. 2004;62(10):1743–1748.
5. DeLorenzo RJ, Waterhouse EJ, Towne AR, et al. Persistent nonconvulsive status epilepticus after the control of convulsive status epilepticus. *Epilepsia*. 1998;39(8):833–840.
6. Topjian AA, Gutierrez-Colina AM, Sanchez SM, et al. Electrographic status epilepticus is associated with mortality and worse short-term outcome in critically ill children. *Crit Care Med*. 2013;41(1):215–223.

7. Wagenman KL, Blake TP, Sanchez SM, et al. Electrographic status epilepticus and long-term outcome in critically ill children. *Neurology*. 2014;82(5):396–404.
8. Claassen J, Hirsch LJ, Kreiter KT, et al. Quantitative continuous EEG for detecting delayed cerebral ischemia in patients with poor-grade subarachnoid hemorrhage. *Clin Neurophysiol*. 2004;115(12):2699–2710.
9. Crepeau AZ, Rabinstein AA, Fugate JE, et al. Continuous EEG in therapeutic hypothermia after cardiac arrest: prognostic and clinical value. *Neurology*. 2013;80(4):339–344.
10. Haider HA, Esteller R, Hahn CD, et al. Sensitivity of quantitative EEG for seizure identification in the intensive care unit. *Neurology*. 2016;87(9):935–944.

延伸阅读

Claassen J, Taccone FS, Horn P, et al. Recommendations on the use of EEG monitoring in critically ill patients: consensus statement from the neurointensive care section of the ESICM. *Intensive Care Med*. 2013;39(8):1337–1351.

Guerit JM, Amantini A, Amodio P, et al. Consensus on the use of neurophysiological tests in the intensive care unit (ICU): electroencephalogram (EEG), evoked potentials (EP), and electroneuromyography (ENMG). *Neurophysiol Clin*. 2009;39:71–83.

Sutter R, Stevens RD, Kaplan PW. Continuous electroencephalographic monitoring in critically ill patients: indications, limitations, and strategies. *Crit Care Med*. 2013;41(4):1124–1132.

第 37 章

ICU EEG 监测的计费与编码

（Marc R. Nuwer）

（刘婧伊　丁亚榕　译）

本章内容

- 术语和概括
- 用于连续 EEG 监测过程的编码描述
- 常用于 EEG 监测的 ICD-10 CM 诊断编码

关键点

- 如果以下条件全部满足，可以使用现行操作术语（Current Procedural Terminology，CPT）编码 95951 描述 ICU 连续 EEG 监测：
  - 配备有护士或技师观察变化；
  - 配备有医师在记录时读图，必要时更改治疗方案；
  - 连续监测并录制视频；
  - 至少使用 16 通道；
  - 记录持续时间至少 12 h。
- 若以上标准中仅视频录制未满足，其他标准均满足，使用 CPT 编码 95956。

I. 背景

A. 保险支付规则
- 通过美国医疗保健公共政策体系执行。
- 在内科、外科以及诊断的医疗过程中，使用编码系统。

B. 编码系统组成
- 现行操作术语（CPT®）
  - 内科、外科及诊断性操作，以及评价质量的编码清单。
- 国家正确编码倡议（National Correct Coding Initiative，NCCI）修正版

○ 不能与 CPT 编码混用

- 国际疾病分类（International Classification of Diseases，ICD）
  ○ 诊断、症状及可能影响患者的其他情况的编码清单。
- 连结表
  ○ 保险公司的表单，该表单罗列出哪些 ICD 疾病编码能证明所提供的 CPT 操作在医学上是必要的。

Ⅱ.　基础知识

A.　CPT 编码及修饰码

- CPT 是一套数字编码系统，适用于在美国进行的每一种内科、外科和诊断的医疗操作。
  ○ 使医疗服务提供者和医保运营商之间的沟通更准确。
  ○ CPT 是美国医学会（American Medical Association，AMA）的商标产品。
- 用于连续 ICU EEG 的常用编码：
  ○ 95813：EEG 延长监测超过 1 h。
  ○ 95951：使用有线或无线设备，16 个或更多的通道，EEG 和视频同时记录、判读，每次 24 h，用于定位脑部致痫灶的监测。
  ○ 95956：使用有线或无线设备，16 个或更多的通道，记录和判读 EEG，每次 24 h，由技师或护士参与（无视频），用于定位脑部致痫灶的监测。
- CPT 编码增加两位数修饰码来描述特殊情况：
  ○ 26——专业成分：住院患者的 EEG 服务加用此修饰码，表示你收取的只是专业费用。
  ○ 52——减少服务：在代表 "24 h" 的编码上加用此修饰码，说明记录不足 12 h。
- 尽管许多人认为最短监测时长最好是 6 h，但此编码的最短时长并没有公布。
  ○ 59——不同过程：同一天需要提供 2 次相似的服务时，加用此修饰码，例如，早上完成了常规 EEG，下午开始连续 EEG 监测。
- 编码 95951 和 95956 的使用要求：
  ○ 时间要求：记录时间是指记录正在进行并且数据正在采集的时间，不包括安装和拆除的用时。
    ■ 每 24 h 的 EEG 监测按 1 个编码计费。
    ■ 如果记录时长不足 12 h，在编码 95951 或编码 95956 基础上增加修饰码 52（参见上文）。
  ○ 连续监测：在整个记录期间都可以判读，并根据需要更改或结束记录，或在记录期间调整治疗措施。
  ○ 至少 16 通道记录。
  ○ EEG 监测的目标至少应包含定位致痫灶。
  ○ 编码 95951 和 95956 包含棘波和发作的自动化检测。无须额外计费编码。
- 区分以下编码
  ○ 编码 95951 有视频记录，编码 95956 没有视频记录。
  ○ 如果只是在常规 EEG 记录的基础上单纯增加视频，请勿使用编码 95951。
  ○ 如果编码 95951 或 95956 规定的必要成分缺少一些（例如通道数太少），但监测时长至少为 1 h，使用编码 95813。

- 互斥编码
  - 不要将连续 EEG 记录的前 20～30 min 抽离连续 ICU EEG 监测，另计为常规"基线"EEG。
  - 如果医学上确实需要在同一天完成常规 EEG 和连续 EEG 监测，请使用连续 EEG 监测编码加修饰码 59。
    - 例如，常规 EEG 示频繁的亚临床发作。同一天晚些时候，临床团队决定患者需做连续 EEG 监测，以评估对治疗的反应。

B. 国际疾病分类

- 诊断、症状和其他情况的编码清单
  - 2015 年，美国开始使用第 10 版国际疾病分类系统的修正编码（Code Modification，CM），即 ICD-10-CM。
- 在 ICD-10 分类系统中，癫痫和反复癫痫发作由 G40 编码系列代表（表 37.1）。
- 第 4/5 位字符位于小数点之后，代表具体的癫痫综合征和（或）癫痫发作类型。例如：
  - G40.1：局灶性癫痫单纯部分性发作。
  - G40.2：局灶性癫痫复杂部分性发作。
  - G40.3：全面性特发性癫痫。
  - G40.81：Lennox-Gastaut 综合征。
  - 注意，ICD-10 分类与最新的国际抗癫痫联盟（ILAE）癫痫分类系统并不一致。
- 对于四位字符的综合征和癫痫发作类型（例如 G40.2），第 5 位字符（n）区分是否治疗困难（$n=0$ 表示"无治疗困难"，$n=1$ 表示"治疗困难"），第 6 位字符（r）区分是否合并癫痫持续状态（$r=1$ 表示伴随癫痫持续状态，$r=9$ 表示不伴随癫痫持续状态）。
  - 治疗困难有两种定义：
    - 过去一年有过癫痫发作。
    - 癫痫发作影响日常生活。
    - 总体而言，在 ICU 出现癫痫发作就属于治疗困难。
  - 例如：
    - G40.209：局灶性癫痫复杂部分性发作，**无治疗困难，不伴随癫痫持续状态**。
    - G40.201：局灶性癫痫复杂部分性发作，**无治疗困难，伴随癫痫持续状态**。
    - G40.319：全面性特发性癫痫，**治疗困难，不伴随癫痫持续状态**。
    - G40.311：全面性特发性癫痫，**治疗困难，伴随癫痫持续状态**。
- 对于五位字符的综合征或发作类型（例如 G40.81），第 6 位字符（r）既代表是否治疗困难，也代表是否伴随癫痫持续状态：
  - $r=1$：无治疗困难，伴随癫痫持续状态。
  - $r=2$：无治疗困难，不伴随癫痫持续状态。
  - $r=3$：治疗困难，伴随癫痫持续状态。
  - $r=4$：治疗困难，不伴随癫痫持续状态。
  - 例如：
    - G40.812：Lennox-Gastaut 综合征，**无治疗困难，不伴随癫痫持续状态**
    - G40.813：Lennox-Gastaut 综合征，**治疗困难，伴随癫痫持续状态**

表 37.1	适用于连续视频 EEG 监测患者的常见 ICD-10 编码	
编码	**定义**	**举例 / 注解**
G40.0	局灶性（部分性）特发性癫痫和癫痫综合征伴局灶起源的发作	儿童良性癫痫伴中央颞区棘波，儿童癫痫伴枕区放电。 除外：成人起病的局灶性癫痫
G40.1	局灶性（部分性）症状性癫痫和癫痫综合征伴单纯部分性发作	发作不伴意识改变，部分性发作持续状态
G40.2	局灶性（部分性）症状性癫痫和癫痫综合征伴复杂部分性发作	发作伴意识改变，常伴自动症
G40.3	全面性特发性癫痫和癫痫综合征	觉醒期癫痫大发作
G40.A	失神癫痫综合征	儿童失神癫痫，青少年失神癫痫
G40.B	青少年肌阵挛癫痫	
G40.4	其他全面性癫痫和癫痫综合征	肌阵挛、失张力、阵挛或强直性发作
G40.5	外部原因相关的癫痫发作	酒精、药物、激素变化、睡眠剥夺或应激有关的发作。 如果适用，相关的癫痫或反复发作也编码（G40.-）。 如果适用，使用表示药物不良反应的附加编码（T36 ～ T50，第 5 或第 6 位字符为 5）
G40.8	其他癫痫或反复发作	不能确定局灶性或全面性的癫痫和癫痫综合征，Landau-Kleffner 综合征
G40.80	其他癫痫	
G40.81	Lennox-Gastaut 综合征	
G40.82	痫性痉挛	婴儿痉挛
G40.89	其他发作	除外：外伤后癫痫发作（R56.1）、未特指的反复发作（G40.909）、未特指的癫痫发作（R56.9）
G40.9	癫痫，未特指	未特指的癫痫、痫性惊厥、痫性抽搐、痫性发作、反复发作，以及未特指的癫痫发作疾病
R56.0	热性惊厥	R56.00：单纯热性惊厥，热性惊厥，热性惊厥发作。 R56.01：复杂热性惊厥，不典型热性惊厥发作，复杂热性惊厥发作。 除外：癫痫持续状态（G40.901-）
R56.1	外伤后癫痫发作	除外：外伤后癫痫（G40.-）
R56.9	未特指的惊厥	惊厥疾病，未特指的抽搐，反复惊厥，未特指的（惊厥）发作
P90	新生儿惊厥	除外：婴儿良性肌阵挛癫痫（G40.3-），新生儿良性惊厥（家族性）（G40.3-）
F44.5	伴发作或惊厥的转换障碍	心因性发作 / 惊厥

ICD，国际疾病分类

C. 连结表

- 医保运营商制订的政策，用于明确哪些 CPT 编码对 ICD 诊断而言，在医学上是必要的。
  - 如此可以自动判断某操作对于某诊断而言是不是"医学上有必要"。
  - 这种 ICD-CPT 对应的表单即为"连结表"。
- 给癫痫类 ICD 编码提供 EEG 的 CPT 编码普遍认为合理。
  - 对于其他诊断，不一定都会受理 EEG CPT 编码。
  - 因此，在提供 EEG 检查时，一定要权衡所用的 ICD 编码是否合适。
  - 对于住院患者，出院诊断要包含已被排除的疾病诊断，因为该疾病是申请完善某一诊疗过程的依据。排除了癫痫发作，就要列上癫痫发作诊断编码。
- 医保运营商的连接表可在线上查到
  - 一些州要求所有运营商提供明确承保范围的连接表及其他规则。
- 运营商声明"在医学上没有必要"，意思是"该 ICD 不在我们的 CPT 操作连结表中"。

Ⅲ. 仍需思考、有待解决的问题

A. 资源

- CPT 是美国医学会的商标产品。
  - 《现行操作术语（CPT）》一书可从 https://commerce.ama-assn.org/store/catalog 获取，见美国医学会 CPT 产品目录编码和报销章节。
- 医保承保信息网址是 www.cms.hhs.gov/mcd
  - 医师线上资源网址 www.cms.gov/Medicare/Medicare.html
  - 具体的连接表见于《本地运营商决定》，网址：www.cms.gov/DeterminationProcess/04_LCDs.asp#TopOfPage

第 38 章

报告书写和与 ICU 团队沟通

（Stephen Hantus）

（刘婧伊 译）

本章内容

- EEG 和 ICU 临床团队密切沟通的重要性
- ICU EEG 报告的类型和频率
- 典型连续 EEG（cEEG）监测报告的结构

关键点

- 高效及时的沟通对于 ICU EEG 监测至关重要。重症监护环境下，EEG 会频繁变化，需要每天多次读图。
- 连续 EEG（cEEG）报告应条理清晰、简明扼要，并针对 ICU 团队，给予清晰明白的解读。
- 与 ICU 团队的沟通有多种形式，包括每日 EEG 的书面报告（通常电子化）、发现紧急变化时口头告知最新情况，如果 EEG 结果复杂，还需要额外会诊。
- 癫痫团队与 ICU 团队的日常互动是共同管理患者的基础，有益于取得疑难病例的治疗共识。
- 每月召开一次联合例会有助于更好理解病情复杂的病例，促进双方团队了解彼此观点。这种会议同时也是教学平台，而且经常产生合作研究项目。

I. 背景

A. 目前所用的 EEG 报告模板适合门诊常规 EEG

- 报告通常在记录后 1～5 天完成。
- 有临床意义发现的诊断率一般约为 30%。
- 通常不需要根据 EEG 结果立即给予干预。

B. 出于诊断或术前评估的目的对罹患癫痫的住院患者实施监测，视频 EEG 监测报告需要更加及时（每天一次）

- 这种报告是供癫痫专家而不是普通的 ICU 医护人员阅看，常常写得巨细无遗。
- EEG 报告一般每天更新，然后整合为一份多日报告。最终报告不是即刻完成，而是要等到监测完毕、离开癫痫监测单元后才发出。

C. ICU 连续 EEG 报告需要设定不同级别

- 不论白天还是夜间，ICU 患者在任何时候都可能频繁癫痫发作（癫痫持续状态和每小时 5 ～ 6 次的发作负荷很常见）。
- 发作过久或诊断延迟，都会导致致残率和致死率增加（包括继发性神经元损伤）。
- 确诊存在癫痫发作后，需要将治疗是否有效频繁地反馈给 ICU 团队。
  - 试验性给予苯二氮䓬类药物的效果；
  - 抗癫痫药物能否减少发作；
  - 评估镇静或暴发-抑制的程度。
- 只有每天多次读图并报告 EEG 结果，才有可能提供这种级别的反馈。
- 报告时间虽然没有标准要求，但目前的实践是每天 2 ～ 3 次，对活动性发作的患者，报告还要频繁。
- 实时、连续判读是 ICU EEG 的理想状态，尽管大多数医疗机构是做不到的，毕竟资源有限。
- 对于重症监护条件下连续 EEG（cEEG）监测的效能，一项专家共识指出，术语和报告结构需要标准化（另见第 36 章）[1]。
- 重症脑电图监测研究协作组（CCEMRC）制作有 cEEG 综合数据库，一项可行性研究评估了该数据库的使用情况。该研究表明，临床数据库对标准化报告书写和协作研究都有好处[2]。
  - 用于数据录入的 CCEMRC 数据库可以从 www.acns.org/research/critical-care-eeg-monitoring-research-consortium-ccemrc 下载。图 38.1（A）和（B）是用来编辑报告的 CCEMRC 数据库用户界面示例。
- 尽管取得了上述进展，但是 EEG 报告基本没有统一标准，各家机构都有自己的一套写法。EEG 报告常常写成不拘格式的一段话，令 ICU 团队费解。

Ⅱ. 基础知识

A. 结局研究表明，ICU 非惊厥性癫痫发作的诊断和治疗比当前不少实践标准更为紧迫[3]

- 时长不足 10 h 的非惊厥性癫痫持续状态（NCSE）与最终出院回家相关。
- 时长 10 ～ 20 h 的 NCSE 与永久残疾相关。
- 时长 20 h 以上的 NCSE 与高死亡率相关。
- 因此，每 24 h 出一次报告无法提供及时的诊断和干预，也就不能预防严重的致残和死亡后果。

B.　数字技术便于每天生成多份报告，有利于与 ICU 团队沟通

- 电子病历可以即刻查看报告，不受地点限制。
- 通过安全服务器（在家里、远程办公室等）远程查看 EEG，能改善 EEG 判读响应时间。

C.　EEG 报告应按标准格式书写，以便解读

- 临床病史：通常包括人口学信息、患者做 EEG 的原因、合并症和目前用药。
- EEG 报告正文：包含列有全部脑电图发现的表格。报告的这一部分是为癫痫专家而设计，所以要写得既有技巧又详实。
  - 该部分内容包括对背景活动、频率、电压、周期性放电等的描述。
- 分类：来自报告正文中重要发现的小结，针对报告的目标受众（开具检查的 ICU 医生）。
  - 示例："（a）右侧半球持续性慢波，（b）右颞区尖波，（c）右颞区单一癫痫电发作、无临床症状。"
- 临床印象：解释分类部分列出的发现，包括出现时间。该部分应写得直白明了，要给 ICU 团队提供必要的信息，以便他们做出临床决策。

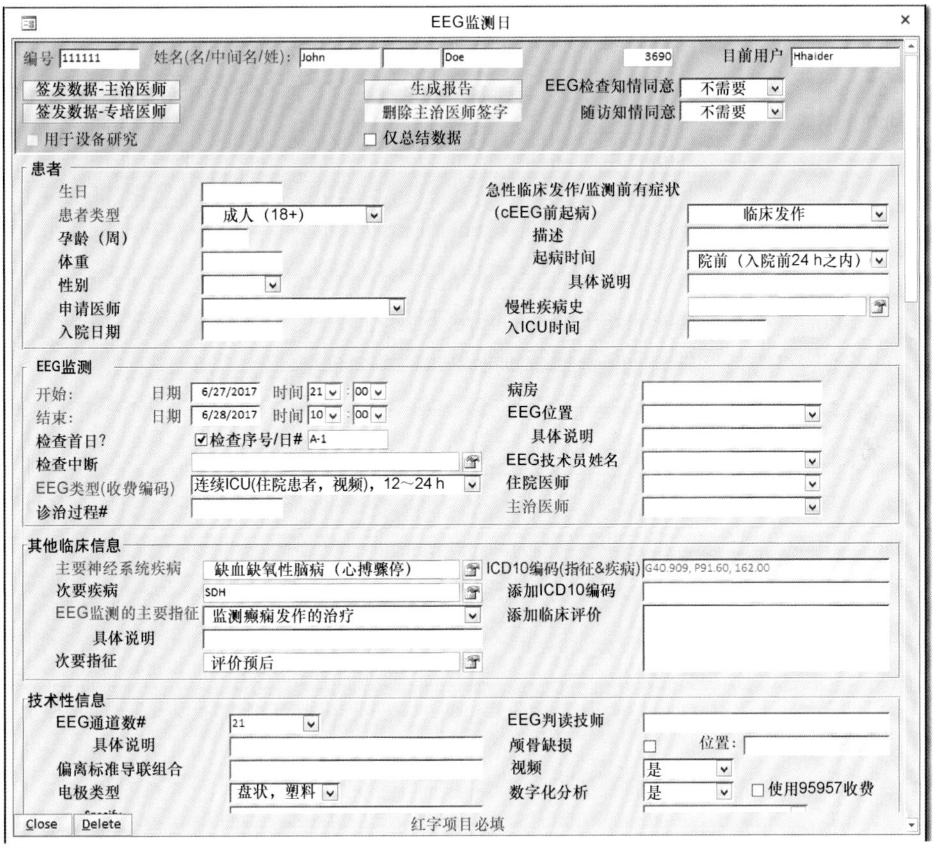

(A)

图 38.1　CCEMRC 数据库用户界面。（**A**）人口学、临床、技术性信息的录入界面。EEG 资料录入界面包含非癫痫事件、癫痫发作、BRD、散发性 ED 和节律性/周期性型式等方面。

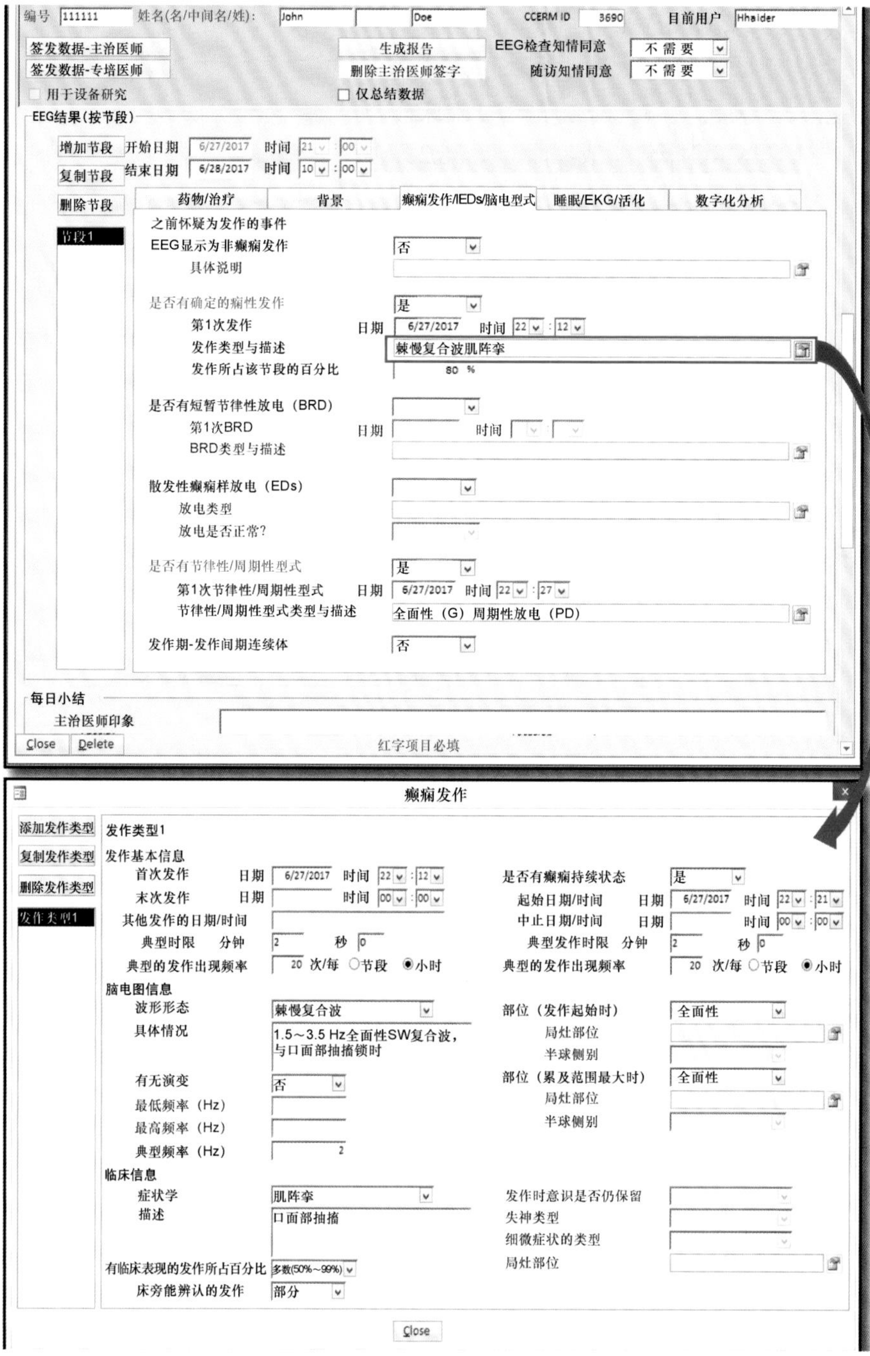

编号 111111　姓名(名/中间名/姓): John　Doe　CCERM ID 3690　目前用户 Hhaider

| 签发数据-主治医师 | 生成报告 | EEG检查知情同意 | 不需要 |
| 签发数据-专培医师 | 删除主治医师签字 | 随访知情同意 | 不需要 |

□用于设备研究　　□仅总结数据

EEG结果(按节段)

增加节段　开始日期 6/27/2017　时间 21:00
复制节段　结束日期 6/28/2017　时间 10:00
删除节段　[药物/治疗]　[背景]　[癫痫发作/IEDs/脑电型式]　[睡眠/EKG/活化]　[数字化分析]

节段1

之前怀疑为发作的事件
EEG显示为非癫痫发作　否
　具体说明

是否有确定的痫性发作　是
　第1次发作　日期 6/27/2017　时间 22:12
　发作类型与描述　棘慢复合波肌阵挛
　发作所占该节段的百分比　80 %

是否有短暂节律性放电(BRD)
　第1次BRD　日期　时间
　BRD类型与描述

散发性癫痫样放电(EDs)
　放电类型
　放电是否正常?

是否有节律性/周期性型式　是
　第1次节律性/周期性型式　日期 6/27/2017　时间 22:27
　节律性/周期性型式类型与描述　全面性(G)周期性放电(PD)
发作期-发作间期连续体　否

每日小结
　主治医师印象

Close　Delete　　红字项目必填

癫痫发作

添加发作类型　发作类型1
复制发作类型　发作基本信息
删除发作类型　首次发作　日期 6/27/2017　时间 22:12　　是否有癫痫持续状态　是
发作类型1　　末次发作　日期　时间 00:00　　起始日期/时间　日期 6/27/2017　时间 22:21
　其他发作的日期/时间　　　　　　　中止日期/时间　日期　时间 00:00
　典型时限　分钟 2　秒 0　　典型发作时限　分钟 2
　典型的发作出现频率　20 次/每 ○节段 ●小时　　典型的发作出现频率　20 次/每 ○节段 ●小时

脑电图信息
　波形形态　棘慢复合波　　部位(发作起始时)　全面性
　具体情况　1.5~3.5 Hz全面性SW复合波,与口面部抽搐锁时　　局灶部位
　　　　　　半球侧别
　有无演变　否　　部位(累及范围最大时)　全面性
　最低频率(Hz)　　局灶部位
　最高频率(Hz)　　半球侧别
　典型频率(Hz)　2

临床信息
　症状学　肌阵挛　　发作时意识是否仍保留
　描述　口面部抽搐　　失神类型
　　　　　　　　　　细微症状的类型
　有临床表现的发作所占百分比　多数(50%~99%)　　局灶部位
　床旁能辨认的发作　部分

Close

(B)

图38.1　下拉菜单为有代表性的癫痫发作(红框),其具体描述见图(**B**)。BRD,短暂节律性放电;CCEMRC,重症监护EEG监测研究协作组;ED,癫痫样放电。[来源:重症监护EEG监测研究协作组(CCEMRC)。]

○ 临床印象示例（接上文分类举例）："阅 5 月 17 日上午 5 点至上午 11 点连续 EEG，见右颞区癫痫样活动，与右侧半球皮质功能障碍一致。上午 6:30 记录到右颞区癫痫电发作 1 次，持续 53 s，无明显临床症状。"

- 图 38.1 为 CCEMRC 报告生成界面，图 38.2 示 CCEMRC 数据库生成的 EEG 报告组成。

D.　EEG 和 ICU 团队联合例会有许多重要意义

- 解决上周共管患者的诊疗问题。
  ○ 有利于就相关病例的不同方面，分享知识和看法。
  ○ 解决双方在实践中遇到的问题，有益于平时的业务发展和工作改进。
  ○ 临床讨论有助于巩固困难病例（如难治性癫痫持续状态）的处置流程。

连续EEG监测

患者信息	EEG描述
姓名：Doe, John； 编号：xxx-xxx 监测类型： ICU连续监测（住院患者，视频），12~24 h 收费编码 95951 出生日期： 性别： 所在病房：内科ICU 房间： 技术员： 申请医师： 报告日期 开始时间：2014年5月17日 19:00 结束时间：2014年5月18日 10:00 监测第1天 主治医师： EEG技术性信息 EEG通道数#: 16 电极类型： CT、MRI相容性塑料盘状电极 粘贴方式：导电膏、EC2 视频记录：是 患者临床信息 主要神经科诊断： 意识状态改变 次要神经科诊断： 心搏骤停 ICD9编码：G40.89, R41.82 主要的监测适应证： 明确有无非惊厥性发作	节段#1　开始时间：2014年5月17日 19:00　结束时间：2014年5月18日 10:00 相关用药及治疗 抗癫痫药物： 镇静药物： 肌松药：　指征：寒战 低温：　　指征：缺血缺氧性脑病；心搏骤停 临床具体情况 气管插管： 意识水平： 神经系统局灶缺损体征： 癫痫发作 有无明确的癫痫发作：是 首次发作：2014年5月17日 23:15 发作类型与描述 发作类型#1 首次出现时间：2014年5月17日11:15:00 PM 末次出现时间：2014年5月18日3:05:00 AM 典型持续时间（秒）：135　　　典型频率：1次/小时 发作期波形：节律性尖波或棘波　有无演变：是 最低频率（Hz）：1　　　　　最高频率（Hz）：3 发作起始部位：右中央区 累及范围最大时的部位：右中央区、右顶区 发作症状学：无临床体征 节律性或周期性型式 节律性或周期性型式： 背景 对称性： 电压： 对刺激的反应性： 连续性： 前后梯度： 局部衰减： 背景具体描述： 睡眠分期/类型： 心电图： 数字化分析 是否做数字化分析： 数字化分析检出的发作： 数字化分析测量的对称性： 检出方法

小结
印象
主治医师印象：

临床相关性：

与之前记录相比的显著变化：

我已完整地看过EEG记录，并同意上述具体结果。
主治医师签字：Dr. xxxx-yyyy，时间：2014年5月18日12:30

图 38.2　CCEMRC 数据库生成的连续 EEG 检查报告。CCEMRC，重症监护 EEG 监测研究协作组

- 促进 ICU EEG 领域的教育，攸关事业存亡。
  - 教育住院医师、实习医生以及专科培训医师，使之熟练掌握 cEEG 监测的适应证、监测需要的时长、不同 cEEG 型式的意义，可以提高监测效率。
- 一旦发现未知的问题，常常会诞生合作研究。每个团队都有不同的资源和禀赋，定期召开例会讨论研究可行性，能提高大家的热情，加深对该领域的理解。

Ⅲ.　仍需思考、有待解决的问题

- 各家医疗中心都会产生海量的 cEEG 数据资料。标准化 cEEG 数据库和报告格式在各中心的推广，有助于建立共同语言，使多中心研究更加可行，加强跨机构的沟通。
- cEEG 如能实时监测，将是反应最快、最敏感的 EEG 读图方式。开展实时监测，就要开发工具、建立方法、测算所需人力，这些还需要进一步研究，目前的临床条件尚不能普遍满足。

参考文献

1. Herman ST, Abend NS, Bleck TP, et al. Consensus statement on continuous EEG in critically ill adults and children, Part II: personnel, technical specifications, and clinical practice. *J Clin Neurophysiol.* 2015;32:96–108.
2. Lee JW, LaRoche S, Choi H, et al. Development and feasibility testing of a critical care EEG monitoring database for standardized clinical reporting and multicenter collaborative research. *J Clin Neurophysiol.* 2016;33:133–140.
3. Young GB, Jordan KG, Doig GS. An assessment of nonconvulsive seizures in the intensive care unit using continuous EEG monitoring: an investigation of variables associated with mortality. *Neurology.* 1996;47(1):83–89.

第39章

多模式监测

（Carolina Barbosa Maciel，Jan Claassen，Emily J. Gilmore）

（张哲　郑丽娜　译）

本章内容

- 常见的有创多模式监测技术介绍
- 指征、患者选择、多模式监测的安全性
- 现有关于多模式监测指导具体患者人群治疗的证据

关键点

- 对急性重度脑损伤患者而言，神经科查体常不能敏感地发现神经功能恶化，用传统的生理学评估方法（如心率、氧饱和度、血压）检测神经功能改变，既不敏感也不特异。
- 使用有创大脑监测工具弥补神经科查体的不足，在临床实践中进展迅速，尽管缺少高质量证据指导其临床应用。
- 多模式监测（multimodality monitoring，MMM）通过直接测量或间接手段评估颅内压（ICP）、脑自动调节、脑温、氧合、代谢。上述结果可以指导内科或外科干预、监测治疗反应、评价神经功能预后。
- MMM可以"实时"检出继发性脑损伤。然而，受限于数据可视化和分析问题，还不能广泛应用。
- 国际神经重症多模式监测多学科共识会议根据现有资料[1]，发表摘要声明，对这类监测工具的使用做出推荐。同样，国际微透析论坛也发表了共识声明，总结了神经危重症患者中脑代谢标志物的使用证据和指导[2]。

I. 背景

A. 危重症昏迷患者的传统评估方法

- 对急性重度脑损伤患者而言，临床查体可能不足以发现与结局密切相关、需要尽快干预的继发性脑损伤，所以一般来说意义不大。

- 急性脑损伤后，心肺并发症很常见，会影响到神经危重症患者的临床病程和结局。系统性血流动力学监测使医生更好地了解循环衰竭时的病理生理学改变，同时还能定性、定量测量器官灌注不足的具体参数。
- 所有危重症患者基本都要接受常规生理学监测（如有创连续血压、心率、脉氧）。
- 如有证据提示患者存在心肌功能障碍或血流动力学不稳定，那么就应当考虑评估心排血量、超声心动图、血管内容量。然而，这些评估不能敏感、特异地反映神经元损伤。
- 影像学检查是神经危重症患者非常重要的评估手段，但是时间分辨率低，并且存在外出转运患者的风险，并非万无一失。
- 连续 EEG（cEEG）是无创的监测手段，允许连续进行，但是空间分辨率低，并且耗费人力。

B. 有创多模式监测的使用与指征

- 多模式监测（MMM）可以评估多重生理学参数（表 39.1）[1-5]。
- MMM 的主要目标包括以下方面：
  - 检出早期可干预的神经功能恶化，以便把握治疗时机、让患者获益，从而防止不可逆的损伤。
  - 通过制订个体化诊疗决策，指导患者管理。
  - 监测对治疗的反应，据此调整治疗决策，以避免不良反应。
  - 增加对引起继发性脑损伤的病理生理机制、疾病发展过程的了解，针对特定的发病机制，拓展治疗靶点。
- MMM 技术最常应用于重症蛛网膜下腔出血（SAH）、脑出血（ICH）、重症颅脑外伤（TBI）等神经危重症患者。
- MMM 也可用于大血管闭塞所致急性缺血性卒中（acute ischemic stroke，AIS）、心搏骤停（cardiac arrest，CA）、某些难治性癫痫持续状态病例的诊治[2]。

C. MMM 的不足和并发症

- 选择哪种监测模式、感兴趣区是哪里、探头放置在哪里，仍有争议，应该根据具体的临床问题和主要的病理过程来决定。
  - 许多操作者把探头放在风险高的组织或半暗带，譬如 SAH 后最有可能受血管痉挛影响的血管流域，或大面积 AIS 后脑疝风险最高的血管流域。
  - 有创监测也普遍用于相对正常的脑组织区域。
  - 然而，监测损伤对侧区域意义有限，监测病理改变核心区域（比如血块之内）则完全没有意义。
  - 一些商业化设备能用一根探头同时监测 3 种参数：脑实质颅内压（ICP）、脑温、局部脑组织氧分压（partial brain tissue oxygen tension，$PbtO_2$）。
  - 由于缺少综合软件，MMM 分析复杂困难、难以在床旁实时判读，限制了它的推广。
- MMM 常用的工具大多非常安全；然而，潜在的并发症包括局部出血（即刻出血占 2%，迟发性出血占 1%）、脑室炎（4%～5%，取决于患者是否同时做了脑室穿刺）[3]。
- 支持 MMM 值得推广的证据不多：
  - 没有发现 MMM 能对患者结局产生结论一致的影响：提取出来的生理学信息只对

表 39.1	MMM 技术总结		
参数	正常范围 [a]	病理范围 [a]	MRI 安全性
ICP	＜ 20 mmHg	≥ 20 ～ 25 mmHg	是（大多数商业产品）
CPP	[b]	≤ 60 mmHg [b]	是
CBF	50 ml/（100 g·min）	≤ 20 ml/（100 g·min）[c]；神经元功能丧失、缺血阈值	否
脑温	与身体核心温度相关（正常 37℃）	37.2℃	否
SjvO₂	55% ～ 75%	＜ 55% 提示缺血 [d]，＞ 75% 提示充血	否
PbtO₂	23 ～ 35 mmHg（白质 20 mmHg，灰质 35 ～ 40 mmHg）	＜ 20 mmHg	否
微透析			
葡萄糖	变异较大	＜ 0.2 或＜ 0.8 mmol/L [e]	否
乳酸	变异较大	＞ 4 mmol/L [e]	否
丙酮酸	变异较大	不明	否
LPR	变异较大	＞ 25 和＞ 40 [e]；代谢危象：LPR ↑ 和葡萄糖 ↓ 同时出现	否
谷氨酸	变异较大	不明	否
甘氨酸	变异较大	不明	否
EEG			
头皮	变异较大	变异较大	市面上有 MRI 安全的产品，但更贵
深部		不明	否

[a] 正常、病理范围经常有出入，分组不同，阈值也不同；数值还要看具体的位置和疾病，患者与患者之间都可能不一样。相对变化比超过预设的异常截点更有意义。

[b] 所推荐的最佳脑灌注压（cerebral perfusion pressure，CPP）范围一直在变，这是因为测量方法不一、疾病造成的影响不同，也取决于脑自动调节功能是否保留；所以要实现 CPP 目标的个体化，就应该具体情况具体分析。对于颅脑外伤（TBI），指南建议 CPP 60 ～ 70 mmHg。而其他疾病如蛛网膜下腔出血（SAH），由于血管痉挛，所需的脑血流量增加，该阈值就会有所变化。

[c] 近年有证据表明，传统上广为接受的脑血流量（CBF）缺血阈值对某些患者并不适用；所以 CBF 数据要和代谢需求测定结合起来看。

[d] 因为局灶性异常未必都能检测到，所以缺血的截点值敏感性不高。而且该数据主要来自重症颅脑外伤。

[e] 2014 年国际微透析论坛发表的共识声明中，流速 0.3 μL/min 时，建议的微透析病理阈值（1 级或 2 级）来自观察性研究，这些研究报道了与结局相关的截点值。

CBF，脑血流量；CPP，脑灌注压；ICP，颅内压；LPR，乳酸 / 丙酮酸比值；MMM，多模式监测；PbtO₂，局部脑组织氧分压；SjvO₂，颈静脉球血氧饱和度。

来源：Le Roux P，Menon DK，Citerio G，et al. Consensus summary statement of the International Multidisciplinary Consensus Conference on Multimodality monitoring in neurocritical care：a statement for healthcare professionals from the Neurocritical Care Society and the European Society of Intensive Care Medicine. *Neurocrit Care*，2014，21（Suppl 2）：S1-S26；Hutchinson PJ，Jalloh I，Helmy A，et al. Consensus statement from the 2014 International Microdialysis Forum. *Intensive Care Med*，2015，41（9）：1517-1528；Stuart RM，Schmidt M，Kurtz P，et al. Intracranial multimodal monitoring for acute brain injury：a single institution review of current practices. *Neurocrit Care*，2010，12（2）：188-198；Hutchinson PJ，O'Phelan K. International multidisciplinary consensus conference on multimodality monitoring：cerebral metabolism. *Neurocrit Care*，2014，21（Suppl 2）：S148-S158；Stein NR，McArthur DL，Etchepare M，et al. Early cerebral metabolic crisis after TBI influences outcome despite adequate hemodynamic resuscitation. *Neurocrit Care*，2012，1：49-57.

某一组特定患者有帮助，而无法类推到其他患者，导致总体上的益处被稀释了。

- ○ 评价 MMM 应用价值的随机化临床试验少之又少：能体现出 MMM 优势的典型案例（例如对经过挑选的患者监测 ICP）缺少平衡性，只有完成传统的随机化试验，才能证明这种监测可以挽救生命、有开展价值。
- ○ 根据 MMM 获得的信息决定治疗流程，这种想法还处于萌芽状态。

Ⅱ. 基础知识

A. 颅内压

- 颅内压（ICP）是神经重症监护室最常测量的参数。
- ICP 通过置入颅内结构（硬膜下、硬膜外、脑实质、脑室）的装置测量得出，单位为毫米汞柱（mmHg）。
  - ○ 推荐脑实质内探头或脑室导管，因为更安全可靠。
  - ○ 由于脑实质探头会随时间漂移而出现准确度下降，所以如果预计要监测较长时间，推荐用脑室探头。
  - ○ 总而言之，ICP 监测的类型应取决于患者是否需要做脑脊液分流（脑室引流）、ICP 监测预计需要多久。
- ICP 数据的解读
  - ○ 绝对值应通过结构化流程解读，同时考虑到监测趋势、临床评估、血流动力学参数等范畴。
  - ○ 千万不要只根据 ICP 值评估预后。
  - ○ ICP 的绝对值、随时间变化趋势和波形为急性脑损伤患者的内、外科管理提供重要信息。
  - ○ 现在认为 ICP 反映的是颅腔内整体压力，颅内容积由脑组织（80%）、血液（10%）和脑脊液（CSF）（10%）构成。
  - ○ 根据 Monro-Kellie 原理，因为颅骨是固定、不能扩张的，所以颅内总容量恒定不变，通过内源性调节机制，颅内不同成分的相对比例会改变。
  - ○ 然而，正如身体其他一些部位那样，颅腔也会出现间隔室综合征；所以不同的半球或颅窝之间同样会产生压力梯度，即使 ICP "正常"，也有导致脑疝的可能。
  - ○ 自动调节功能保留，那么脑灌注压（CPP）就可以在较大的范围内波动，即尽管系统血压变化很大，ICP 仍然可以变化很小。
- 波形分析
  - ○ 通过波形分析，ICP 监测能提供脑血流量（CBF）、脑血容量的自动调节以及 CSF 系统顺应性的信息（图 39.1）。
    - 病理波形（Lundberg 波形）
      - □ A 波（平台波）。
      - □ ICP 从正常快速达到 50 mmHg 峰值，持续 5 ~ 20 min，之后自发下降。
      - □ 反映脑顺应性差但自动调节功能完好。
      - □ 是与 CPP 降低相关的特征性表现，如果情况严重，也与 CBF 减低相关，会引起全脑缺血缺氧性损伤。

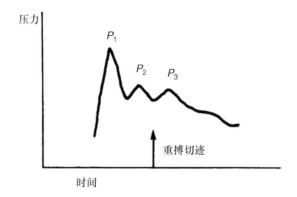

图 39.1　正常 ICP 波形。P_1，冲击波，反映动脉收缩；P_2，潮汐波，反映回弹的静脉搏动 / 颅内容量；P_3，重搏波，反映静脉引流。ICP，颅内压

- B 波
  - □ 突然升高到 30 mmHg 峰值，数秒内迅速下降，每 1～2 min 重复出现。
  - □ 通常与呼吸模式改变相关，是提示颅内顺应性异常的标志，具有临床意义。
- C 波
  - □ 每 10～12 min 重复出现的节律性抬高，程度不及 A 波和 B 波。
  - □ 通常与血压波动相关。
- 临床实践中的 ICP 管理
  - 通过 ICP 波形分析、经颅多普勒（TCD）、双功能超声检查，分析判断 ICP 变化。这些测量方法尽管能准确反映 ICP 的变化，但不能测出 ICP 的绝对值，所以仍处于研究阶段。
  - 脑外伤基金会对监测重症 TBI 患者的颅内压、根据 ICP 信息降低早期死亡率（伤后 2 周之内）的做法，给予ⅡB 级推荐。然而，关于如何选择患者的建议，还没有充足证据[6]。
  - ICP 管理的选项包括：手术（脑室引流和 / 或去骨瓣）、加强镇静、使用血管活性药物改善 CPP、渗透治疗（甘露醇和高张盐水）、过度通气，对于难治性病例，可以尝试低温治疗和戊巴比妥。
  - 尽管 ICP 监测已广泛开展，但目前还没有随机对照试验，明确证实监测能改善预后。但是，毕竟还没有任何一种监测装置被证实可以改善预后；实际上，可能影响预后的是你如何使用这些数据。

B.　脑氧合
- 全身、脑组织氧合不足会加重继发性脑损伤。
- 所有存在脑缺血和（或）低氧风险的患者，都应考虑做脑氧监测。
- 评价脑氧合的方法很多：局部脑组织氧分压（$PbtO_2$）、颈静脉球氧饱和度（jugular bulb venous saturation，$SjvO_2$）、近红外光谱仪（near-infrared spectroscopy，NIRS）。
  - 局分脑组织氧分压（$PbtO_2$）
    - $PbtO_2$ 反映体积 14～17 mm^3 的局部脑组织氧合。通过颅骨钻孔，或在开颅手术时置入探头测量数据。

- PbtO$_2$ 难以单独分析其变化，因为该测量值反映的是一系列变量之间的复杂相互作用：
  - 全身氧饱和度；
  - PaCO$_2$ 和 PaO$_2$；
  - 平均动脉压（mean arterial pressure，MAP）和 CPP；
  - 局部 CBF；
  - 血红蛋白浓度；
  - 毛细血管和细胞之间的弥散距离；
  - 探头周围小动脉和小静脉所占比例。
- PbtO$_2$ 值也受到脑实质监测类型、探头位置的影响。
- PbtO$_2$ 值＜ 20 mmHg 提示氧供给和需求不匹配，此时应考虑给予干预。
- PbtO$_2$ 异常与低级别 SAH 血管痉挛的风险相关[7]。这提示 PbtO$_2$ 监测也许最适合评估自动调节状态，尤其是低灌注容易使病情加重的患者。
- 一项关于 TBI 患者的多中心随机化试验表明，利用 PbtO$_2$ 监测降低缺氧风险，不仅安全，而且可行。
- 一项筹备中的 3 期研究［颅脑外伤的脑组织氧合监测（Brain Tissue Oxygen Monitoring in Traumatic Brain Injury—BOOST 3）］计划比较 PbtO$_2$ 和 ICP 监测的临床效果。

○ 颈静脉球氧饱和度（SjvO$_2$）
- SjvO$_2$ 通过将传感器放置在颈静脉球处，测量静脉血的氧含量。
- SjvO$_2$ 通过在颈内静脉起始处附近放置的光纤导管，连续或间断测量，侵入性比 PbtO$_2$ 低些。并发症与其他任何类型的颈静脉置管类似：误穿颈动脉、颈部血肿、原位血栓形成，以及颅内压升高（罕见）。
- SjvO$_2$ 的优势是它反映了全脑氧合，而不是像 PbtO$_2$ 那样，仅仅提示某一区域或局灶的氧合。然而，局部性氧合减低，会因为混入灌注更好的其他部位静脉血，而难以测出。
- SjvO$_2$ 受 CBF、动脉氧饱和度、相对脑组织氧摄取的影响。
- SjvO$_2$ 异常是缺血或过度灌注的指标，但是可能受体位、导管周围血栓形成、取样不良的影响，使结果不甚可靠。
- 导管位置没放好，测量值会不准确，尤其是若放在颈静脉球远端，面浅静脉的血流会引起数值假性升高。
- SjvO$_2$ 数值升高见于脑组织梗死，或镇静引起的脑代谢下降。
- 评估 SjvO$_2$ 值异常的患者，必须首先排除贫血、低氧、低血压、ICP 升高、CPP 降低，其次通过检测颈静脉和动脉血气，重新校正测量装置。

○ 近红外光谱仪（NIRS）
- NIRS 是测量脑组织氧合的无创方法，在血细胞比容、全身氧合、脑代谢恒定不变的前提假设下，实时提供皮质 CBF 的信息。
- NIRS 根据氧合血红蛋白和脱氧血红蛋白对近红外光的相对吸收差异，生成局部组织氧合指数（regional tissue oxygenation index，rSO$_2$）。
- 不过，受 CPP 相关的氧饱和度下降、血管痉挛、即将发生脑疝时的头位、治疗药物、MAP/CPP 变化的影响，NIRS 的结果可能互相矛盾、难以解释，所以

NIRS 绝不能单独使用。

C. 微透析[1-2, 4-5]

- 微透析（microdialysis，MD）是有创检测手段，测量脑组织细胞外液的代谢物和细胞降解产物的浓度。
- MD 也可通过用 100-kDa 膜导管，清除潜在有害的大分子，如炎性介质。这种导管市面有售，但还未获美国食品和药品监督管理局（FDA）批准。
- 测量探头放在感兴趣区的皮质下，大多通过颅骨孔道放置（由于别的原因行开颅手术时顺便置入），或者在床旁钻孔放置、螺栓固定。
- MD 反映的是探头周围 2 ～ 3 mm 的局部脑组织数据。
- 该监测非常安全，但能检索到的资料不多、数据有限。该技术耗时较多，提供的数据相对滞后（60 min 内）。
- 技术原理
  - 微型泵驱动人工 CSF 循环，并通过被动扩散，与 20 ～ 100 kDa 透析膜外的细胞外液达到平衡。
  - 采集透析物，之后根据泵速以相同时间间隔分析，但一般不会快于 20 ～ 60 min 一次。
    - 首个小时的数据弃去，因为可能受放置探头引起代谢改变的影响。
- 该监测有助于治疗滴定，如输液速度、体温管理、通气参数调整、扩容、血糖控制。
- 主要用于出现继发性神经功能恶化的低级别 SAH（在大脑前动脉和大脑中动脉分水岭区，或有血管痉挛风险的血管流域）和 TBI 患者。
- 尽管研究不多，微透析也可以用于有脑缺血、缺氧、能量衰竭、葡萄糖剥夺风险的 ICH、AIS、肝性脑病患者。
- 微透析（MD）的临床应用
  - MD 测量值的具体截点、异常值的临床意义时有矛盾。
  - 根据每种代谢物价值的证据级别，建议采用等级分析法。迄今临床实践中最有用的参数是乳酸 / 丙酮酸比值（LPR）和葡萄糖，因此，
    - 第 1 等：LPR 和葡萄糖；
    - 第 2 等：谷氨酸；
    - 第 3 等：甘氨酸。
  - 解读 MD 数据时，要考虑患者的临床状态，包括 ICP、CPP、PbtO$_2$、全身生理参数、有无局灶损伤及其位置。
  - 以下正常值最常被引用，来自一项 9 例患者的小型研究，这些患者行颅后窝开颅手术治疗良性病变，所以测量结果应当在此前提下解读。在使用 10 mm 半透膜，孔径 20 kDa，流率 0.3 μl/min 的条件下，建议正常值为[8]：
    - 葡萄糖——1.7（±0.9）～ 2.1（±0.2）mmol/L；
    - 乳酸——2.9（±0.9）～ 3.1（±0.2）mmol/L；
    - 丙酮酸——166（±47）～ 151（±12）μmol/L；
    - LPR——19（±2）～ 23（±4）；
    - 谷氨酸——16（±16）～ 14（±3.3）μmol/L；
    - 甘氨酸——82（±44）～ 88（±12）μmol/L。

- ○ LPR 反映细胞氧化还原状态，是定量测量值，独立于病情的相对改善。
  - ■ 除了比值，还要看乳酸和丙酮酸的绝对值。
  - ■ LPR 升高见于 O_2 供给不足（缺血或线粒体功能障碍）或非缺血性病因。
  - ■ LPR 升高，同时丙酮酸和葡萄糖减低，提示缺血。
  - ■ LPR 升高，同时丙酮酸正常，提示线粒体功能障碍。
  - ■ LPR 升高，同时葡萄糖减低，提示代谢危象。
- ○ 乳酸升高时，一定要留意组织氧合状态，因为这种情况既见于低氧血症，也见于糖酵解过度，这两种原因的预后和干预均不相同。
- ○ 谷氨酸是低氧或缺血的标志物（通常首先升高），同时也是兴奋性毒性的指示分子。CBF 减低以及癫痫发作期间，它也会升高。不过，不同患者之间的谷氨酸水平相差极大，所以，谷氨酸能否用来提示预后，很难得出确切的结论。
- ○ 甘氨酸是低氧或缺血以及细胞膜降解的标志物，也可能反映氧化应激。
  - ■ 甘氨酸大多会在 TBI 后首个 24 h 内升高，此时认为是原发性损伤的标志物。
  - ■ 甘氨酸在 TBI 首个 24 h 之后的升高，则认为是继发性损伤或癫痫发作的结果[9]。
  - ■ 甘氨酸对脑损伤的特异性有限，因为它受全身多种因素的很大影响，并且还没有资料显示甘氨酸和预后相关。
- ● 不同疾病状态下微透析与预后[4]
  - ○ TBI：死亡率的预测因素有葡萄糖减低、丙酮酸减低、LPR 升高、谷氨酸持续升高。
    - ■ 代谢危象（葡萄糖 < 0.8 mmol/L 同时 LPR > 25）每持续 12 h，预后差的比值比为 2.16[4-5]。
  - ○ SAH：谷氨酸↑、LPR↑与预后更差、ICP 升高相关（微透析指标改变先于 ICP 升高）。
    - ■ 低氧血症引起的乳酸发作性升高与死亡率上升相关，而糖酵解过度引起的乳酸发作性升高则强烈提示预后好。
  - ○ ICH：CPP > 75 mmHg 同时 LPR < 36，与预后良好相关。

D. 脑血流

- ● CBF 是反映脑功能的重要变量，如果与代谢需求测定相结合，可能有助于识别缺血阈值。
- ● CT 或磁共振灌注成像等影像检查能够评估某一时刻的 CBF，但是几乎谈不上时间分辨率，也很难连续复查。
- ● 连续测量 CBF 很困难，不过可以通过有创手段间接地估计灌注。
- ● CBF 测定是通过颅骨钻孔、将探头置入脑实质实现的。这种探头只能测量它周围很小的区域，放在哪个位置最佳也没有定论，所以用得不多。目前有两种类型的设备：
  - ○ 激光多普勒血流仪（laser Doppler flowmetry，LDF）：皮质下光纤探头测量反射激光的频移，获得局部的血流数据。
  - ○ 温度稀释血流仪（thermal dilution flowmetry，TDF）：探头置于灰质或白质，通过测量 2 个电极之间的热传导，获得局部的血流数据（可能反映的是真实 CBF）。
- ● CBF 监测不如其他神经监测工具常用。
  - ○ 有人提出一种叫做 FRx（血流相关自动调节指数）的参数来评价自动调节状态，该参数反映局部 CBF 和 MAP 之间的相关性[10]。
- ● CBF 测量设备并未经过临床验证，因此还只是科研工具。

E. 脑温

- 急性脑损伤时，发热非常常见，可能也是提示预后差的标志。
- 温度调控可能减少生物能量衰竭（通过微透析诊断），有助于控制 ICP。
- 由于脑部与躯干核心温度的比值可以预测且非常恒定，即使急性脑损伤患者也如此，所以躯干核心温度可以合理地替代脑温。
- 直接脑温测量可通过将热电偶探头经颅骨钻孔插入脑实质实现，一般会与 ICP、$PbtO_2$ 等其他有创监测一起放置。
- 这种情况下，脑温测量是一种科研工具。

F. 皮质内脑电图（或"深部"电极）

- 皮质内脑电图（intracortical electroencephalography，ICE）可以检出高度致痫的脑电型式或癫痫发作，头皮 EEG 可能无法观察到这些异常。
- 另外，ICE 可在早期发现与癫痫发作无关的继发性神经功能损伤的特征性信号，可能会比其他检测手段早数个小时[11-12]。
- ICE 与头皮 cEEG 同步监测。
- 根据每个病例的具体情况确定理想的电极位置，目的是将电极放在继发性损伤风险最高的脑组织内。
- 不过，对于深部电极观察到、头皮 EEG 看不到的异常，临床意义究竟如何，目前还不确定。

Ⅲ.　仍需思考、有待解决的问题

A. 多模式监测（MMM）的使用与保障

- 尽管美国和欧洲有不少医疗机构已经开展 MMM，但对大多数医院而言，它还不是神经危重症患者常规诊疗的一部分。近年的指南总结了 MMM 的安全性证据和预测价值，就监测指征做出更统一的推荐，以促进这些工具进一步推广。
- 各种代谢物的正常值现已建立，帮助临床医师解读这些数据；然而，这些参数随时间的改变、对治疗干预的反应可能更有意义。毕竟，现在还没有证实它们的阈值是否代表着可以改变预后的治疗目标。解读各参数值时，要考虑同步进行的其他多模式监测参数、具体原发疾病的过程、临床病程阶段、是否给予治疗干预。

B. MMM 对结局的影响

- 对于 MMM 参数与结局之间的关系，目前所知甚少。
- 这既取决于设备性能，也取决于治疗干预的时机。

C. 需要开展大型多中心前瞻性试验

- 围绕急性脑损伤的生理、代谢、电生理影响，试验结果有望推动有关算法研究。
- 正因为缺少这类试验，每例实施 MMM 的患者都要针对具体个案做分析。

D. 未来的主要目标

- 开发自动报警系统，能够在不可逆的损害出现之前，高度敏感和特异地识别继发性损伤。

- 将 MMM 与蛋白质组学或影像学等其他技术相结合，可以进一步探索急性脑损伤背后的机制。
- MMM 的前途在于可视化和计算分析患者个体化"生理特征"的能力，形成随时间变化的趋势图，以便"实时"预测、治疗，理想情况下，可以防止对无反应的急性脑损伤患者产生进一步伤害。

Ⅳ. 病例

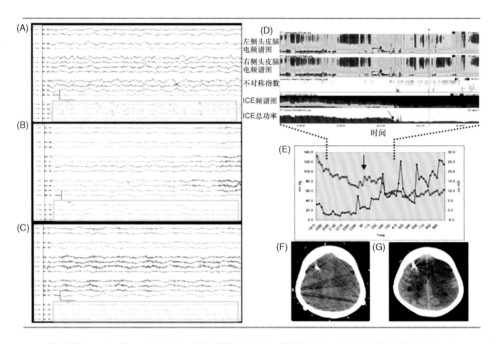

图 39.2 ICE 检测缺血。患者 70 岁女性，蛛网膜下腔出血伴低血压，引起弥漫性脑梗死。（**A ～ C**）原始 EEG 依次排列，比较同步记录的头皮和皮质内脑电改变（底部 4 个通道）。ICE 可见基线 EEG 为高度癫痫样放电（**A**），进而演变为暴发-抑制（**B**），最终接近完全衰减（**C**），而头皮没有记录到明显改变。（**D**）时长 6 h 的 QEEG 分析。最上 3 列来自头皮 EEG，下 2 列来自皮质内电极。皮质内电极记录到显著、持续的 EEG 总功率减低（箭头示），ICE 频谱图也有类似改变。此事件与 CPP 进行性下降（紫线）、ICP 显著升高（蓝线）存在相关性（**E**）。ICE 特异性变化前后的 CT 影像对比（**F** 和 **G**），可见梗死灶。CPP，脑灌注压；ICE，皮质内脑电图；ICP，颅内压；QEEG，定量 EEG。（来源：With permission from Waziri A，Claassen J，Stuart RM，et al. Intercortical electroencephalography in acute brain injury. *Ann Neurol*，2009，66：366-377.）

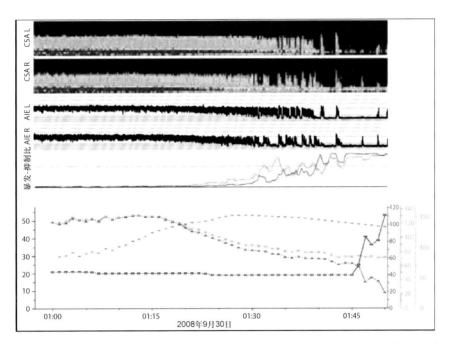

图 39.3　**使用多模式监测（MMM）检测脑缺血。**患者 55 岁男性，因脑室内出血入院，平时吸毒（苯环利定）。入院后出现顽固性低血压，首先引起 MAP 骤降，随后 ICP 升高（下图）。QEEG 分析示 CSA 所有频带衰减（上图），右侧半球尤为明显。aEEG 示各节段的最大波幅骤减，暴发－抑制比趋势图示 EEG 背景抑制增加。aEEG，波幅整合 EEG；CSA，压缩频谱阵列；ICP，颅内压；L，左侧半球；MAP，平均动脉压；QEEG，定量 EEG；R，右侧半球。（来源：With permission from Kurtz P，Hanafy KA，Claassen J. Continuous EEG monitoring：is it ready for prime time？ *Cur Opinion Crit Care*，2009，15：99-109，Figure 13-2，101-102.）

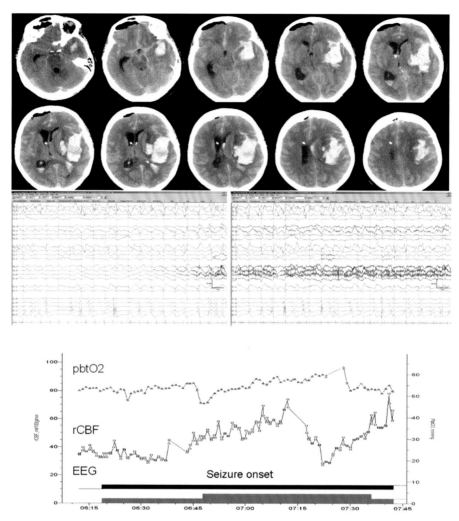

图 39.4   **使用多模式监测（MMM）检测癫痫发作**。患者 62 岁女性，左侧 MCA 动脉瘤性 SAH、Hunt-Hess 5 级，行左侧去骨瓣、血肿清除、动脉瘤夹闭术。患者头皮 EEG 可见癫痫发作，但深部电极记录显然更清楚（下图通道，D1 ~ D6）。此外，随着癫痫发作出现，PbtO₂、局部 CBF 均有相应变化。CBF，脑血流量；MCA，大脑中动脉；SAH，蛛网膜下腔出血。

参考文献

1. Le Roux P, Menon DK, Citerio G, et al. Consensus summary statement of the International Multidisciplinary Consensus Conference on Multimodality monitoring in neurocritical care: a statement for healthcare professionals from the Neurocritical Care Society and the European Society of Intensive Care Medicine. *Neurocrit Care*. 2014;21(Suppl 2):S1–S26.
2. Hutchinson PJ, Jalloh I, Helmy A, et al. Consensus statement from the 2014 International Microdialysis Forum. *Intensive Care Med*. 2015;41(9):1517–1528.
3. Stuart RM, Schmidt M, Kurtz P, et al. Intracranial multimodal monitoring for acute brain injury: a single institution review of current practices. *Neurocrit Care*. 2010;12(2):188–198.
4. Hutchinson PJ, O'Phelan K. International multidisciplinary consensus conference on multimodality monitoring: cerebral metabolism. *Neurocrit Care*. 2014;21(Suppl 2):S148–S158.
5. Stein NR, McArthur DL, Etchepare M, et al. Early cerebral metabolic crisis after TBI influences outcome despite adequate hemodynamic resuscitation. *Neurocrit Care*. 2012;1:49–57.
6. Carney N, Totten AM, O'Reilly C, et al. Guidelines for the management of severe traumatic brain injury, Fourth Edition. *Neurosurgery*. 2017;80(1):6–15.
7. Reinstrup P, Stahl N, Mellergard P, et al. Intracerebral microdialysis in clinical practice: baseline values for chemical markers during wakefulness, anesthesia, and neurosurgery. *Neurosurgery*. 2000;47(3):701–709; discussion 709–710.
8. Schmidt JM, Ko SB, Helbok R, et al. Cerebral perfusion pressure thresholds for brain tissue hypoxia and metabolic crisis after poor-grade subarachnoid hemorrhage. *Stroke*. 2011;42(5):1351–1356.
9. Tisdall MM, Smith M. Cerebral microdialysis: research technique or clinical tool. *Br J Anaesth*. 2006;97(1):18–25.
10. Barth M, Woitzik J, Weiss C, et al. Correlation of clinical outcome with pressure-, oxygen-, and flow-related indices of cerebrovascular reactivity in patients following aneurysmal SAH. *Neurocrit Care*. 2010;12(2):234–243.
11. Waziri A, Claassen J, Stuart RM, et al. Intracortical electroencephalography in acute brain injury. *Ann Neurol*. 2009;66(3):366–377.
12. Stuart RM, Waziri A, Weintraub D, et al. Intracortical EEG for the detection of vasospasm in patients with poor-grade subarachnoid hemorrhage. *Neurocrit Care*. 2010;13(3):355–358.

第 40 章

ICU EEG 监测：未来方向

（Nicholas S. Abend，Lawrence J. Hirsch）

（张哲　温郅轩　译）

关键点

- 对 EEG 型式认识越深，对患者的诊治能力就越强。
- 伴有各种原因引起的急性脑病危重患者，癫痫电发作非常常见，并且与不良预后相关（发作负荷高的患者尤其如此）。但是，尽管临床上已经在努力控制电发作，患者预后仍旧很差。所以，更加优化的电发作管理方案能否真正改善患者预后，还需要更多的研究数据。
- 关于连续 EEG（cEEG）监测用于癫痫发作以外的适应证，目前研究数据很少。不过 cEEG 监测很可能有助于识别癫痫发作之外的其他引起继发性损伤的病因，如脑缺血。
- 定量 EEG（QEEG）分析使 cEEG 读图和判读更快、更有效率，同时可能更方便地检出有临床意义的 EEG 变化。
- 实时 EEG 监测（神经遥测）和有创多模式监测指导治疗决策，都很有发展前景。

I. 背景

A. 判读危重症患者的 EEG 并非易事。许多 EEG 型式意义不明，不同判读者之间可能得出不同结论。

- 这些 EEG 型式有周期性放电（PD）、节律性 δ 活动（RDA）、三相波（TW），以及刺激诱发的节律性、周期性、发作期放电（SIRPID）。

B. 连续 EEG 监测基本只在有技术条件的大型医院和学术型医疗机构开展，尽管个别社区医院也能监测。

- 开展连续 EEG（cEEG）需要大量资源。

- EEG 技术员和脑电图医师经常供不应求。
- 需要与信息技术专家合作，以构建适合的网络和远程访问功能（这一点对医师及时查看重要事件十分重要），以及高效的数据传输与存储。
- 在大多数医疗机构，EEG 判读受限于只能间断、而不能实时查看 cEEG，"监测"名不副实。
  - EEG 有助于识别逐渐出现的缺血引起的背景改变，并先于神经元不可逆损伤。对于这一目的，实时监测至关重要，如此才能根据 EEG 信息采取干预。
  - 如果是出于神经功能保护的目的识别和处置电发作，就要在出现继发性脑损伤之前，对癫痫发作快速识别、治疗。

C. 对于癫痫发作预防、电发作和癫痫持续状态（包括非惊厥性癫痫持续状态和难治性癫痫持续状态）的管理，哪种治疗方案最好、治疗的积极程度如何，还都没有验证。

II.　基础知识

A. 需要更深入地了解危重症患者的 EEG 型式及其与脑损伤之间的关系。举例：
- 癫痫电发作（在持续时间、受累的解剖结构、波形形态学上不尽相同）。
- 皮质扩散性抑制 / 损伤周围去极化。
- 不伴明确演变的周期性和节律性形式。
- 刺激诱发的脑电型式。

B. 癫痫电发作与缺血缺氧性脑损伤、脑出血、蛛网膜下腔出血、颅脑外伤患者更差的预后相关，一些研究还校正了发作类型、原发脑损伤的严重程度。然而，最佳的发作管理策略能否改善预后，还不清楚。
- 这些研究得益于普遍采用美国临床神经生理学会的标准化 EEG 术语及指南[1-2]。
- 需要开展相关研究，建立基于证据的癫痫发作最佳管理策略。包括何时启动抗癫痫治疗、用哪种抗癫痫药、用量多少、电发作治疗的积极程度、抗癫痫药使用多久等，许多因素都要考虑。接下来要进一步研究，明确涵盖上述诸多因素的标准治疗策略能否真地改善长期预后，如神经功能、行为、发展为慢性癫痫的风险。
- 虽然随机化可以提供最强有力的证据，但是把患者随机化、分入不予治疗癫痫发作的组别中毕竟不符合伦理，也不可行。所以，需要重新设计研究方案，比如将患者随机分入标准管理组和积极治疗组进行比较；比较标准治疗与最佳（更早期）管理；或带有实验性质的观察性研究，利用现有癫痫发作管理策略中的多样性，找出最好的操作方法。
- 需要研究癫痫发作相关脑损伤的生物标志物，如颅内 EEG（例如高频振荡、扩布性抑制）、血清标志物（如神经元特异性烯醇化酶）、脑微透析（如乳酸、丙酮酸、葡萄糖、谷氨酸）、神经结构成像（如 MRI 弥散加权像）、功能成像（如 PET 或 SPECT）等。
- 最终目标是建立多模式脑功能监测方法，实现电生理和生物标志物同步记录、分析，提示具有临床意义的病理生理学变化，指导患者个体化治疗。

C. 需要进一步研究使用 cEEG 检测非发作性事件。

- 小型回顾性研究表明，定量 EEG（QEEG）参数可以在出现临床体征和经颅多普勒超声改变之前，检出蛛网膜下腔出血的迟发性脑缺血。
  - 需要开展前瞻性随机对照试验，明确实时 cEEG 监测是否也能检出这些改变，以及是否更敏感、成本效益更佳，相较于经颅多普勒超声或血管成像等传统检查方法，风险是否更低。
- QEEG 有时也能识别其他有临床意义的事件，如颅内压升高、急性卒中时缺血面积扩大、全身系统性异常（如低氧血症、高碳酸血症、低血压），但以这些事件为监测目的时，敏感性和特异性未知。

D. 应该用实时 EEG 监测（神经遥测）取代目前实践中间断回看 cEEG 的做法。

- 需要改进 EEG 技术，设计一种能同步播放多位患者的原始 EEG、QEEG、视频的格式，让目视读图更容易。
- 需要更多的人员（预计从高级 EEG 技术员中招募）以实现全天候监测。
- 推广使用 MRI 和 CT 的成像相容电极，这样能减少 cEEG 中断，因为这类患者群体需要频繁地完善影像检查。这种电极虽然目前已经有了，但是比传统电极贵得多。
- QEEG 分析方法的进步有助于优化检出率，确定 QEEG 参数识别急性大脑事件（如癫痫发作、缺血、颅内压升高）的敏感性和特异性。
- 将 QEEG 在线分析设计成拥有用户友好型界面和警报系统，会让每天 24 小时、每周 7 天的实时神经遥测成为可能，对 EEG 技术员、重症监护室的医护人员也更有帮助。
- 除了 EEG 判读、快速识别可能意义重大的事件（如癫痫发作或缺血）等问题，还需要开展研究，明确上述事件的最佳管理策略是什么。比如一旦识别出癫痫发作，常常不知道该怎么处置最好。

E. 预测、防止癫痫发生，仍然是终极目标。

- 需要研究癫痫发生的早期标志（EEG 型式或其他生物标志物）。
- 如果出现急性电-临床发作，那么随后发展为癫痫的风险升高，但是早期识别、处置急性癫痫发作能否降低发展为癫痫的风险，还没有研究明确。

F. 与 EEG 监测有关的指南和共识声明为 EEG 监测的指征和技术要求指明方向。

- 目前各个年龄阶段（新生儿、儿童、成人）的指南都能查到[3-7]。
- 大部分指南关注的是利用 EEG 监测识别癫痫发作，出于其他目的（如检测缺血）的资料非常少，如何根据 EEG 发现调整治疗，指南也着墨不多。
- 由于这个领域的进展很快，需要定期更新指南，尽可能确保 EEG 监测在实践中有数据可循。在新资料的基础上，明确如何根据特定的 EEG 改变调整治疗，将对指南的修订很有好处。

III. 仍需思考、有待解决的问题

- EEG 监测方面的重大进步，有赖于多中心协作努力。
- 对 EEG 型式及其意义深入理解，无论在整体还是个体层面，都要将 EEG 与其他生理

参数相结合，包括多模式监测的数据。

- 推广标准化术语（如 ACNS 指南建议），是开展多中心研究的基础。

- 连续 EEG 实时监测（神经遥测）需要耗费大量时间和资源，因此需要完成成本收益分析，以更好地界定适应证范围。然而，只有在实时神经遥测开展后，才能了解该技术的所有临床益处。

- 最终目的是开发一种基于临床和神经生理监测数据的个体化、实时决策的高效方法。

参考文献

1. Hirsch LJ, LaRoche SM, Gaspard N, et al. American Clinical Neurophysiology Society's standardized critical care EEG terminology: 2012 version. *J Clin Neurophysiol.* 2013;30(1):1–27.

2. Tsuchida TN, Wusthoff CJ, Shellhaas RA, et al. American Clinical Neurophysiology Society standardized EEG terminology and categorization for the description of continuous EEG monitoring in neonates: report of the American Clinical Neurophysiology Society Critical Care monitoring committee. *J Clin Neurophysiol.* 2013;30(2):161–173.

3. Shellhaas RA, Chang T, Tsuchida T, Scher MS, et al. The American Clinical Neurophysiology Society's guideline on continuous electroencephalography monitoring in neonates. *J Clin Neurophysiol.* 2011;28(6):611–617.

4. Brophy GM, Bell R, Claassen J, et al. Guidelines for the evaluation and management of status epilepticus. *Neurocrit Care.* 2012;17(1):3–23.

5. Papile LA, Baley JE, Benitz W, et al. Hypothermia and neonatal encephalopathy. *Pediatrics.* 2014;133(6):1146–1150.

6. Herman ST, Abend NS, Bleck TP, et al. Consensus statement on continuous EEG in critically ill adults and children, Part II: personnel, technical specifications, and clinical practice. *J Clin Neurophysiol.* 2015;32(2):96–108.

7. Herman ST, Abend NS, Bleck TP, et al. Consensus statement on continuous EEG in critically ill adults and children, Part I: indications. *J Clin Neurophysiol.* 2015;32(2):87–95.

缩略语

ABRET	American Board of Registration of Electroencephalographic and Evoked Potential Technologists	美国脑电图和诱发电位技术员注册委员会
AAE	antibiotic-associated encephalopathy	抗生素相关脑病
ABPN	American Board of Psychiatry and Neurology	美国精神病学和神经病学委员会
ACA	anterior cerebral artery	大脑前动脉
ACNS	American Clinical Neurophysiology Society	美国临床神经生理学会
ACTH	adrenocorticotropic hormone	促肾上腺皮质激素
ADC	analog-to-digital converter	模拟-数字转化器
ADEM	acute disseminated encephalomyelitis	急性播散性脑脊髓炎
ADP	absolute delta power	绝对 δ 功率
ADR	alpha：delta ratio	α：δ 比值
aEEG	amplitude-integrated EEG	波幅整合 EEG
AERRPS	acute encephalitis with refractory repetitive partial seizures	伴难治性重复部分性癫痫发作的急性脑炎
AIS	acute ischemic strokes	急性缺血性卒中
AMA	American Medical Association	美国医学会
AMPA	alpha-amino-3-hydroxy-5-methyl-4-isoxazolepropionic acid	α- 氨基 -3- 羟基 -5- 甲基 -4- 异噁唑丙酸
AS	active sleep	活动睡眠
aSAH	aneurysmal subarachnoid hemorrhage	动脉瘤性蛛网膜下腔出血
ASDA	automated seizure detection algorithms	癫痫发作自动检测算法
ASD	antiseizure drug	抗癫痫药物
ASET	American Society of Electroneurodiagnostic Technologists	美国神经电诊断技师学会
ASI	absolute symmetry index	绝对对称指数
BI	bilateral-independent	双侧独立性
BID	twice daily	每日 2 次
BIPD	bilateral independent periodic discharges	双侧独立性周期性放电
B(I)RD	brief potentially ictal rhythmic discharges	短暂潜在发作期节律性放电
BP	blood pressure	血压
BRD	brief rhythmic discharges	短暂节律性放电
BSI	brain symmetry index	脑对称性指数
BSR	burst-suppression ratio	暴发-抑制比
BZD	benzodiazepines	苯二氮䓬类（药物）
CA	cardiac arrest	心搏骤停
Caspr2	contactin-associated protein-2	接触素相关蛋白 -2
CBF	cerebral blood flow	脑血流量

CCEMRC	Critical Care EEG Monitoring Research Consortium	重症脑电图监测研究协作组
CDSA	color density spectral array	彩色密度频谱阵列
CEA	carotid endarterectomy	颈动脉内膜切除术
cEEG	continuous electroencephalography	连续脑电图
CFM	cerebral function monitor	脑功能监测
cIV-ASD	continuous intravenous ASD	持续静脉输注抗癫痫药物
CJD	Creutzfeldt-Jakob disease	克-雅病
CLTM	Certification in Long-Term Monitoring	长程监测认证
CNS	central nervous system	中枢神经系统
CPP	cerebral perfusion pressure	脑灌注压
CPR	cardiopulmonary resuscitation	心肺复苏
CPSE	complex partial status epilepticus	复杂部分性癫痫持续状态
CPT	current procedural terminology	现行程序术语
CRMP	collapsing response mediator protein	塌陷反应介质蛋白
CRRT	continuous renal replacement therapy	连续肾替代治疗
CSA	compressed spectral array	压缩频谱阵列
CSE	convulsive status epilepticus	惊厥性癫痫持续状态
CSF	cerebrospinal fluid	脑脊液
CTA	CT angiography	CT 血管成像
CTP	CT perfusion	CT 灌注成像
DAI	diffuse axonal injury	弥漫性轴索损伤
DAR	delta：alpha ratio	$\delta：\alpha$ 比值
DC	direct current	直流电
DCI	delayed cerebral ischemia	迟发性脑缺血
DESC	devastating epileptic encephalopathy in school-age children	学龄儿童破坏性癫痫脑病
DSA	density spectral array	密度频谱阵列
DSA	digital subtraction angiography	数字减影血管造影
DTABR	delta-theta/alpha-beta ratio	$\delta-\theta/\alpha-\beta$ 比值
DWI	diffusion-weighted imaging	弥散加权成像
ECI	electrocerebral inactivity	大脑电活动终止
ECMO	extracorporeal membrane oxygenation	体外膜肺氧合
ED	epileptic or epileptiform discharges	癫痫或癫痫样放电
EFA	Epilepsy Foundation of America	美国癫痫基金会
EMG	electromyogram	肌电图
EMU	epilepsy monitoring units	癫痫监测单元
EOG	electrooculography	眼电图
EOS	early onset seizures	早发性癫痫发作
EPC	epilepsia partialis continua	部分性发作持续状态
ES	electrographic seizures	癫痫电发作
ET	envelope trend	包络趋势
ET	epileptiform transients	一过性癫痫样放电
FDA	Food and Drug Administration	美国食品和药品监督管理局

FFP	fresh frozen plasma	新鲜冰冻血浆
FFT	fast Fourier transform	快速傅里叶变换
FIRDA	frontally predominant intermittent rhythmic delta activity	额区为主的间断节律性 δ 活动
FIRES	febrile infection-related epilepsy syndrome	发热感染相关的癫痫综合征
FLAIR	fluid-attenuated inversion recovery	液体衰减反转恢复序列
fPHT	fosphenytoin	磷苯妥英
FPR	false-positive rate	假阳性率
FRx	flow-related autoregulation index	血流相关自动调节指数
GABA	gamma-aminobutyric acid	γ - 氨基丁酸
GABA-A	gamma-aminobutyric acid receptor A	γ - 氨基丁酸受体 A
GABA-B	gamma-aminobutyric acid receptor B	γ - 氨基丁酸受体 B
GAD	glutamic acid decarboxylase	谷氨酸脱羧酶
GCS	Glasgow Coma Scale	格拉斯哥昏迷量表
GCSE	generalized convulsive status epilepticus	全面惊厥性癫痫持续状态
GPD-TW	generalized periodic discharges with triphasic morphology	全面周期性放电伴三相形态
GPD	generalized periodic discharges	全面周期性放电
GRAW	GPD related to anesthetic withdrawal	麻醉剂撤药相关的全面周期性放电
GRDA	generalized rhythmic delta activity	全面节律性 δ 活动
GRDA ＋ S	generalized rhythmic delta activity with superimposed sharp activity	全面节律性 δ 活动叠加尖波活动
GSW	generalized spike-and-wave activity	全面性棘慢波活动
HIE	hypoxic-ischemic encephalopathy	缺血缺氧性脑病
HIPAA	Health Insurance Portability and Accountability Act	健康保险携带和责任法案
HSV	herpes simplex virus	单纯疱疹病毒
HSV-1	herpes simplex virus-1	单纯疱疹病毒 1 型
IBI	interburst interval	暴发间期
ICE	intracortical electroencephalography	皮质内脑电图
ICH	intracerebral hemorrhage or intracranial hemorrhage	脑出血或颅内出血
ICP	intracranial pressure	颅内压
IIC	ictal-interictal continuum	发作期-发作间期连续体
ILAE	International League Against Epilepsy	国际抗癫痫联盟
IM	intramuscular	肌内（注射）
INR	international normalized ratio	国际标准化比值
IOM	intraoperative monitoring	术中监测
IP	Internet protocol	互联网协议
IRA	interrater agreement	判读者间一致性
IT	immunotherapy	免疫治疗
IVAD	intravenous anesthetics drugs	静脉输注麻醉剂
IVH	intraventricular hemorrhage	脑室内出血
IVIG	intravenous immunoglobulin	静脉注射免疫球蛋白
JME	juvenile myoclonic epilepsy	青少年肌阵挛性癫痫
KD	ketogenic diet	生酮饮食

KET	ketamine	氯胺酮
LB	longitudinal-bipolar	双极纵联
LCM	lacosamide	拉考沙胺
LCMV	lymphocytic choriomeningitis virus	淋巴细胞性脉络丛脑膜炎病毒
LDF	laser Doppler flowmetry	激光多普勒血流仪
LE	limbic encephalitis	边缘叶脑炎
LGI-1	leucine-rich glioma inactivated-1	富亮氨酸胶质瘤失活蛋白 -1
LPD	lateralized periodic discharges	偏侧周期性放电
LPR	lactate/pyruvate ratios	乳酸 / 丙酮酸比值
LRDA	lateralized rhythmic delta activity	偏侧节律性 δ 活动
LVAD	left ventricular assist device	左心室辅助设备
MAP	mean arterial pressure	平均动脉压
MCA	middle cerebral artery	大脑中动脉
MD	microdialysis	微透析
MELAS	mitochondrial encephalopathy with lactic acidosis and stroke-like episodes	线粒体脑病伴乳酸酸中毒和卒中样发作
MICU	medical ICU	内科重症监护室
μV	microvolts	微伏
MMM	multimodality monitoring	多模式监测
MRS	Modified Rankin Scale	改良 Rankin 量表
MSE	myoclonic status epilepticus	肌阵挛性癫痫持续状态
NCCI	National Correct Coding Initiative	国家正确编码倡议
NCS	Neurocritical Care Society or nonconvulsive seizures	神经重症学会或非惊厥性癫痫发作
NCSE	nonconvulsive status epilepticus	非惊厥性癫痫持续状态
NDT	neurodiagnostic technologists	神经诊断技术员
NIH	National Institutes of Health	美国国立卫生研究院
NIHSS	National Institutes of Health Stroke Scale	美国国立卫生研究院卒中量表
NIRS	near-infrared spectroscopy	近红外光谱仪
NMDA	*N*-methyl-D-aspartate	*N*- 甲基 -D- 天冬氨酸
NMDAR	*N*-methyl-D-aspartate receptor	*N*- 甲基 -D- 天冬氨酸受体
NOAC	novel oral anticoagulants	新型口服抗凝剂
NORSE	new onset refractory status epilepticus	新发难治性癫痫持续状态
NPV	negative predictive value	阴性预测值
NSE	neuron-specific enolase	神经元特异性烯醇化酶
OR	odds ratio	比值比
PAE	postanoxic encephalopathy	缺氧后脑病
PAMM	postanoxic multifocal myoclonus	缺氧后多灶性肌阵挛
PAV	percentage of alpha variability	α 变异率百分比
PbtO$_2$	partial brain tissue oxygen tension	局部脑组织氧分压
PCA	posterior cerebral artery	大脑后动脉
PCC	prothrombin complex concentrates	浓缩凝血酶原复合物
pdBSI	pairwise-derived brain symmetry index	成对脑对称性指数
PD	periodic discharges	周期性放电

PE	plasma exchange	血浆置换
PER	perampanel	吡仑帕奈
PGS	purple glove syndrome	紫手套综合征
PHT	phenytoin	苯妥英
PPV	positive predictive value	阳性预测值
PRES	posterior reversible encephalopathy syndrome	可逆性后部脑病综合征
PRO	propofol	丙泊酚
PT	prothrombin time	凝血酶原时间
PTS	posttraumatic seizures	外伤后癫痫发作
PTT	partial thromboplastin time	部分凝血活酶时间
QEEG	quantitative EEG	定量 EEG
QID	four times a day	每日 4 次
QS	quiet sleep	安静睡眠
RAI	relative asymmetry index	相对不对称指数
RAMPART	Rapid Anticonvulsant Medication Prior to Arrival Trial	院前快速抗惊厥药物试验
RAS	relative asymmetry spectrogram	相对不对称性频谱图
RAV	relative alpha variability	相对 α 变异率
RAWOD	regional attenuation without delta	无 δ 局部衰减
RCT	randomized controlled trials	随机对照试验
RDA	rhythmic delta activity	节律性 δ 活动
rfⅦa	recombinant factor Ⅶa	重组Ⅶa 因子
RSE	refractory status epilepticus	难治性癫痫持续状态
SAE	sepsis-associated encephalopathy	脓毒症相关脑病
SAH	subarachnoid hemorrhage	蛛网膜下腔出血
SBP	systolic blood pressure	收缩压
SDH	subdural hematoma	硬膜下血肿
SE	status epilepticus	癫痫持续状态
SEF	spectral edge frequency	频谱边缘频率
SI-LPD	stimulus-induced LPD	刺激诱发的偏侧周期性放电
SIRPID	stimulus-induced rhythmic，periodic，or ictal discharges	刺激诱发的节律性、周期性或发作性放电
SjvO$_2$	jugular bulb venous saturation	颈静脉球氧饱和度
SPECT	single photon emission CT	单光子发射计算机断层成像
SR	suppression ratio	抑制比
SREAT	steroid-responsive encephalopathy associated with autoimmunethyroiditis	自身免疫性甲状腺炎相关的类固醇反应性脑病
SRSE	super-refractory status epilepticus	超难治性癫痫持续状态
SSEP	somatosensory evoked potentials	体感诱发电位
SSPE	subacute sclerosing panencephaliti	亚急性硬化性全脑炎
STESS	Status Epilepticus Severity Score	癫痫持续状态严重程度评分
SV2A	synaptic vesicle glycoprotein 2A	突触囊泡糖蛋白 2A
SW	spike-wave	棘慢波
TBI	traumatic brain injury	颅脑外伤
TCD	transcranial Doppler	经颅多普勒（超声）

TDF	thermal dilution flowmetry	温度稀释血流仪
TH	therapeutic hypothermia	低温治疗
TIA	transient ischemic attack	短暂性脑缺血发作
TICS	Telephone Interview for Cognitive Status	电话随访认知状态量表
TID	three times per day	每日 3 次
TIRDA	temporal intermittent rhythmic delta activity	颞叶间断性节律性 δ 活动
tPA	tissue plasminogen activator	组织型纤溶酶原激活剂
TPM	topiramate	托吡酯
TW	triphasic waves	三相波
VF	ventricular fibrillation	心室颤动
VGCC	voltage-gated calcium channel	电压门控钙通道
VKA	vitamin K antagonists	维生素 K 拮抗剂
VLAN	virtual local area network	虚拟局域网
VPA	valproic acid	丙戊酸
VPN	virtual private network	虚拟专用网络
VT	ventricular tachycardia	室性心动过速
WAN	wide area networks	广域网
WBC	white blood cell	白细胞
WFNS	World Federation of Neurosurgical Societies	世界神经外科学会联盟

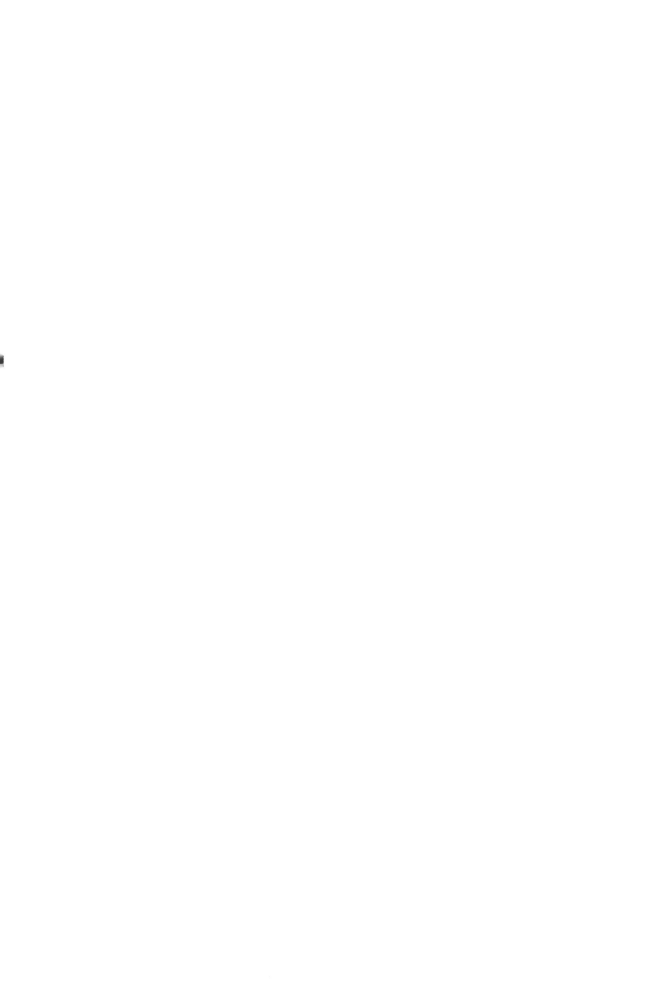